Die Geschichte der Krankenpflege (1679 – 2000)

Birgit Panke-Kochinke, geboren 1954, Gymnasiallehrerin, promovierte und habilitierte Soziologin und Historikerin. Sie leitet das Projekt „Frontschwestern und Friedensengel" an der Universität Osnabrück und unterrichtet an Fachschulen für Heilerziehungspflege und Altenpflege.

Birgit Panke-Kochinke

Die Geschichte der Krankenpflege (1679 – 2000)

Ein Quellenbuch

Mabuse-Verlag
Frankfurt am Main

Die Deutsche Bibliothek – CIP-Einheitsaufnahme

Die Geschichte der Krankenpflege (1679 – 2000) : eine Quellenbuch / Birgit Panke-Kochinke - Frankfurt am Main : Mabuse-Verl., 2001
ISBN 3-933050-73-1

Kasseler Str. 1a
60486 Frankfurt am Main
Tel.: 069 / 97 07 40 71
Fax: 069 / 70 41 52
www.oeko-net.de/mabuse/

Druck: Prisma Verlagsdruckerei, Frankfurt am Main
ISBN: 3-933050-73-1
Printed in Germany

Inhaltsverzeichnis

Danksagung

Es waren die *Dornenpfade der Barmherzigkeit (Aus Schwester Gerda's Tagebuch)* erschienen im Jahre 1909, die den letzten Ausschlag gaben. Die Krankenpflege hatte ihre eigene Geschichte und diese war alles andere als langweilig. Es waren die Quellen, die den Zugang zu der Vergangenheit eröffneten, wenn man sie nur kritisch zu interpretieren wußte. In der *Fachdidaktik Berufskunde Pflege* habe ich zunächst einen theoretischen und methodischen Rahmen umrissen, der erkennen läßt, warum die Arbeit mit Quellen im Unterricht sinnvoll ist. Die vorliegende *kommentierte Quellensammlung* ergänzt nun in einem zweiten Teil diesen didaktischen Ansatz, indem sie exemplarisch das Material präsentiert, das im Unterricht verwendet werden kann. Sie ersetzt damit keineswegs die einschlägige Sekundärliteratur zum Thema *Geschichte der Krankenpflege*, ergänzt sie vielmehr um eine neue Dimension. Sie gibt auch keine festumrissenen Unterrichtseinheiten vor, sondern macht Vorschläge, welche Quellentexte sinnvoll thematisch miteinander kombiniert werden können. So ist eine Art *Lesebuch* entstanden, das auch für alle am Thema Interessierten einen spannenden Einblick in die Geschichte der Pflege bietet. Ein dritter Teil wird sich anschließen: eine geschlossene fortlaufende Darstellung der Geschichte der Krankenpflege als Beruf in Deutschland vom 18. bis zum Ende des 20. Jahrhunderts.

Wem habe ich zu danken? Meinen Schülern und Studierenden, die mit mir gemeinsam Quellen aus dieser Sammlung bearbeitet haben und mich davon überzeugt haben, dass nicht nur ich als Historikerin eine solche Reise in die Vergangenheit spannend finde und letztendlich auch Ulrike Greb und Jutta Busch, die mir nicht nur geduldig zugehört und mich bestätigt haben, wenn ich mal wieder eine meiner neuen Ideen in den Raum geworfen habe, sondern auch kritisch meine Höhenflüge gebremst haben.

Einleitung

Die Geschichte der Krankenpflege als Beruf ist noch nicht geschrieben worden. Dazu bedarf es umfassender Forschungen, die die Pflegewissenschaft erst noch leisten muß. Das heißt jedoch keineswegs, dass für ein solches Zukunftsprojekt nicht schon eine Reihe fundierter Ansätze und Ergebnisse vorhanden sind. Darauf habe ich in meiner Fachdidaktik der Berufskunde Pflege bereits hingewiesen.[1] Eine kommentierte Quellensammlung, wie die vorliegende, versteht sich als ein ergänzender Beitrag für ein solches Zukunftsprojekt. Auch wenn die Auswahl der Quellen unter didaktisch-methodischen Gesichtspunkten erfolgt und somit auf einen berufskundlichen Unterricht ausgerichtet ist, so ist sie doch forschungsrelevant in dem Sinne, dass sie Material für eine wissenschaftliche Analyse zur Verfügung stellt. Der gewählte Interpretationsrahmen, der sich in der begründeten Zusammenstellung und in den Kommentaren erkennen läßt, verweist auf ein tragfähiges Konzept historischer Forschung, das zugleich einen sinnvollen Zugriff auf die Vermittlungsmöglichkeiten im Unterricht zuläßt. Gefragt wird nicht nur nach den übergreifenden Strukturen der politischen, wirtschaftlichen und gesellschaftlichen Rahmenbedingungen eines Systemzusammenhanges, gefragt wird auch nach den spezifischen Erfahrungen, die Menschen innerhalb dieser Systeme gemacht haben und noch machen. Nicht allein die Verhältnisse bestimmen so das Handeln der Menschen, sondern die Menschen sind auch selbst Träger der Systeme und gestalten diese Verhältnisse mit. Nur in diesem Zugriff auf die Geschichte, in dem Blick *von unten* und *von oben*, werden dic Ambivalenzen von Theorie und Praxis, Denken und Handeln, Ereignis und Struktur, Prozeß und Entwicklung erkennbar, lassen sie sich in ihrer Spannung erfassen, begreifen und kritisieren.

Welche inhaltlichen und methodischen Konsequenzen hat der gewählte Blickwinkel nun für eine Quellensammlung zur Geschichte und Aktualität der Krankenpflege als Beruf?

---

[1] Birgit Panke-Kochinke, Fachdidaktik der Berufskunde Pflege, Bern 2000.

- Das Prinzip des Exemplarischen strukturiert generell die Auswahl der Quellen. Exemplarisch ist eine Quelle erstens dann, wenn sie im zeitgenössischen Kontext und im Hinblick auf eine gewählte Fragestellung Auskunft gibt über eine durch andere Quellen und Analysen erkennbare allgemeine Tendenz. Sie ist zweitens aber auch exemplarisch dann, wenn sie in eben diesem zeitgenössischen Kontext eine Ausnahme wiedergibt, eine abweichende Position erkennbar werden läßt. Sie verweist dann auf die Ungleichzeitigkeit des Gleichzeitigen. Die Abweichung und die ausgegrenzte Position läßt sich interpretativ als Spiegel eines formulierten gesellschaftlichen Konsenses begreifen, der in der Ausgrenzung und Ablehnung einer Position versucht, die eigene Identität in der Abgrenzung zu finden. Nur in der Einbindung in den Systemzusammenhang läßt sich bestimmen, wofür das jeweils gewählte Beispiel steht.
- Die geschichtliche Entwicklung verläuft nicht gradlinig in einer gleichmäßig fortschreitenden aufsteigenden Kurve, die auf ein Ziel der Modernisierung gerichtet ist. Es ist vielmehr die nachträgliche Sortierung der Geschichte unter einem gewählten Blickwinkel, die diese scheinbare Entwicklungslogik vorgibt. Das eigene Erkenntnisinteresse bzw. Geschichtsbewußtsein ermöglicht also eine Strukturierung. Sie muß überprüfbar sein, um nicht ideologisch unbewußte Bilder festzuschreiben, die zu einer Geschlichtsklitterung führen. Erkenntnisinteresse und Strukturierungsvorgaben müssen so vorab formuliert werden, sonst entsteht der Eindruck, dass die vorgenommene Quellenauswahl objektiv im Sinne von unangreifbar ist. Der Leser muß immer wissen, dass es sich um eine Auswahl entsprechend dem gewählten Blickwinkel des Forschenden handelt, die zwar nicht beliebig erfolgt ist, d.h. in ihren wissenschaftlichen Grundlagen überprüfbar bleibt, aber dennoch nur immer eine Annäherung an die historische Wirklichkeit bedeutet. Zentral bleibt so die Erkenntnis, dass Geschichte in der Rekonstruktion von dem Ausgangspunkt des Betrachtenden immer wieder neu geschaffen wird. Die wissenschaftliche Interpretation muß, und das ist ein grundlegendes methodologisches Problem, sich immer darum bemühen, das Verhältnis von Nähe und Distanz zum Forschungsgegenstand angemessen auszuloten, um ein Erkennen zu ermöglichen.

- In der historischen Entwicklung lassen sich Phasen des Umbruchs ausmachen, in denen in einer relativ kurzen Zeitspanne epochale Veränderungen zum Tragen kommen. Im Rahmen dieser epochalen Veränderungen bzw. auch zeitversetzt sind die jeweiligen Schwerpunkte oder *Knotenpunkte* der Entwicklung für einzelne Themengebiete zu erkennen. Diese *Knotenpunkte* können in der Rekonstruktion der Geschichte genutzt werden, um exemplarisch zu arbeiten und dennoch zentrale Umbrüche in ihrer Gemengelage von Fortschritt und Tradition hinreichend genau darzustellen.
- Die Quellen, die über den Alltag von vielen und die Erfahrungen von einzelnen Menschen in ihrem alltäglichen Leben Auskunft geben, sind zwar zumeist anschaulicher als andere Quellentexte, aber deshalb nicht unbedingt *wahrer* oder *wirklichkeitsnäher*. Nur dann, wenn sie vor ihrem zeitgenössischen Hintergrund interpretiert werden, wenn aus der *Nähe* eine methodisch begründete Distanz wird, werden solche Quellen für den Erkenntnisgewinn nutzbar.
- Quellen sind also nicht authentisch in dem Sinne, dass sie einen unmittelbaren Zugriff auf die historische Wirklichkeit ermöglichen. Sie sind authentisch nur im Hinblick auf ihren Entstehungszusammenhang. Und dieser muß rekonstruiert werden. Dazwischen steht immer das eigene Bewußtsein, dass in dem Moment der Beschäftigung mit einer Quelle eine neue Wirklichkeit schafft. So sagt die Betroffenheit oder der Bezug, den der Einzelne zu einer Quelle hat, oft mehr über ihn selbst aus als über die Quelle.

Es ist also – um es noch einmal zusammenzufassen – der kritische Interpretationszusammenhang, der eine Quelle erst zur Quelle für eine Rekonstruktion der Vergangenheit in wissenschaftlicher Absicht macht. Und diese Form der Quellenauslegung begründet den professionellen Standort des Betrachters.

Aus diesem Grunde bedarf es einleitender Bemerkungen, denn die Quellen *sprechen nicht von selbst*, sondern binden sich in die vorgegebenen Denkmuster und Urteilsstrukturen des Lesers ein, ohne dass ihm dieses oft bewußt wird. Nun gibt es sicherlich kein Patentrezept, um einen solchen verstärkenden Effekt des unbewußten Vorurteils zu verhindern; was es gibt sind allerdings einige Lesehilfen, die Nähe und Distanz, Betroffenheit, Parteilichkeit und Analyse in einen bewußten Bezug zueinander setzen können.

- Will man eine Quelle im Unterricht nutzen, sollte man zunächst eine Quellenerschließung nach Rohlfes oder einem anderen Modell vornehmen. Man muß sich unter didaktischen Gesichtspunkten fragen, was man eigentlich mit dieser Quelle verdeutlichen will (exemplarischer Charakter), d.h. welche übergeordneten Erkenntnisziele sie transportiert (Erkenntniswert) und welche methodischen Fertigkeiten an ihr gelernt werden können und sollen (Textanalyse). Eine Quelle im Unterricht nur einzusetzen, um Anschaulichkeit und Nähe zu einem Thema herzustellen, sie als *Aufhänger* zu benutzen, ist unsinnig. Wenn sie sich hingegen als *Einstieg* in einen neuen Themenbereich eignet, dann muß sie auch im Verlauf des Unterrichts in ihrer leitenden und orientierenden Funktion erkennbar bleiben.
- Es ist notwendig auf die eigenen Gefühle im Umgang mit einer Quelle zu achten. Lösen sie Widerwillen oder Begeisterung aus, erschließen sie sich nicht in ihrem Inhalt, sind also Irritationen vorhanden, so läßt das die Vermutung zu, dass sich das eigene Erleben in dieser Quelle widerspiegelt. Die Gefahr einer Fehlinterpretation ist gegeben. Entsprechend sinnvoll nutzen läßt sich andererseits eine solche Irritation, wenn sie im Unterricht auftritt dann, wenn es gelingt, sie auf ihre Ursachen hin zu erfassen. Unbewußte Vorurteile können so angesprochen und bearbeitet, d.h. dem Bewußtsein zugänglich gemacht werden.
- Setzt man an einem *Knotenpunkt* der historischen Entwicklung an, läßt sich von diesem Punkt aus in einer *dichten Beschreibung* exemplarisch eine Tiefendimension in der historischen Rekonstruktion gewinnen, die nicht auf Kosten des Überblickes und der Struktur gehen muß, wenn man dabei einige Regeln beachtet. Von dem gewählten historischen Zeitpunkt aus können Fragen an die Vorgeschichte gestellt und zeitgenössisch entworfene Zukunftsperspektiven erfaßt werden. Abweichungen bzw. Sonderentwicklungen können erkannt und als Seitenstrang einer allgemeinen Struktur verfolgt werden. Autobiographische Quellen können in ihrem institutionellen, politischen, wirtschaftlichen und

sozialen Kontext gesehen und interpretiert werden. Damit ist der historischen Dimension eine politische zur Seite gestellt, die transferierbaren Charakter für die Analyse gegenwärtiger Strukturen besitzt.

- Entdeckendes Lernen, das die Fertigkeit übt, Sachverhalte selbstständig und kritisch zu erfassen, kann durch Quellenarbeit gefördert werden, wenn sie im Rahmen eines klaren Konzeptes ihren Ort hat. Der Lehrer wird in seiner Aufgabe als Koordinator gefordert. Er muß in der Lage sein, die notwendigen Hintergrundinformationen zu liefern bzw. den Schülern/Studierenden Methoden an die Hand geben, damit sie sich diesen Zusammenhang mit einer Hilfestellung erarbeiten können. Gerade auch die Fähigkeit, aus einer großen Anzahl von Informationen eine Struktur herauszuarbeiten, läßt sich anhand des entsprechenden Quellenmaterials üben. Genauigkeit und Tiefenschärfe in der Interpretation einer einzelnen Quelle, um diese dann aus einer Art Vogelperspektive in ein Gesamtmuster einordnen zu können, sind zwei einander widersprüchliche aber notwendig ergänzende Bestandteile der Analyse.

83 Quellen werden im folgenden in ausgewählten Auszügen vorgestellt und kommentierend begleitet. Eine erste äußere Gliederungsstruktur ist durch die *Chronologie* (von 1697 bis 2000) vorgegeben. Ein zweites Ordnungskriterium sind die jeweils an die Quelle sich anschließenden *Hinweise.* Sie geben für einzelne Quellen oder thematisch zusammenhängende Quellengruppen Informationen zum Stellenwert der jeweiligen Quelle im Rahmen eines Schwerpunktes, verweisen auf alternative bzw. ergänzende Quellen[2], Sekundärliteratur[3] und wichtige Zusatzinformationen[4], um die

---

[2] Eine entsprechende Quellensammlung liegt z.B. vor von Anna Sticker (Dies., (Hg.), Die Entstehung der neuzeitlichen Krankenpflege. Deutsche Quellenstücke aus der ersten Hälfte des 19. Jahrhunderts, Stuttgart 1960).

[3] Informationen über den jeweiligen zeitgenössischen Hintergrund lassen sich gewinnen aus den einschlägigen historischen Überblicksdarstellungen, vgl. z.B. Ute Frevert zum Thema Frauengeschichte (Dies., Frauen-Geschichte. Zwischen Bürgerlicher Verbesserung und Neuer Weiblichkeit, Frankfurt am Main 1986), Georges Duby, Michelle Perrot (Hg.), Geschichte der Frauen, Band 3 (Frühe Neuzeit), Band 4 (19. Jahrhundert), Band 5 (20. Jahrhundert), Frankfurt am Main 1991 ff.; Ute Gerhard, Unerhört. Die Geschichte der deutschen Frauenbewegung,

jeweilige Quelle in einen Zusammenhang einzuordnen. Drittens werden Vorschläge für die Verwendung von Quellengruppen im Unterricht gemacht, die in einem inhaltlichen Bezug zueinander stehen. Aus diesen Vorschlägen lassen sich Unterrichtseinheiten entwickeln. Sie dienen aber auch als Lesehilfen, um in der autodidaktischen Aneignung der Geschichte den Weg der Chronologie verlassen zu können und thematische Schwerpunkte zu setzen. Viertens letztendlich und den Quellen selbst vorgeschaltet ist ein kurzer Überblick über die Geschichte der Krankenpflege als Beruf, der einen vorläufigen strukturierenden Rahmen setzt.

Die Quellenauswahl bzw. auch die vorgenommenen Kürzungen innerhalb der Quellen selbst folgen grundsätzlich inhaltlichen und methodischen Voraussetzungen und Schwerpunktsetzungen, die durch den fachdidaktischen Ansatz meiner Berufskunde Krankenpflege vorgegeben sind. Darüber hinaus sind sie nach dem Prinzip der Ergänzung aufgebaut, d.h. die Quellen, die schon in anderen Quellensammlungen veröffentlicht wurden, werden nicht erneut aufgeführt, sofern sie durch andere exemplarische Quellen zu ersetzen sind. Es wird lediglich auf ihren Standort verwiesen.

Die Geschichte des Pflegeberufes wird im folgenden schwerpunktmäßig auch nicht im Rückbezug auf die einschlägige Sekundärliteratur als eine erneute und wiederholende Zusammenfassung bekannter Positionen vorgestellt. Diese Literatur ist leicht zugänglich und hinreichend genau. Es wird vielmehr der Versuch unternommen, wesentliche Strukturen und zentrale Fragestellungen, die sich aus der Quellenanalyse selbst ergeben, in

---

Reinbek bei Hamburg 1990; Lutz Niethammer u.a., Bürgerliche Gesellschaft in Deutschland. Historische Einblicke, Fragen, Perspektiven, Frankfurt am Main 1990; Fred E. Schrader, Die Formierung der bürgerlichen Gesellschaft 1550-1850, Frankfurt am Main 1996;

[4] Als Hilfsmittel generell zu verwenden ist 1. Als Informationsquelle zu historischen Persönlichkeiten in der Pflege das Biographische Lexikon zur Pflegegeschichte (Horst-Peter Wolff (Hg.), Biographisches Lexikon zur Pflegegeschichte „Who was who in nursing history?", Berlin/Wiesbaden 1997); 2. Zu begrifflichen Festlegungen, Jürgen Georg, Michael Frowein (Hg.), PflegeLexikon, Wiesbaden 1999, 3. Im Überblick über die Geschichte der Pflege, Eduard Seidler, Geschichte der Medizin und Krankenpflege, Stuttgart, Berlin, Köln 1993 (6. Auflage); Horst-Peter Wolff, Jutta Wolff, Geschichte der Krankenpflege, Basel, Eberswalde 1994.

der Ergänzung vorab darzustellen. Damit erhält der Leser die Möglichkeit, mein Interpretationsraster kritisch in den Blick zu nehmen und eine eigene Position zu beziehen

1. Die Geschichte der Krankenpflege. Eine quellenkritische Analyse.

1.1 Die Verberuflichung der Krankenpflege

Im 17. Jahrhundert geht es darum, das Leben in einer neuen *Ordnung der Dinge*[5] festzuschreiben. Als Reaktion auf die gewandelten wirtschaftlichen und gesellschaftlichen Bedingungen werden neue Maßstäbe dafür entwikkelt, wie man die Welt kontrollierend in den Griff bekommen kann. Die Medizinalordnungen legen so z.B. fest, wer unter welchen Bedingungen welche Tätigkeiten ausüben kann, um Kranke zu versorgen. Das *Ampt des unterwiesenen Krancken-Wärters* (Q 1) tritt in das Blickfeld des Arztes. Er benötigt, um seinen eigenen Stand und Status zu definieren und zu sichern, den Menschen, der die Pflege des Kranken so übernimmt, wie er es sich vorstellt. Nicht nur, so der *Medicus* Georg Detharding im Jahre 1679, der Arzt habe seine *schuldige Pflicht und Gebühr* zu tun, sondern auch derjenige, der den größten Teil der Zeit den Kranken pflegt, muß das, *was ihnen oblieget, treu und fleissig verrichten.* Eigenschaften und Fähigkeiten, also Ansprüche, werden definiert, die eine solche Pflichterfüllung ermöglichen. Diese charakterlichen und arbeitspraktischen Zuschreibungen bleiben auch im 18. und 19. Jahrhundert zentraler Bestandteil der Diskussion, wenn es darum geht, das Idealbild der Pflegenden so zu beschreiben, das es in die Rolle der ärztlichen Hilfskraft paßt. Diese Strukturlinie des Anspruchsniveaus zieht sich durch den gesamten Betrachtungszeitraum und findet sich in der Gegenwart unter dem Begriff des *Anforderungsprofils* wieder (*Strukturlinie 1*). Sind es zunächst die Ärzte, die eine entsprechende Erwartungshaltung an die Pflegenden formulieren, werden es zunehmend auch die Pflegenden

[5] Michel Foucault, Die Ordnung der Dinge. Eine Archäologie der Humanwissenschaften, Frankfurt am Main 1974

selbst, die versuchen, ihre Berufsidentität in einem entsprechenden Kanon von Erwartungen an sich selbst zu formulieren.

Die Inhalte der Arbeit und nicht quasi angeborene und damit internalisierte Geschlechtsrollen, bestimmen für Detharding auch die besondere Eignung der Frau für diesen Beruf. Sie ist diejenige, die es einfach besser versteht, die Betten zu machen und dem Kranken bei vielen *Ungelegenheiten* zur Seite zu stehen. Erst in der zweiten Hälfte des 18. Jahrhunderts treten zunehmend die bürgerlichen Geschlechtscharaktere als Argumentationshintergrund hervor, die die Diskussion über die Pflege als Frauenberuf im 19. Jahrhundert bestimmen sollen und im 20. Jahrhundert ebenfalls noch bestimmen. Somit läßt sich eine zweite Strukturleitlinie ausmachen, die über den Betrachtungszeitraum in seiner Konstanz und seinen Veränderungen verfolgt werden kann: die Diskussion darüber, welches Geschlecht ein Pflegender haben sollte *(Strukturlinie 2)*. Wenn am Ende des 18. und zu Beginn des 19. Jahrhunderts Variationen zu diesem Thema im wissenschaftlichen Diskurs erörtert werden, dann gründen sie eher auf dem geschlechtsspezifischen bürgerlichen Rollenbild als auf dieser faktisch vorgenommenen Arbeitsteilung im ständischen Lebensmodell des *Ganzen Hauses*. Generell läßt sich aus dieser Quelle zweierlei herauslesen – und dieses Prinzip der Betrachtung ist grundlegend für die Quelleninterpretation –: einmal der Anspruch, wie ein Pflegender sein soll und zum andern wie er nicht sein darf. Diese Betrachtungsweise läßt einen weiteren Rückschluß zu, der grundlegend ist für eine Quelleninterpretation: wenn es notwendig ist ein Idealbild zu entwerfen, also eine Norm festzulegen, dann ist der Konsens über dieses Selbstverständnis nicht mehr oder noch nicht vorhanden. Der Diskurs, also das wissenschaftliche Reden über einen Sachverhalt, läßt auch erkennen, wo *Bruchstellen* im Normengefüge sind. Darüber hinaus kann man den Text auch als eine Art Negativfolie für das sehen, was in der Realität gelebte Norm ist. Wenn also z.B. immer wieder eingefordert wird, dass eine Pflegende nicht *geschwätzig* sein soll, dann kann man im simplen Umkehrschluß vermuten, dass sie es zumindest im Blick des Arztes war. Dieser Wechsel der Blickrichtung ist selbstverständlich nur eine Faustregel, die sich allerdings als hilfreich erweist, um eine Quelle in ihrer Mehrschichtigkeit zu erschließen.

Es sind zunächst die Krankenwärter bzw. Krankenwärterinnen, die aus der Sicht des Arztes eine Ausbildung erhalten müssen. Sie sind diejenigen, die seine Anweisungen ausführen sollen und dazu müssen sie erst einmal eine grundlegende Verständnisfähigkeit mitbringen. Seine Professionalisierung ist nur möglich auf der Grundlage ihrer Verberuflichung und Verberuflichung setzt zumindest einen Unterricht und entsprechende staatliche Regelungen voraus. Entsprechend argumentiert auch *Johann Storch* in seiner *Wohl-unterrichteten Krancken-Wärterin* aus dem Jahre 1746. Will man eine Tätigkeit als Beruf festschreiben, muß man definieren, was sein Gegenstand ist und was nicht (*Strukturlinie 3)*. Und das ist auch die zweite Ebene, die Storch in seinen *Instructionen* anspricht. Diese Definitionsversuche werden sich in den folgenden Jahrhunderten als Teil des normativen Rahmens wiederholen. Während für Storch die Begriffe *Wartung* bzw. auch *Aufwartung* und *Pflege* als Ergänzung der leiblichen und seelischen Versorgung des Kranken begriffen werden, verschwindet in den kommenden Jahrhunderten der Begriff der *Wartung* aus dem Definitionsmodell, wenngleich seine Inhalte in Teilen durchaus integraler Bestandteil des Begriffes Pflege bleiben. Wartung wird in der Folge eher negativ in der Abgrenzung benutzt, um eine Art von *niederen Tätigkeiten* aus der Pflege auszusortieren, die eher in dem Bereich der Putzfrau angesiedelt werden und einer Gruppe von Menschen zugewiesen werden, die nicht bildungsfähig sind, d.h. aus den unterbürgerlichen Schichten stammen.

Auf einer dritten Ebene geht es Storch auch erstmals darum, die Tätigkeitsfelder der Wartung und Pflege genauer zu bestimmen. Konkrete Anweisungen zu ihrer Ausgestaltung können schriftlich niedergelegt werden. Ihre innere Struktur wird erkennbar, nachvollziehbar und damit auch lernbar (*Strukturlinie 4)*. Die *sechs nicht natürlichen Dinge* in der Tradition der hippokratischen Medizin (Luft, Speise und Trank, Ruhe und Bewegung, Wachen und Schlafen, Auswürfe an Stuhlgang, Urin, Schwitzen, Speichel und Husten sowie die Gemütsbewegungen) werden zur Leitlinie dieser Arbeitsfelder. Auch in diesem Punkt wird eine Traditionslinie erkennbar, die in ihren Veränderungen bis in die Gegenwart verfolgt werden kann. Wenn die Krankenwärterin, so seine Argumentation, diejenige ist, die die Anweisungen des Arztes angemessen umsetzen soll, muß sie verstehen, was er will, sich strikt an diese Regeln halten, den Kranken nach einem von ihm bestimmten Schema beobachten und fähig sein, ihre Beobachtungen auch wahrheitsgemäß wiederzugeben. Sie muß in der Lage sein, angemessene Fragen zu stellen und darf nichts unternehmen, ohne zuerst weitere Anweisungen des Arztes einzuholen. Damit werden eindeutige Kompetenzbereiche festgeschrieben. Alles das, was sie selbst in Eigeninitiative entscheidet, wird aussortiert, in den Bereich des Aberglaubens verwiesen und damit als gefährlich bestimmt.

Viertens ist es auch für Storch klar, dass Frauen sich für den Beruf der Krankenwärterin aufgrund der anstehenden Arbeiten besser eignen als Männer. Einzig in der Kriegskrankenpflege und als Hilfspersonal für Chirurgen haben s.E. Männer einen ausgewiesenen Platz.

Wenn Franz Anton May im Jahre 1782, also 36 Jahre später seinen *Unterricht für Krankenwärter* (Q 3) entwirft, geht er im Prinzip von ähnlichen Maximen aus. Neu ist sein Versuch, diese Vorschläge auch durch einen an die Krankenhäuser angegliederten geregelten Unterricht umzusetzen – eine Perspektive, die auch Johann Gottfried Pfähler 1793 (Q 4) wieder aufnimmt. Er fordert darüber hinaus eine staatlich geregelte oder doch zumindest unterstützte Ausbildung, die mit einer entsprechenden Prüfung abschließt. Das wichtige Verbindungsstück zwischen Anspruch an die Pflegenden und Umsetzung dieses Anspruches in die Praxis, eine geregelte und verbindliche Ausbildung mit Prüfung, ist die fünfte Strukturkomponente (Strukturlinie 5). Im Rahmen der *Medizinischen Polizey* ist diese Kontrolle auch im Interesse eines Staates, der sich um eine Verbesserung der Gesundheitsvor- und fürsorge, d.h. der Volksgesundheit, bemüht. Erkennbar wird auch eine zunehmend kritische Haltung gegenüber der Bildungsfähigkeit des *niederen Pöbels*, die allerdings noch keineswegs Alternativen in anderen sozialen Schichten in Erwägung zieht. Bürgerliche Tugendmodelle zur Kennzeichnung einer beruflichen Ethik, die über die berufsbezogenen Anmerkungen von Storch hinausgehen, werden in den Eigenschaftszuweisungen immer deutlicher erkennbar. Sie konsolidieren sich in einem Tugendkatalog von zwölf Eigenschaften und gewinnen eine Vorrangstellung in dem *Handbuch der Krankenwartung*, das im Jahre 1854 von Carl Emil Gedicke (Q 5) herausgegeben wird. Er stellt die *innere Neigung* und *Liebe* den *notwendigen Eigenschaften des Körpers* voran. Definitorisch wird die Krankenwartung für ihn zu einer *Unterabteilung der Krankenpflege*, die nun *alle die Hülfsmittel* umfaßt, *welche die Thätigkeit des Arztes unterstützen.* Dazu gehören für ihn die Beschaffung zweckmäßiger Nahrungsmittel, Lagerstätte, Wäsche, Verbandsstücke etc. sowie die *angemessene Krankenwartung.* Damit ist bis zur Mitte des 19. Jahrhunderts aus dem Blickwinkel der Ärzte – und diese Gruppe ist es vornehmlich, die ein Interesse daran hat, Pflegende auszubilden und damit auch zu verberuflichen – ein strukturiertes Anspruchsniveau festgeschrieben. Es geht nun darum, einen Personenkreis zu finden, der diesen Ansprüchen auch genügen kann.

1.2 Die Krankenpflege als Beruf

Als Ludwig Rudolf Carl Virchow im Jahre 1869 auf der Berliner Frauenvereinskonferenz in Berlin über das Thema *die berufsmäßige Ausbildung der Krankenpflege auch außerhalb der bestehenden kirchlichen Organisationen* (Q 8) sprach, stand genau dieses Problem im Mittelpunkt seiner Rede: woher sollen die Krankenpfleger und Pflegerinnen kommen, die geeignet sind, den Ansprüchen der Ärzte zu genügen. Zwei Personengruppen kamen dafür s.E. keineswegs in Frage: die unteren sozialen Schichten, aus denen sich die WärterInnen rekrutierten und die Ordenspflege. In den Blick gerieten nun die bürgerlichen Frauen, die genau die Tugenden und Fähigkeiten mitbringen sollten, die für eine *wirklich organisierte Pflege* unverzichtbar waren: *innere Befriedigung* und eine theoretisch und praktisch fundierte Ausbildung in einer Krankenpflegeschule, die einem städtischen oder staatlichen Krankenhaus angeschlossen war.

Eine Trennung von Pflege und Wartung hatte sich in seinen Augen längst vollzogen. Die Wartung umfaßte in seiner Vorstellung nur noch die *gewöhnlichsten Hülfsleistungen*, die auf speziellen Wärterschulen, wie sie z.B. in der Berliner Charité schon bestanden, gelernt werden konnten. Damit war eine Abtrennung des Wärterberufes von dem Beruf der Krankenpflege zumindest perspektivisch vollzogen worden. Das war erkennbar schon an der unterschiedlichen Berufsbezeichnung. Die Krankenschwestern waren definitorisch die in den kirchlichen Organisationen befindlichen Pflegenden, die Wärter verrichteten Hilfsarbeiten und die Krankenpfleger waren die neue Berufsgruppe der Zukunft, die allerdings erst in der Phantasie der Ärzte, weniger in der Wirklichkeit existierte, aber doch schon perspektivisch geplant werden konnte. Die Wärter waren den Ärzten zu dumm, ließen sich zuwenig erziehen, die Ordensschwestern waren schon allein aufgrund ihrer Ordensregeln im Mutterhaussystem nicht direkt der Befehlsgewalt der Ärzte unterstellt. Zudem war ihre Ausbildung nicht zu kontrollieren. Die bürgerlichen Frauen jedoch, die prinzipiell einer ähnlichen sozialen Gruppe entstammten wie die Ärzte selbst, stellten billiges, williges, verständnisvolles, bildungsfähiges *Material* für diesen Beruf dar. Wenngleich aus seinen Ausführungen implizit deutlich wird, dass es vor allem Frauen sein sollten und waren, die pflegten, so wollte er doch prinzipiell auch nicht die Männer aus diesem Beruf ausschließen, da es *gewisse Verrichtungen* gäbe, die Männern vorbehalten blieben.

Virchow sprach in seinen Ausführungen auch ein Problem an, dass an der Wende vom 19. zum 20. Jahrhundert im Rahmen des Berufskampfes der freien Krankenpflege immer wieder wichtig wurde: die Selbstorganisation der Krankenpflege um die Pflegenden im Falle von Arbeitslosigkeit, Krankheit, Invalidität und Alter abzusichern (*Strukturlinie 6).* Er schlug eine genossenschaftliche Selbstorganisation vor und keineswegs die Einbindung der freien Krankenpflege in einem Mutterhaussystem. Wenn man nach dem Virchowschen Konzept von einer bezahlten Lohnarbeit sprach und keine staatlichen sozialen Sicherungssysteme vorlagen, dann war es notwendig, sich um die Absicherung der unverheirateten bürgerlichen Frauen Gedanken zu machen, wollte man verhindern, dass sie in die Armut herabsanken.

Zwei weitere Themen treten in den kommenden Jahren verstärkt in den Vordergrund, die sich in der zeitgenössischen Sichtweise in ambivalenter Weise aufeinander beziehen: die Krankenpflege im Krieg (*Strukturlinie 7*) und die Rezeption internationaler Konzeptionen der Krankenpflege (*Strukturlinie 8*), wie sie z.B. von Florence Nightingale entwickelt und gelehrt wurde. Beides gehört ebenso wie die Gründung des Roten Kreuzes als zusammenfassender organisatorischer Ausdruck einer neuen Denk- und Handlungsweise zum Grundbestandswissen über die allgemeine Geschichte der Pflege. Es stellt sich im Rahmen einer Berufskunde Pflege die Frage, in welcher Form sich diese internationalen Entwicklungen auf die deutsche Entwicklung der Pflege auswirkten. Theodor Schäfer verweist so in seiner Darstellung der *weiblichen Diakonie* von 1880 (Q 9) zunächst auf das Vorbild von Florence Nightingale, wenn es darum geht, zu definieren, was eine echte Pflegerin von einem *weiblichen Medicinpfuscher* unterscheidet: als *Dame von Erfahrung* habe sie sehr wohl die Grenzen zwischen *ärztlicher Behandlung* und *Krankenwartung* bzw. Krankenpflege (*Strukturlinie 9*) eingehalten. Offensichtlich ist ein zeitgenössischer Konflikt darüber entbrannt, wo diese Demarkationslinie zwischen Pflege und Medizin genau verlaufen soll, wenn beide Berufsgruppen über eine hinreichend fundierte auch medizinische Grundausbildung verfügen. Übergriffe lassen sich vermuten. Zum andern greift Schäfer auf die Nightingalesche Definition von Pflege zurück, weil es für ihn keine entsprechend geeignete deutsche Definition gibt. Wenn Nightingale in der Pflegegeschichte als die erste Theoretikerin der Pflege einfließt, dann muß festgehalten werden, dass dieser Rückgriff durchaus selbst in einem Traditionsgefüge zu verorten ist. Ob es sich real um ein deutsches Theoriedefizit gehandelt hat oder entsprechende Definitionsversuche einfach nicht wahrgenommen wurden, werden weitere Forschungen zeigen müssen. Übernommen wird sie allerdings, wie das Beispiel Schäfer zeigt, innerhalb eines ideologischen Gerüstes, das nicht unbedingt den Intentionen der Verfasserin entsprechen muß.

Schäfer bemüht sich nun darum – und das macht einen dritten Schwerpunkt seiner Ausführungen aus – die besondere Qualität einer Diakonisse in der Krankenpflege zu bestimmen. Prinzipiell verfüge sie ebenso wie die freien Pflegerinnen über eine an den Standards von Nightingale orientierte Ausbildung. Darüber hinaus sei es allerdings die spezifische Verbindung von Leibes- und Seelenpflege in einer *christlich-kirchlichen Atmosphäre,* die zum *wahren Wohl* des Kranken eingesetzt werden könne und seinen Heilungsprozeß befördere. So ist die Diakonisse nach Schäfer neben der katholischen Ordensschwester auch diejenige, die in besonderem Maße dazu geeignet sei, im Kriegslazarett zu arbeiten, weil sie im Gegensatz zu den Freiwilligen über ein ausreichendes Maß an Sachwissen und den notwendigen Organisationsgrad verfüge. *Dienen und gehorchen,* die Unterwerfung unter den Willen eines Führers sei für sie nicht neu.

1.2.1 Die Schwesternfrage

Am Ende des 19. und zu Beginn des 20. Jahrhunderts läßt sich ein zweiter *Knotenpunkt* der Entwicklung ausmachen. Er ist gekennzeichnet durch einen Wechsel der Personen, die sich an dem Diskurs zum Thema Krankenpflege als Beruf beteiligen und einen Perspektivwechsel im Hinblick auf die Themen selbst, die diskutiert werden. Das, was sich zuvor allenfalls in der Negativfolie aus den Anforderungsprofilen ärztlicher Professionalisierungsbestrebungen herauslesen läßt, die die realen Verhältnisse als *Mißstände* und *Mangel* gekennzeichnet hat, tritt nun in den Vordergrund der Diskussion. Die *Überbürdung* der Krankenschwester, und zwar sowohl der Diakonisse, der Rot-Kreuz-Schwester, der Barmherzigen Schwester wie auch der freien oder *wilden* Schwester ist das Grundthema der Briefauszüge, die Mathilde Weber gesammelt und versehen mit einem Kommentar herausgegeben hat (Q 11). Übermüdung, die Belastung mit überflüssigen Hausarbeiten, eine unzureichende Alters- und Krankenversorgung und gesundheitsgefährdende Überanstrengung halten viele Mädchen und junge Frauen davon ab, den Beruf der Krankenpflegerin zu erlernen und auszuüben. Und das ist dann auch das eigentliche Problem, das es zu bewältigen gilt und sich als Strukturlinie in die Gegenwart hineinzieht: die schlechten Arbeitsbedingungen (*Mißstände)* erzeugen einen *Mangel* an ausgebildeten Schwestern und Pflegerinnen, so daß die angemessene Versorgung der Kranken nicht gesichert werden kann (*Strukturlinie 10*).

Welche auch gegenläufigen und einander ausschließenden Versuche werden nun unternommen, um die erkannten Probleme zu verringern bzw. auch zu beseitigen? In der Rekonstruktion dieses Problemfeldes läßt sich in nahezu klassischer Manier ein gesellschaftliches Konfliktfeld in seinen einzelnen Facetten auffächern und bearbeiten.

- Informationen über das Berufsfeld der Pflege, die Aufgaben und Pflichten der Pflegenden (Q 14 , Walter Francke, Q 39 Gerda Feldner 1928) werden für die angehende Pflegerin in leichtverständlicher Form formuliert. Verhindert werden soll so, daß sich junge Frauen oder Mädchen (Francke spricht explizit nur von der Krankenpflegerin) in Unkenntnis der realen Bedingungen aus einem falsch verstandenen Gefühl der Nächstenliebe heraus für diesen Beruf entscheiden. Diese Art der Informationsvermittlung stellt eine frühe Form der Berufskunde dar, die speziell auf die geschlechtsspezifisch geringer eingeschätzte Lesefähigkeit von Frauen abgestimmt ist. Diese Informationen vermitteln über ihren reinen Sachzweck hinaus Einblick in die zeitgenössische Vorstellung von dem, was für vermittlungswürdig gehalten wurde. Sie sind auswertbar auch im Hinblick darauf, welche Organisationsformen der Krankenpflege zum 1900 zeitgleich nebeneinander bestanden. Die Ordenspflege, die Pflege im Deutschen Roten Kreuz und die freie Pflege können so innerhalb des Schwerpunktes unter Rückbezug auf ihre Traditionen betrachtet werden.

- Gesicherte Informationen sollen zusammengetragen werden, um über die Vermutung der übermäßigen Berufsbelastung hinaus auch Belege dafür in der Hand zu haben. Nur auf dieser Grundlage kann, so z.B. Charlotte von Caemmerer (Q 32) ein Berufskampf geführt werden.
- Die mangelhafte und zu kurze Ausbildung ist, folgt man Charlotte von Caemmerer (Q 38) zu beseitigen, die Arbeitszeit muß reduziert und die Sozialversicherungsbedingungen müssen verbessert werden.
- Das Handlungsmodell der Barmherzigkeit (*Strukturlinie 11*) (Q 33), das verknüpft ist mit dem Kanon einer ethischen Berufserziehung im Rahmen der christlichen Nächstenliebe bleibt nicht nur in der Ordenspflege bestimmendes Merkmal der Pflege, sondern tritt auch in anderen Pflegeorganisationen zunehmend in den Vordergrund und wird zu einer Metapher des sich gehorsam Einfügens in die Verhältnisse.
- Es wird auf den Sinn und Wert der Privatpflege (Q 21, Marie Cauer) hingewiesen, der neben einer *gediegenen theoretischen und praktischen Ausbildung* die Beobachtungsgabe schult und einen Zugang zu wesentlichen Tugenden eröffnet, die die Pflegerin sich im Laufe ihrer beruflichen Tätigkeit aneignen sollte: *Interesse, Zuneigung und Mitleiden* für den einzelnen Patienten. So läßt sich implizit auch begründen, warum ein Berufsfeld, das innerhalb der Pflege besonders wenig Ansehen hat, aus inhaltlichen Gründen eine wichtige Funktion einnimmt. In diesem Quellentext kommt zudem ein Aspekt zum Tragen, der bis in die Gegenwart hinein eine wichtige Perspektive in der Diskussion über Inhalte und *Wesen* der beruflichen Pflege darstellt: die Beziehung bzw. der Bezug der Pflegenden zum Patienten *(Strukturlinie 12)*.

- Es werden Vorstellungen darüber entwickelt, wie man in einem angemessenen Ausgleich von Freizeit, Muße, Freiheit und beruflicher Anspannung hinreichend Raum für Erholung schaffen kann (Q 26).
- Die Selbstfürsorge (*Strukturlinie 13*), als *lebendige Fühlung mit den wirklichen eigenen Bedürfnissen* Q 28) müsse zur Pflicht für die Berufspflegerin werden.
- Es werden Überlegungen angestellt, ein sogenanntes Freiwilligenjahr (*Strukturlinie 14*) einzuführen (Q 31), um den Einstieg in diesen Beruf durch Anschauung zu erleichtern.

1.2.2 Nachhaltige Entwicklung

Die Zentralisierung der Organisationsstruktur und die Schaffung einer einheitlichen Rechtsnorm in Form eines Krankenpflegegesetzes (Q 45, 1938) – das sind vereinheitlichende Maßnahmen, die das nationalsozialistische Herrschaftssystem nicht nur für die Krankenpflege durchführte. Das in sich widersprüchliche Tugendgebäude der Krankenpflege (Q 46, Marie Cuaer, 1940 und 1947)) erwies sich als überaus funktional für die nationalsozialistische Ideologie. Diakonie und Nationalsozialismus (Q 41, 1934) konnten argumentativ miteinander verknüpft werden und auch die Caritas konnte ihr Berufsideal über den Begriff des Völkischen und Sozialen durchaus mit dem des Nationalsozialismus verbinden (Q 44, P.H. Reinartz). Die paramilitärische Struktur des Deutschen Roten Kreuzes fügte sich in nahezu idealer Weise in dieses Organisationsprinzip ein. Dienen und Gehorchen als Schnittmenge christlicher Nächstenliebe, des weiblichen Geschlechtscharakters sowie der Hierarchisierung im Krankenhaus und in den Mutterhäusern bildeten die Grundlagen für einen Machtmißbrauch, der den Einsatz der Krankenschwestern in der Maschinerie der Rassenideologie zur Vernichtung *lebensunwerten Lebens* möglich machte (Q 64, 1979). Eine pervertierte Ethik der Krankenpflege war die Folge.

Nachhaltig auf der rechtlichen Ebene blieb das Krankenpflegegesetz von 1938 bestimmend auch für die Bundesrepublik Deutschland. Nachhaltig und lediglich gestrichen um die Passagen zum Thema Rassenideologie blieben ethische Prinzipien der Krankenpflege als *Dienst am Volk* und *Wesenserfüllung der Frau* in den kirchlichen und freien Schwesternverbänden bestehen und wurden zu einer belastenden Hypothek für die Zukunft (Q 46, 1940/1947). Und drittens blieben nachhaltig auch die Probleme des Schwesternmangels als Resultat einer Berufswirklichkeit bestehen (Q 48, Ruth Elster, Q 51, Emil Fritz), die gekennzeichnet war durch eine unzureichende Ausbildung, Überlastung durch zu lange Arbeitszeiten und eine kaum zu durchbrechende Krankenhaushierarchie, die den Krankenschwestern untergeordnete Positionen zuwies. Defizite auch im internationalen Vergleich (Q 48, Ruth Elster) wurden analysiert. Eine berufspolitische Lösung wurde von Seiten der Schwestern in den 1960er Jahren nur in der Zusammenarbeit mit den Ärzten gesehen. Die *gebildete Schwester*, trat auf den Plan, die der *Spezialisierung und Technisierung* in der Pflege gewachsen war und die neuen Anforderungen *verantwortungsvoll* bewältigen konnte.

1.2.3 Strukturwandel

Ruth Elster (Q 48) und Emil Fritz (Q 51) greifen zu Beginn der 1960er Jahre den soziologischen Begriff des *Strukturwandels der Gesellschaft* auf, um einen ebensolchen tiefgreifenden Strukturwandel in der Krankenpflege (*Strukturlinie 15*) im Spannungsfeld von Humanität und Rationalisierung (Q 66, 1980) zu konstatieren, der eine Neuordnung notwendig macht. 1972 wird dieser Strukturwandel von soziologischer Seite unter der Zielperspektive der Professionalisierung (*Strukturlinie 16*) (Q 53, Q 54) untersucht und 1981 von Antje Grauhan wieder aufgenommen (Q 68, 1981). In den dazwischen liegenden 20 Jahren bleiben die tradierten Probleme des Krankenpflegeberufes bestehen. Diskutiert wird darüber hinaus jedoch zunehmend auch die Frage, wie die äußere und innere Struktur einer Krankenpflege aussehen muß, wenn sie dem veränderten Anforderungsprofil entsprechen will. Im Vergleich mit der amerikanischen Entwicklung werden Defizite erkennbar und Perspektiven deutlich. Die geringe politische Durchsetzungskraft der Schwesternverbände, die ungenügende rechtliche Absicherung, die Defizite in der Ausbildung, die zersplitterten Organisationsformen und der bleibende Schwesternmangel aufgrund schlechter Arbeitsbedingungen bleiben als Problem erhalten. Als Gegenbewegung zu einer weitgehend technisierten Funktionspflege gerät das Modell der *patientenorientierten Pflege* (*Strukturlinie 17*) (Q 58, Q 60, 1978) zunehmend in den Mittelpunkt der Diskussion, um die Frage klären zu können, was eine *zukunftsorientierte Pflege* sein kann. Als notwendige Bedingung für eine solche Pflege gewinnt die *Pflegeplanung (Strukturlinie 18)* eine entscheidende Rolle (Q 57, 1977), die an der Nahtstelle von Funktionsbereichen und Patientenbedürfnissen den Vermittlungsfluß garantieren soll. Parallel beginnt eine Phase der Aufarbeitung der Geschichte der Krankenpflege (Q 53, 1972), der Auseinandersetzung über die innere Struktur der Krankenpflege (Q 57, Q 58, 1978) um das *Selbstverständnis (Strukturlinie 19)* der Pflegenden vor diesem Hintergrund neu zu bestimmen (Q 68,1981 Grauhan). Auch die Diskussion um die Berufsbezeichung (Q 6, Q 63, 1978) spiegelt diesen Prozeß wieder.

Der allgemeine Strukturwandel der Gesellschaft bringt, so die Argumentation zu Beginn der 1980er Jahre, für die Krankenpflege eine umfassende Krise hervor (Q 69, 1981). Die Lösung liegt in einer zunehmenden Professionalisierung, die gebunden ist an eine patientenorientierte Pflege, die mit dem Instrument der Pflegeplanung arbeitet, eine bessere Ausbildung, eine wachsende gesellschaftliche Anerkennung, bessere Arbeitsbedingungen und eine angemessene Bezahlung. Das zentrale Mittel zur inneren Revision der Pflege wird die Pflegeplanung, die in dem Instrument des Pflegeprozesses ihre zukünftige Richtschnur vorgibt (Q 70, 1981), das zentrale Mittel zur äußeren Konsolidierung die Anerkennung der Krankenpflege als eigenständiger Beruf, das in der Akademisierung sein Mittel der Wahl sieht. Vor diesem Hintergrund gerät das Krankenpflegegesetz von 1985 zu einer Bestätigung im Hinblick auf die Festschreibung der Pflegeplanung als das Mittel der Wahl und zu einer Enttäuschung im Hinblick auf die Konsolidierung des Berufes durch eine angemessene Ausbildung.

1.3 Professionalisierung

Dass die Krankenpflege als Beruf ausgeübt wird, steht für Antje Grauhan im Jahre 1981 außer Frage (Q 68, 1981). Ob dieser Beruf darüber hinaus allerdings auch eine anerkannte *Profession* ist, bezweifelt sie. Die Kriterien für eine Professionalisierung und der Weg, um diese Kriterien auch in die Praxis umzusetzen, bestimmen in den kommenden Jahren die Diskussion innerhalb der Pflege (Q 68 – Q 84). Schwierigkeiten bereitet es grundsätzlich, den Gegenstandsbereich der Pflege zu definieren. Zwischen Spezialisierung und Ganzheitlichkeit, Akademisierung und einem Außenseiterstatus in Bezug auf die Formen ihrer beruflichen Grundausbildung, zwischen Nähe und Distanz, in dem Raum zwischen Arzt und Patient, zwischen Theorie und Praxis sucht sie ihren Standort zu finden. Die Pflegefoschung soll eine tragfähige Klammer zwischen Theorie und Praxis bilden. Pflegetheorien sollen helfen, das originär Pflegerische zu definieren. Pflegewissenschaft gerät so in eine außerordentlich prekäre Vermittlerrolle, steht sie doch unter dem Druck innerhalb kürzester Zeit ein weites Feld der Praxis unter wissenschaftlichen Gesichtspunkten zu beackern und ihre Erkenntnisse an die Praxis rückzuvermitteln. Die Spezialisierung innerhalb der Pflege läßt eine einheitliche Berufsidentität kaum noch zu. Die Gesundheitspolitik als gesellschaftliche Rahmenbedingung grenzt jede gewonnene inhaltliche Erkenntnis unter dem Gesichtspunkt der fehlenden finanziellen Mittel wieder ein. Die Ausbildungssituation in der Grundausbildung ist denkbar uneinheitlich und umstritten. Mittlerweile mehren sich auch die kritischen Stimmen, die nach dem Sinn einer solchen Professionalisierung fragen. Wie die *Zukunft der Pflege* aussehen wird, ist noch unklar. Noch ist die Pflege weitgehend ein Beruf, der unter dem Diktum der *Berufung* leidet und doch gleichzeitig genau von diesem Diktum gehalten wird.

2. Quellensammlung (1676-2000)

Eine Quellensammlung muß sich immer dem Vorwurf der Geschichtsklitterung aussetzen. Die Auswahl der Quellen folgt einer Strukturlinie, die sich aus der Analyse der Quellen selbst aber auch dem jeweiligen Erkenntnisinteresse des Wissenschaftlers ergibt. Der eigene Blickwinkel ist es, der die Geschichte strukturiert. Wissenschaftlich ist dieses Verfahren dann, wenn es sich methodischen und erkenntnistheoretischen Vorgaben unterwirft, die kontrollierbar bleiben und eine begründete Kritik ermöglichen. Unwissenschaftlich wird eine solche Quellensammlung, wenn sie dieses eigene Gerüst nicht offenlegt und sich den Mantel einer Scheinobjektivität umhängt. Ich habe demgegenüber versucht in meinen fachdidaktischen Ausführungen die eigene Ausgangsposition für eine Analyse der Geschichte der Krankenpflege in emanzipatorischer Absicht auszuweisen[6]. Ich habe zudem der Quellenauswahl meinen Blick auf die Geschichte vorangestellt, um dem Leser eine Kontrolle meiner inhaltlichen Interpretation zu ermöglichen. Und ich habe drittens in dem jeweils anschließenden Kurzkommentar zu den einzelnen Quellen meine Interpretation offengelegt. Die Methode der Quellenanalyse nach Rohlfes bzw. jede quellenkritische Analyse, die sich der historisch-hermeneutischen Verfahren in kritischer Absicht bedient, ist geeignet, um eine eigene begründete Position zu den ausgewählten Quellen zu beziehen. Werden diese Quellen im Unterricht bzw. im Studium verwendet, können sie den Blick schärfen für eine genaue Interpretation von Texten – eine zentrale Kompetenz, die selbstständiges kritisches Denken ermöglicht. Der Lehrer oder Dozent hat dabei die Aufgabe, seine erworbenen methodischen Fähigkeiten sukzessive an die Schüler und Studierenden weiterzugeben; vermittelt er lediglich Inhalte, ohne die Möglichkeiten zur eigenen fachlichen Weiterbildung im lebenslangen Lernen zu schaffen, können Lernende nicht zu Experten werden. Lehrinhalte verän-

[6] Birgit Panke-Kochinke, Fachdidaktik der Berufskunde Pflege, Bern 2000

dern sich, zentral bleibt die Fähigkeit, sich Inhalte zu erarbeiten und kritisch zu bewerten.

2.1 Arbeitsschritte der Quellenanalyse nach Rohlfes[7]

Es lassen sich in der Analyse einer Quelle nicht immer alle der im folgenden angeführten Fragen eindeutig beantworten. Es sollte jedoch so vorgegeangen werden, dass zumindest exemplarisch an geeigneten Quellen das Verfahren der Quellenanalyse insgesamt geübt werden kann. Geeignet sind dafür v.a. die Quellen, die durch Informationen aus der Sekundärliteratur ergänzt werden können bzw. auch vollständig abgedruckt sind, so dass der Gedankengang nachvollzogen und im Kontext interpretiert werden kann. Es ist zudem wichtig, für jede der abgedruckten Quellengattungen (Lehrbuch, Roman, Autobiographie, Gedicht, Brief, amtliches Dokument u.a.) zumindest übungsweise eine kritische Begutachtung der inhaltlichen Aussagekraft vorzunehmen. Um eine solche Interpretation vorzunehmen, gibt es mittlerweile in der Pflegeliteratur selbst und in den einschlägigen Lehrerhandbüchern zur Methodenkritik in der Geschichte und den Sozialwissenschaften hilfreiche Hinweise, die als Einstieg genutzt werden können. Es ist auch keineswegs problematisch, diese Methoden zusammen mit den Schülern zu erlernen, entsteht doch so zumindest für die am Unterricht Beteiligten die Neugier, dass man auch miteinander lernen kann. Das ist für mich im Unterricht auch immer eine sinnvolle Methode gewesen, dem Symptom des *burn out* auf Seiten des Lehrers vorzubeugen und die Prinzipien eines offenen, projekt- und handlungsorientierten sowie prinzipiell partnerschaftlich angelegten Unterrichts auch real umzusetzen. Der Lehrer oder Dozent behält seinen Wissensvorsprung, gibt aber auch zu erkennen, dass er ebenso wie die Schüler und Studierenden bereit sein muß Neues zu lernen. Ist erst einmal die Motivation geweckt, sich auf dieses entdeckende Lernen einzulassen, stellt die Bearbeitung traditioneller Wissensbezüge, die entsprechend den curricularen Rahmenplänen häufig noch vorgeschrieben

---

[7] Joachim Rohlfes, Geschichte und ihre Didaktik, Göttingen 1986, S. 292-294.

und abgefragt werden, eine zu bewältigende Aufgabe dar. Zudem ist es auf diesem Wege auch möglich, Schüler und Studierende zu einem berufspolitischen Engagement anzuregen, dass auf die Veränderung der Lerninhalte und der methodischen Kompetenzen zielt. Wenngleich die Chronologie der Ereignisse die formale Struktur der Quellenauswahl vorgibt, so muß diese doch keineswegs den Unterrichtsverlauf bestimmen. Es erscheint sogar geraten, von Fragen der Gegenwart auszugehen und ein Raster der Erschließung von Vergangenheit zu erstellen, um den Sinn einer solchen Beschäftigung einsehbar zu machen. Die lernpsychologische Erkenntis, dass nichts weniger haftet, als unverständiges Auswendiglernen, sollte gerade auch in diesem Fall Berücksichtigung finden. Schüler und Studierende sind immer wieder darauf hinzuweisen, welche Begründungen es für die Auswahl von Lerninhalten gibt und welche alternativen Methoden sich dafür anbieten. Sie sollen lernen, sich ihren eigenen Weg zu suchen und erfassen, dass es nie nur einen richtigen Weg gibt.

Folgende Fragen lassen sich also an die Quellen stellen:
- *Quellenkritik:* Woher kommt die Quelle? Welchen Informationswert hat sie? Wie authentisch ist sie?
- *Bestimmung der Quellengattung:* Handelt es sich um ein Lehrbuch, einen Roman, eine Autobiographie, einen Brief, eine Prozessakte, ein amtliches Dokument o.ä.?
- *Gewährleistung des Wort-, Zahl-, Zeichen-, Symbolverstehens:* Welche Worte, Zahlen, Zeichen und Symbole werden nicht verstanden?
- *Sicherung des Sachverständnisses:* Welches Hintergrundwissen wird benötigt, um den Text nicht nur verbal, sondern auch in seinem Inhalt verstehen zu können?
- *Rekonstruktion des historischen Umfeldes:* Welche zusätzlichen Informationen werden benötigt, um den Text in seine jeweilige Zeit einzuordnen?
- *Bestimmung der Urheber und Adressaten:* Wer hat den Text verfaßt? An wen ist er gerichtet? Welche Interessen hatte derjenige, der die Quelle verfaßt hat?
- *Erfassung der Aussagen und Intentionen:* Welcher manifeste und latente Bedeutungsgehalt ist aus der Quelle zu erschließen? Was ist die ‚innere Wahrheit' des Textes?

- *Ermittlung des Zuverlässigkeitsgrades, des Geltungsbereiches, der Verallgemeinerung der Quellenbefunde:* Ist die Quelle eher singulär oder typisch? Welche ergänzenden Belege sind zu finden?
- *Erklärung, Deutung, Diskussion der Quellenbefunde*: Was besagt die Quelle im ganzen? Was ist ihre Quintessenz?
- *Einordnung der Quelle in den historischen Kontext und Forschungsstand*: Welchen Stellenwert nimmt die Quelle im historischen Gesamtbild ein, so wie es von der Forschung bisher erfaßt worden ist?

Es ist im folgenden nicht möglich für jede der vorliegenden Quellen eine vollständige Quelleninterpretation vorzulegen. Das würde den Rahmen einer Quellensammlung sprengen und ist Aufgabe einer fundierten Darstellung der Geschichte der Krankenpflege als Beruf. Es werden lediglich im Anschluß an jede Quelle Hinweise auf mögliche Interpretationsrichtungen gegeben, die über die allgemeinen Hinweise in der quellenkritischen Analyse hinausgehen.

2.2. Quellenauswahl zur Geschichte der Krankenpflege

1. Georg Dethardingen, Der unterwiesene Krancken-Wärter. In 14 Capiteln bestehend Darinnen dessen/so bey den Krancken umbgehet Gebühr und Ampt abgebildet und fürgestellet wird, Kiel 1679

Vorrede.
Der Vornehmste der Medicorum, und fast Anfänger der Arzney-Kunst Hippocrates will in seinen Aphorismis, und zwar fort im Anfang dieses haben/ daß nicht allein der Medicus seine schuldige Pflicht und Gebühr in acht nehmen soll/ sondern auch daß die/ so umb und neben dem Krancken seyn/ daß/ was ihnen zu thun obliegét/ treu und fleissig verrichten sollen. (3)

I.N.J. Das 1. Capitel
Vom Ampt des Kranken-Wärters.
In so viel ist an demjenigen der des Krancken pfleget/ als an dem Medico selbst gelegen/ Ich wolt fast sagen ein mehres; Sintemahl dieser bey dem Krancken stets verbleibet/ die Abwechslung der Kranckheit stehet und mercket/ und davon dem Medico, der sonst nichts darumb wüste/ muß Bericht geben; ja auch in Abwesenheit des Medici, die von selbigem verordnete Medicamenten/ nach Begehren des Hn. Medici eingiebet/ und also gleichsam der Arzt ihm sein Ampt und (S. 7) Sorgfalt auftragen muß/ ja sich auff einen getreuen Krancken-Wärter eben so viel/ als auff die Medicamenten/ die sonst/ wenn sie nicht recht gebrauchet/ möchten mehr schädlich als nützlich seyn/ verlässet: Zu dem auch durch Verwahrlosung und Unachtsamkeit einer solchen Persohn/ der Krancke ins höchste Verderben gesetzet werden/ welches dan/ wenn der Patient/ es sey auß was für Ursachen es wolle/ Schaden nimmt/ entweder daß man ihm zu viel erlaubet/ oder durch eigene Klugheit/ oder vielmehr Vorwitzigkeit (welche Tugend vielen Frauen sehr gemein)demselbsen etwas undienliches gegeben/ dem Medico beygemessen wird. (S. 8). ...

Das 2. Capitel.
Welche man zu solchem Ampte erwehlten solle.
Ob zwar bey Männern auch billig Männer/ und bey Frauen/ Frauen auffwarten solten; so kan solches doch/ weil die Männer mehr Geschäffte haben als die Frauen/ auch sich mit Bett-machen und andern Ungelegenheiten/ die bey den Krancken vorfallen/ nicht behelffen mögen/ nicht wolgeschehen/ sondern man nimt hiezu gerne Frauen/ welche aber folgender Beschaffenheit seyn sollen: 1. Nicht zu jung/ sondern über 40 Jahren/ weil die jenigen mehr als die jüngere bey den Krancken umbgegangen/ und wissen was weiß und schwarz ist/ (S. 11) auch zu dem besser wachen können/ als die so jünger seyn. Doch ist auch dahin zu sehen/ daß sie nicht zu alt sey/ und dem Krancken durch verdrießliches murren/ welches der Alten weise ist/ verdrießlich falle; auch von denen Kräfften seyn möge/ daß sie den Krancken aufhelffen/ ihm das Bette zurechtelegen/ und wenn ers begehret die Hand bieten könne. 2. Daß sie bequem sey dem Krancken/ was er begehret/ zu rechte zu machen/ und ihm selbiges rein und nicht

unsauber darreiche/ auch das Gemach/ und was in demselben enthalten/ ordentlich und auffgepuzet/ so viel als es geschehen mag/ halte. 3. Daß sie dem Krancken angenehm sey/ und demselben gute bescheidentliche (S. 12) Worte gebe/ damit nicht im widrigen fall/ er ein böses Vertrauen zu ihr setze/ oder so etwas von ihr versehen würde/ dadurch dem Patienten ein Eyffer erwecket werden/ und darauß die Kranckheit einen grossen Wachsthumb nehmen möge. 4. Daß sie nicht gerne plaudere/ dann sie dadurch den Krancken nicht allein auß der Ruhe halten/ sondern auch leicht etwas reden kan/ darauß der Patient einen Argwohn fasset/ und in nachdenckung der geredeten Worte entweder seinen Kopff irre machet/ oder auch die Hoffnung zu seiner Genesung fallen lässet/ welches dann umb ein grosses die Schwachheit des kranken Menschen vermehren kan. Darumb gut ist/ daß sie 5. behertzt (S. 13) sein möge/ die dem Krancken einen guten Muht einsprechen könne/ auch wann ihn Ohnmacht oder einander Zufall betritt/ nicht anfange zu schreyen/ und sonsten nur stehe und sehe zu/ sondern getrost dem Patienten zurede/ ihn ermuntere/ und was zu solchem Fall dienlich seyn wird/ darreiche. So wird auch 6. Nötig seyn/ daß sie viel bey Krancken umbgegangen/ auff daß sie wisse/ was in solcher Eil zu thun/ und da es ihr zu schwer daucht/ lieber nach dem Medico, wo sie ihn zu hand hat/ sende/ damit durch Verabsäumung der Krancke nicht seinen Geist aufgeben möge (S. 14).

Anmerkungen:
Im Rückbezug auf Hippokrates[8] stellt Dethardingen, ein Medicus[9], die wichtige Rolle des *unterwiesenen (unterrichteten) Kranken-Wärters* heraus. Er

[8] Hippokrates, griechischer Arzt, geb. um 460 v.Chr., gest. um 370/80 v. Chr.. „Der Begründer der griechischen Medizin praktizierte eine ärztliche Kunst, die auf unbefangener Beobachtung und Erfahrung basierte. Als Vertreter der Viresäftelehre definierte Hippokrates Krankheit als Ungleichgewicht der Körpersäfte. ... bis ins 19. Jahrhundert blieb die hypokratische Medizin wirksam." (Heinz Schott (Hg.), Die Chronik der Medizin, Augsburg 1997, S. 609).

„Das Medizinkonzept des Hippokrates, dass der Arzt *das Ganze der Natur* kennen muß, bevor dieser den Patienten behandeln kann. Der Arzt soll über eine Konzeption verfügen, mit deren Hilfe er beurteilen kann, wie sich die Gesamtheit von Kosmos und Natur zum Menschen verhält. Genauer gesagt, wie sich die

ist derjenige, der die meiste Zeit mit dem Kranken verbringt. Wenn ein Krankenwärter nicht die Ausführungen des Arztes umsetzt und in der Lage ist, genau zu beobachten und diese Beobachtungen auch verständlich

---

Einzelelemente, aus denen sich alles zusammensetzt, zueinander und zum menschlichen Körper verhalten. ... Geographische, klimatologische und meteorologische Beobachtungen sind Hilfsmittel, um Krankheit je nach Jahresheiten und Konstitutionstypen (Plegmatiker, Choleriker, Sanguiniker, Melancholiker) zu klassifizieren. ... Der Verlauf der Krankheit ist nicht mehr vomn Eingreifen der Götter abhängig, sondern vom rational-empirischen Handeln des Arztes. (ebenda, S. 36).
„Die Humoralpathologie stammt aus der arestotelischen Lehre von den vier Urqualitäten, nämlich Kalt und Warm, Trocken und Feucht, aus welchen durch Kombination von Eigenschaftspaaren die Elemente entstehen. Trocken und Kalt ergibt Erde, Feucht und Warm Luft, Feucht und Kalt Wasser, Trocken und Warm Feuer." (Hans Biedermann, Medicina Magica. Metaphysische Heilmethoden in spätantiken und mittelalterlichen Handschriften, Graz 1986, S. 17-20).

[9] Die zentrale Aufgabe des Medicus als studierter und obrigkeitlich anerkannter Arzt, besteht darin, die Körperprozesse zu interpretieren und die daraus folgende Behandlung zu bestimmen und durchzuführen. Im Rahmen der Medizinalordnungen kann ihm als Stadt- und Landphysikus darüber hinaus eine gewisse ordnungspolitische Funktion zukommen. Der Medicus setzt sich so gegenüber dem Kurpfuscher, Dem *Empiricus*, dem Chirurgen/Bader und dem Wartpersonal ab. In einem langwierigen Konflikt zwischen Vertretern *akademischer* und *empirischer* Medizin, in dem es nicht nur um die Klientel, sondern auch um die medizinische Macht und Kontrolle im Staat bzw. im Gemeinwesen ging, entwickelte sich mit dem späten Mittelalter erst ganz allmählich eine Heilerhierarchie, bestehend aus akademischen Ärzten (medici), Apothekern, Barbieren, Wundärzten, Badern und Hebammen. Der nächste Schritt war die Monopolisierung des Gesundheitsmarkes im 19. Jahrhundert durch die sogenannten *Experten*, die wissenschaftlich ausgebildeten und klinisch geschulten Ärzte. Dieser häufig als *Professionalisierung* bezeichnete Vorgang gründet sich auf einer Wechselwirkung mehrerer Faktoren: die zunehmende Medikalisierung der Gesellschaft, das heißt die Ausweitung des Modells für medizinische Dienstleistung, und die sozialpolitischen Interessen des Staates, der zugunsten der Gesundheit und Wohlfahrt der gesamten Bevölkerung interveniert." (Robert Jütte, Ärzte, Heiler und Patienten. Meidzinischer Alltag in der frühen Neuzeit, München und Zürich 1991, S. 30). Vgl. auch Eliot Freidson, Der Ärztestand. Berufs- und wissenschaftssoziologische Durchsetzung einer Profession, Stuttgart 1979.

wiederzugeben, ist die Arbeit des Arztes unfruchtbar – so die Position Dethardingens. Um dieses Amt ausüben zu können, muß der Krankenwärter über bestimmte positive Eigenschaften und Fähigkeiten verfügen. Eine implizite Kritik an den real existierenden Verhältnissen ist aus der Auflistung negativer, d.h. berufsbehindernder Faktoren zu erschließen. Es bietet sich zum einen an, dass medizinische Denkmodell des Hippokrates, das auch zentral ist, um die Behandlungsmodelle im 17. und 18. Jahrhundert verstehen zu können, an dieser Stelle zu erarbeiten. Zum andern lassen sich die von Dethardingen benannten positiven Anforderungsprofile und Tätigkeitsfelder eines Krankenwärters in einer tabellarischen Übersicht anordnen und mit den entsprechenden negativen Beschreibungen vergleichen. Entsprechend können in der Folge Entwicklungstendenzen aus den anschließenden Quellen herausgearbeitet und in ihrer Konstanz und ihrem Wandel bestimmt werden. Herausarbeiten läßt sich ebenfalls, dass Dethardingen einen geschlechterspezifisierenden Blickwinkel einnimmt. S.E. eignen sich Frauen aufgrund ihrer praktischen Erfahrungen und ihrer Sozialisation besser für dieses Amt als Männer.

2. Johann Storch: Die Wohl-unterrichtete Krancken-Wärterin, Bestehend in einer kurzen, mit Obrigkeitlichen Consens vor die hiesige ordentlich bestellte Krancken-Wärterinnen abgefaßten, Nachgehends aber etwas weitläufiger erläuterten, und vor alle, welche derer Krancken pflegen, brauchbar gemachten Instruction, Gotha 1746

Eingang

Vor eine recht löbliche und nützliche Veranstaltung ist es billig zu halten, wenn die Obrigkeit hiesigen Orts eine Anzahl Weiber bestellet, welche nicht allein denen in Armuth und Dürftigkeit lebenden, sondern auch andern Krancken, von bürgerlichem Stande, als Krancken-Wärterinnen, mit nöthiger Pflege und Wartung beyzustehen verbunden sind. Allermassen an guter Wartung und Verhalten in Kranckheiten, eben so viel, ja oft mehr, als an Darreichung verordneter Artzeneyen gelegen ist: Ja, die vorsichtigste Cur eines Medici kan ihren guten Entzweck selten erreichen, wo die zur

Kranckheit gehörige Pflege und Wartung, und das ordentliche Verhalten des Patienten ermangelt (S. 9).

Wie aber zu diesem allen Vorsichtigkeit und Aufmerksamkeit vonnöthen ist; Also wird es nicht ohne Nutzen seyn, wenn einen Krancken-Wärterinnen eine deutliche Instruction oder Unterricht, auf was Art sie ihr Amt ohne Tadel führen und verwalten können, ertheilet wird, welche in folgenden Puncten bestehet:

Ob man zwar auch Krancken-Wärter von männlichem Geschlechte hat, darzu bey Vornehmen mehrentheils Chriurgi und bey denen Soldaten Capitain des Armes oder andere gewisse und beständige Wärter in Lazarethen bestellet werden, so ist es doch eine Sache, welche sich am füglichsten vor das weibliche Geschlecht schicket: indem sie mit Betten, weissem Zeuge und Waschen besser umzugehen wissen, als Manns-Leute: Indessen ist nicht jede Frau geschickt, diesem Amte, nach Erforderung, vorzustehen: eine gute Wartfrau muß, in Ansehung ihres Alters, Leibes- und Gemüths-Beschaffenheit, auch gewisse Geschicklichkeiten an sich haben. Sie muß a) von mittelmäßigem Alter, nemlich von 30 bis 60 Jahren seyn, b) von Leibes-Constitution muß sie nicht kräncklich, sondern starck, und von solchen Kräften seyn, daß sie einem Krancken aus dem Bette und wieder hinein helffen könne. Sie darf nicht lahm an Händen oder Füssen seyn, muß gute Augen haben, damit sie geschickt sey, theils die (S. 10) Tropfenweise verordnete Artzeneyen wohl einzugeben, theils auch dasjenige, was sich am Leibe des Krancken, an Ausschlag in Flecken, Friesel, Blattern, Masern und dergleichen sehen lässet, wohl zu erkennen und zu unterscheiden. c) Von Gemüthe muß sie nicht furchtsam, sondern beherzt seyn, weil sich öfters Fälle ereignen, daß Krancke in Raserey gerathen, und darvon lauffen wollen, denen sie sich entgegen setzen muß. Eine solche Hertzhaftigkeit ist auch eins der besten Verwahrungs- oder Praeservativ-Mittel, daß Wart-Weiber nicht leicht von Seuchen angesteckt werden: Ein gesetzt und unerschrocken Gemüthe ist ein Zeichen von einer guten und vorsichtigen Natur, welche das einschleichende Böse, auf eine gelassene Art und ohne empfindliche Bewegungen, wieder aus dem Leibe treibet; unter einem verzagten und furchtsamen Gemüthe aber ist auch eine solche Natur verborgen, welche das Böse einnisteln und um sich wurzeln lässet; ehe sie sich solchen mit gehörigen Bewegungen wiedersetzet. d) Muß eine solche Frau keinen

Ekel an sich mercken, dieweil sie manchen Gestanck, sowol von Excrementen und Stuhlgang, als auch bey Weibern von Geblüte, und sonsten von Geschwären und übelrichenden Schweissen in sich schlucken muß: Kan nun ihr Geruch solches nicht vertragen, so ziehet sie nicht allein den ansteckenden Dunst in sich, sondern verderbet auch ihren Magen, daß daraus solche Krankheiten entstehen, die eben nicht von ansteckenden Seuchen herrühren (S. 11). E) Eine Wachfrau muß auch wachsam und nicht verschlaffen seyn (S. 12).

Wartung

- Wartung und Pflege ist das Haupt-Werck derer Wart-Weiber, davon sie auch ihren Namen haben: es bestehet aber solche Wartung allein nicht in Heben, Tragen, Reinigung derer Patienten, in Bettmachen, weiß Zeug-Anlegen, oder auch in Aufwartung, da sie dem Patienten in allem, was er haben will oder verlanget, zu Gefallen leben, sondern es gehöret vornemlich darzu, daß sie die Krancke zu einem solchen Verhalten bereden und vermahnen, welches die Kranckheit erfordert, und denen Krancken, zur Genesung, unumgänglich nöthig und nützlich ist: und hergegen ihnen nicht zulassen, was ihnen schädlich ist, und wodurch sie mehr ihren Tod befördern, als die Gesundheit wieder erlangen (S. 13) .... Wollen nun Krancken-Wärterinen, durch Verhaltungs-Fehler, ihr Gewissen nicht beschweren, und durch widriges Verhalten, nicht Ursache zum Sterben derer zur Wartung ihnen anvertrauten Patienten geben, so müssen sie sich fleißig an die ordentlich Medicos halten, von denenselbigen Unterricht annehmen, und ihren Anordnungen in allem Folge leisten. Bezeugen sie nun gehörige Aufmercksamkeit, so können sie nach und nach geschickt werden, ein solches Verhalten, welches denen Krancken nützlich und ersprießlich ist, zu erlernen (S. 14)...
- Wie es aber ein solcher Beruf ist, welcher nicht ohne Lebens-Gefahr verwaltet wird; also haben Krancken-Wärterinnen, insonderheit dahin zu sehen, daß sie sich einer wahren Gottesfurcht und eines aufrichtigen Christenthums befleißigen; Besitzen sie dieses, so können sie ein andächtiges Gebet zu GOTT, sowol vor sich, als vor und mit denen Patienten thun. Und dieses wird, benebst dem Vertrauen zum lieben GOTT, auch ihr bestes Praeservativ vor ansteckenden Seuchen seyn (S. 16).

- Sollen sie sich, wie denen Heb-Ammen in ihrem Unterricht anbefohlen ist, allen Aberglaubens enthalten, nicht allein vor sich selbst, sondern auch verhüten, daß dergleichen bey denen Krancken nicht angewendet oder ausgeübet werde; darzu denn insonderheit gehöret, wenn man denen Sterbenden das Hauptküssen entziehet, um bey ihnen desto geschwinder den Tod zu befördern (S. 24). ...
- Sollen sie wissen, daß sie unter der Aufsicht derer Medicorum stehen, dannenhero sollen sie ihnen allen Respect erweisen: ihren besondern Unterricht mit Gelassenheit annehmen, ihren Anordnungen und Vermahnungen Folge leisten, und wenn sichs zutrüge, daß sie einiger Fehler halber von ihnen zur Rede gesetzt werden müßten, sollen sie selbige nicht anfeinden, sondern vielmehr ihre Fehler erkennen, sie zu verbessern suchen, und immer mehrern nöthigen Unterricht verlange (S. 36). ...
- Wenn sie zu einem Kranken erfordert oder befehliget worden, sollen sie vornehmlich sich erkundigen
- Wie alt er sey?
- Wie lang er gelegen?
- Mit was für Anfällen die Kranckheit ihren Anfang genommen? Ob sie mit Frost, Hitze, Kopf-Wehe, Seiten-Stechen, Husten, Brechen, Durchfall ec. sich angefangen habe?
- Was zu der Kranckheit Gelegenheit gegeben? ...
- Was vor Klagen der Krancke jetzo führe, und was vor Beschwerungen mit der Krankheit verknüpffet seyn? Ob anhaltende oder abwechselnde Hitze und Frost noch vorhanden seyen?
- Wird über Schmerzen geklagt, so müssen sie untersuchen, an welchem Orte dieselben empfunden werden, ob im Haupte (S. 38), an der Brust oder im Unter-Leibe, und auf welcher Seite?
- Wie Weibs-Leute in Ansehung ihrer monatlichen Reinigung sich finden? Ob es Schwangere oder Wöchnerinnen, ledige oder verheyratete Weibs-Personen seyn?
- Wie es um die Kräfte und dem Appettit der Krancken stehe?
- Von allen diesen Begebenheiten müssen die Wart-Weiber dem Medico ausführlichen und in der Wahrheit gegründeten Bericht geben, damit derselbe judicieren könne, worinnen die Kranckheit bestehe, und mit was für einem Namen sie benennet werden könne? (S. 39)...

- Die Wartung und das Verhalten eines Patienten gründet sich auf die sogenannte Sechs nicht natürliche Dinge, welche sind
- Die Luft
- Speise und Trank
- Ruhe und Bewegung
- Wachen und Schlafen
- Auswürffe, an Stuhlgang, Urin, Schwitzen, Speichel und Husten
- Gemüths-Bewegungen (S. 52).
- Dieses sind Dinge und Mittel, die zur Erhaltung des Lebens und der Gesundheit, wenn sie gehöriger massen angewendet werden, unentbehrlich und nöthig sind, Hingegen aber ist auch deren Mißbrauch von solcher Beschaffenheit, daß die Gesundheit dadurch verdorben und das Leben verkürtzt werden kan (S. 53) ...
- Keine Wart-Frau soll sich unterstehen, ohne des Medici Vorwissen, einen Krancken etwas von Artzeneyen anzurathen, oder selbige, wenn sie von andern geschickt oder recommendieret werden, zuzulassen, es sey innerlich oder äußerlich, (S. 82), Hauß-Mittel oder Apothecker-Artzeneyen: weil dadurch zum öftern der vorsichtigsten Cur eines Medici entgegen gehandelt wird. Sie sollen auch nicht zugeben, daß der Patient vor sich, ohne des Medici Vorwissen, Ader-lasse, schröpfe, purgire oder Blasen ziehe (S. 83).

Anmerkungen:
Das Lehrbuch Johann Storchs[10] nimmt in der Quellenintepretation einen zentralen Stellenwert ein. Für ihn ist die Verberuflichung des Krankenwärters bzw. der Krankenwärterin eine unverzichtbare Voraussetzung für

[10] Johann Storch, geb. 2.2.1681 in Ruhla bei Eisenach, Vater *Empiricus*, Studium, Promotion, seit 1703 Praxis in Ruhla, 1708 Stadtmedixus von Eisenach, 1718 Stadtphysicus ebenda, 1735 fürstlicher Leibarzt, seit 1742 Stadt-, Rat- und Leibmedicus in Gotha, gest. 1751. Veröffentlichungen u.a. 7 Bände *Von Weiberkranckheiten*, *Unterricht vor Heb-Ammen*, Vgl. ergänzend Barbara Duden, Geschichte unter der Haut. Ein Eisenacher Arzt und seine Patientinnen um 1730, Stuttgart 1991. Dort findet sich eine ausführliche Biographie Johann Storchs, Anmerkungen zu seinem Behandlungsmodell und Hinweise auf den zeitgenössischen Hintergrund.

die Professionalisierung des Arztes. Er beschäftigt sich mit drei Fragen: 1. Welche Aufgaben gehören zur Wartung und Pflege, wie sind diese beiden Begriffe aufeinander zu beziehen? Was sind die konkreten Aufgaben einer Wartfrau? 2. Wie ist das Verhältnis von Arzt und Wartpersonal? 3. Wie soll das Verhältnis zwischen Arzt und Wartpersonal im Idealfall sein? Es bietet sich auch in diesem Fall eine tabellarische Auflistung an, die die zeitgenössischen Begriffe übernimmt. Genauere Ausführungen zur Krankenanamnese (4) verdeutlichen die Hilfsfunktion. Die benannten sechs nichtnatürlichen Dinge[11] können in der Gegenüberstellung zu den ATL's bzw. auch anderen aktuellen Aufgabenbereichen der Pflege analysiert werden. Herauszuheben ist wiederum der implizite Gegensatz zwischen positiven Erwartungen und negativ eingeschätzter Realität, die ihren Schwerpunkt auch in der Ablehnung abergläubischer Praktiken und eigenmächtigem Verhalten des Wartpersonals findet. Erschließen lassen sich auch Grundlagen des zeitgenössischen Krankheits- und Gesundheitsverständnisses.

[11] „Das Modell der Lebensordnung in den Sechs nicht natürlichen Dingen (von Galen, *res non naturales genannt*) geht auf antike und mittelalterliche Traditionen zurück und bildet noch in der Neuzeit einen festen Bestandteil des medizinischen Verständnisses. ... Die darin vorgestellten Verhaltensweisen üben direkten Einfluß auf das Vermögen der *Natur* aus, die Körperprozesse zu steuern... Kommt diese Steuerungsfähigkeit der *Natur* zur Entgleisung, so entsteht Krankheit. Krankheit geht letztlich immer auf ein menschliches Fehlverhalten zurück, sei es als göttliche Strafe für Sünden, als Folge mangelnder Abhärtung einer zu sensiblen Konstitution oder mangelnder Disziplin in der Ordnung von Essen und Trinken, Schlafen und Wachen, Ruhen und Bewegen etc. Die Zeichenhaftigkeit der Krankheit erfordert eine Deutung und sachkundige Behandlung durch die medizinischen Berufe (Christa Herkenhoff, *Was die Krancken-Wärterinnen nothwendig wissen müssen.* Ordnungskonzepte der Verberuflichung in ausgewählten Schriften des Arztes Johann Storch (1681-1751), unveröffentlichte Magisterarbeit im FB Sozialwissenschaften der Universität Osnabrück, vorgelegt am 23. April 1999, S. 19 und 30).

3. Franz May, Unterricht für Krankenwärter zum Gebrauch öffentlicher Vorlesungen, Mannheim 1782

Alle diese hier angeführte und noch unzählbare andere Umstände besonders das offenbar traurige Schicksal vieler durch Unwissenheit und Nachlässigkeit der Krankenwärter aufgeopferten Kranken, haben mich bewogen, gegenwärtigen Unterricht für Krankenwärter zu entwerfen. Ich hoffe dadurch meinem Vaterlande einen freundschaftlichen zu erweisen und vielleicht jeden Hausvater in den Stand zu setzen, bey vorkommenden Krankheiten sich wegen der nöthigen Wartung selbst zu rathen. ... Da aber gedruckte Lehren weniger Eindruck als mündlicher Vortrag auf die Begriffe und das Gefühl der Lehrlinge machen, so hab ich mich (S. 5) entschlossen, zum Besten der leidenden Kranken ein Schulmeister für Wartweiber und Krankenwärter zu werden (S. 6). ...

Erster Abschnitt.
Von den wesentlichen Eigenschaften eines rechtschaffenen Krankenwärters.
Der Krankenwärter muß in einem gesunden, starken, weder zu jung noch zu alten Körper, eine gute, wohlthätige Seele haben. Er muß fromm, getreu, unverdrossen, wachsam, verschwiegen, fürsichtig, geduldig, weder Quacksalber, noch abergläubisch, nicht eckelhaft, überhaupt ein guter empfindsamer Nebenmensch seyn. Man muß dahero (S. 11) bey der Wahl eines Krankenwärters oder Wärterinn behutsam seyn. Alte, entkräftete, gebrechliche Körper; unsittliche, unartige, mürrische Köpfe; Schwelger, Vollzapfen, und jene, welche nicht aus Freundschaft, sondern nur wegen dem Taglohn, und aus Liebe zu ihrem Magen sich diesem für die Menschheit so wichtigen Dienste widmen, müssen zum Besten des leidenden Kranken, von dem Wartdienst ausgeschlossen bleiben. ... (S. 12).

Anmerkungen:
Franz Anton May entwickelt das Ausbildungskonzept für Krankenwärter und Wartweiber weiter, indem er selbst als *Schulmeister* seine Vorstellungen an einer Krankenwartschule unterrichten will. Der Unterricht soll zwischen Anspruch und Wirklichkeit der Krankenwartung vermitteln helfen. Die

Wirklichkeit erscheint ihm in jeder Hinsicht verbesserungswürdig. Die von ihm angeführten *wesentlichen Eigenschaften eines rechtschaffenen Krankenwärters* stellen eine Zusammenfassung der auch schon von Detharding und Storch geäußerten Anforderungsprofile dar. Franz Anton May und seine Krankenwartschule wird in der Rezeption der Geschichte der Krankenpflege eine zentrale Rolle zugesprochen[12]. Seine Ausführungen bilden die Grundlage für das äußerst negative Bild der Krankenwartung im 18. Jahrhundert. Es bietet sich an, ergänzende Quellen hinzuzuziehen. Die in der Sekundärliteratur vertretenen Positionen geben einen Einblick in die Rezeptionsgeschichte der Pflege.

[12] Franz Anton May, geb. 16.12.1742 in Heidelberg, 1766 Promotion, Dr. med, 1767 praktischer Arzt und Correpetitor Hebammenschule Mannheim, 1793 Extraordinarius Heidelberger Universität, Leitung der Mannheimer Landes-Hebammen-Schule, 30.6. 1781 Eröffnung der ersten deutschen Krankenpflegeschule, 1785 Ordinarius für Geburtshilfe in Heidelberg, Leitung des Gebärhauses, gest. 30.6.1781 (biographische Anmerkungen auch in der Folge, wenn nicht weiter vermerkt aus: Horst-Peter Wolff (Hg.), Biographisches Lexikon zur Pflegegeschichte, Berlin, Wiesbaden 1997). Vgl. in Auswahl auch: Anna Sticker (Hg. und kommentiert), Die Entstehung der neuzeitlichen Krankenpflege. Deutsche Quellenstücke aus der ersten Hälfte des 19. Jahrhunderts, Stuttgart 1960. Nach Sticker war Franz Anton May *der bedeutendste Vorkämpfer für Gesundheitsrecht und Gesundheitspflicht*, ebenda, S. 19 ff. und S. 82 ff.. Horst-Peter Wolff, Jutta Wolff, Geschichte der Krankenpflege, Basel/Eberswalde 1994, S. 98 – 102. Wolff und Wolff bezeichnen May als Begründer der ersten öffentlichen Krankenpflegeschule; Christa Olbrich, Die Anfänge der Krankenpflegeausbildung, dargestellt an der Krankenwartschule Franz Anton Mais und der ersten Lehrbücher des 16. Bis 19. Jahrhunderts, in: Pflege, Band 3, 1990, Heft 1.

4. Johann Gottfried Pfähler, Unterricht für Personen, welche Kranke warten, Riga 1793

Eingang

§ I. Die Kunst Kranke zu warten und zu pflegen hat bishero die Aufmerksamkeit derer, welche sich in anderer Rücksicht durch ihre populären medicinischen Schriften so verdient und dem Publicum so schätzbar gemacht haben, leider weit weniger auf sich gezogen, als es für das Wohl der Menschheit wünschenswerth wäre. ...

§ II. Was man bereits über diesen gewiß nicht unwichtigen Gegenstand gesagt findet, ist zu einem zweckmäßigen und erforderlichen Unterrichte nicht passend genug und noch über dies zu wenig bekannt (S. 1) ...

§ V. Ohne Wartung und Pflege der Kranken vermag der beste Arzt wenig oder gar nichts bey denselben auszurichten; sie ist demnach für den Staat, dessen erste Pflicht es ist, für das Leben der Bürger bestmöglichst zu sorgen, eine wichtige Sache. ... Man bedachte aber bishero – zu wenig, daß jene ebenfalls eines eigentlichen Unterrichts und einer guten Prüfung bedürfen (S. 3) ...

§ VI. Es sollte schon längst eine Fürsorge der Regierungen aller Provinzen seyn, besondere (S. 3) zur Wartung und Pflege der Kranken wohl unterrichtete Personen in Städten und Dörfern anzustellen, um diesem wesentlichen Mangel zum Besten der leidenden Menschheit abzuhelfen und solche Personen mit einem Ausschließungrechte oder irgend andern ähnlichen Vortheilen in ihrem Beruf aufzumuntern. Es sollten billig einige Personen von gutem Rufe und bewährter Geschicklichkeit vorräthig seyn. ...

§ VII. Es würde gewiß jedem redlichen und menschenfreundlichen Arzte zur Freude gereichen müssen, wenn er mehr Gelegenheit fände, durch irgend einen öffentlichen oder privat Unterricht solchen Personen, die sich hauptsächlich der Krankenwartung widmen wollen, nützlich zu werden. Die schon vor mehrern Jahren getroffene Einrichtung in Mannheim und Carlsruhe (S. 4) ... sollte ihn auf das lebhafteste zur Nachahmung ermuntern.

Unterricht für Personen welche Kranke warten. Erste Abtheilung. Allgemeine Stücke.

Erstes Kapitel.
Nöthige Eigenschaften und Pflichten der Krankenwärter.

§ 1. Die nothwendigsten Eigenschaften solcher Personen, welche Krankenwartung und Pflege obliegет sind theils physische theils moralische.

§ 2. Ihre physischen Eigenschaften bestehen in einem gesunden, kraftvollen und wohlgestalteten Körper, ingleichen in einem gehörigen Alter. Schwache und kränkliche Personen besitzen unmöglich die hinlänglichen Kräfte, alle Arten von Beschwerlichkeiten aushalten zu können, die der Beruf eines Krankenwärters mit sich bringt, und zu junge und zu alte Personen sind ebenfalls aus Mangel an gehörigen (S. 7) Kräften zu diesem Dienste untüchtig, da bey erstern eben so viel Leichtsinn und Flüchtigkeit, als bey letzern Trägheit und Gleichgültigkeit zu fürchten ist. ...

§ 3. Was die moralischen Eigenschaften eines Krankenwärters betrifft, so soll er weder ein Dieb, noch ein Trunkenbold, sondern getreu, menschenliebend, aufmerksam auf den Kranken, gewissenhaft, geduldig, verschwiegen und reinlich ohne Ekel seyn.

§ 4. Ehrlichkeit und Treue sind wichtige Eigenschaften der Krankenwärter, sie finden so häufige Gelegenheit (S. 8) zum Diebstahl, und um so viel mehr müssen sie auf sich acht haben, daß sie auch nicht das allergeringste, dem Kranken gehörige oder in seiner Wohnung befindliche, zur Entwendung und Veruntreuung zu reizen und zu verleiten vermöge. ...

§ 5. Nüchternheit ist eine andere ihnen eben so notwendige Eigenschaft. Die Trunkenheit ist nicht allein ein verabscheuungswürdiges Laster, sondern sie ist auch die Quelle der meisten übrigen (S. 9) ...

§ 6. Ferner ist die Menschenliebe die Haupteigenschaft eines Krankenwärters. Besitzt derselbe diese, so wird er gefällig ohne Zudringlichkeit, dienstfertig ohne Ungestühm, mitleidig und unverdrossen seyn: die Schmerzen des Kranken können ihm nichts weniger als gleichgültig seyn, und er wird seinen Kranken, soviel er nur kann, durch sein liebreiches Reden und Betragen zu beruhigen und, soviel in seinem Vermögen stehet, zu trösten suchen. Es muß aber der Krankenwärter nicht aus einem unrechten und unzeitigen Mitleiden sich enthalten, dem Kranken die Arzeneyen zu reichen, gegen welche derselbe etwan einen starken Widerwillen haben könnte; auch dürfen die Schmerzen des Kranken den Krankenwärter nicht abhalten, von den Vorschriften des Arztes nur im mindesten abzuweichen. ... (S. 10).

§ 9. Nebst der mit Klugheit verbundenen Menschenliebe muß der Krankenwärter auch Geduld besitzen. Sie ist ebenfalls eine seiner nothwendigsten Eigenschaften.

§ 10. Die Verschwiegenheit muß gleichfalls dem Krankenwärter eigen seyn, damit nichts, was so wohl die Krankheit selbst, als andere Umstände betrifft, (S. 12) und eine Bekanntmachung davon dem Kranken oder andern schädlich seyn könnte, durch seine Schwazhaftigkeit verrathen werde: er muß oftmahls Augen haben und nicht sehen, Ohren haben und nicht hören.

§ 11. Eben so soll auch der Krankenwärter vor nichts einen Ekel haben, und dabey die Reinlichkeit lieben: zwey sonst nicht oft bey einer Person vereinigte aber von einem Krankenwärter unzertrennliche Erfordernisse (S. 15). ...

§ 16. Vereinigt ein Krankenwärter diese Eigenschaften, ist er ein fleißiger, treuer Besorger seines Kranken; hat er Geduld und Mitleiden mit ihm, ohne zur Unzeit nachgiebig zu seyn, beobachtet er alle Zufälle der Krankheit genau und eröfnet dieselben dem Arzte, verabscheuet er alle Unterschleife, das heißt, erlaubt er nicht, daß was heimliches gebraucht, oder Fehler in Speise und Trank begangen werden, und zeigt er im Ereignisfalle, solche gleichfalls dem Arzte an, reicht er dem Kranken zur bestimmten Stunde die verordneten Arzneymittel nach der Vorschrift des Arztes, ohne sich durch nichts stören oder hindern zu lassen, thut er nichts, als was mit seinen Einsichten, und mit seinem Gewissen bestehen kann, so wird er dem Kranken eine sehr wichtige und nützliche Person, und er kann sich schmeicheln, viel zur erfolgten Wiedergenesung des Kranken beygetragen zu haben. Dieser wichtige Umstand muß ihn vorzüglich antreiben, einen obgleich beschwerlichen Dienst doch solchen mit Unverdrossenheit zu verrichten.

§17. Aber nur wenige Menschen haben diese allgemeinen Eigenschaften, und insbesondere die aus dem niedrigen Pöbel dazu erwählt worden! Dieser hat zu oft einen unbiegsamen Kopf, einen schwachen unausgebildeten Verstand und die Neigung zu allen Arten von Fehlern und Lastern. Er ist gemeiniglich unsittlich, unartig, lüderlich, faul, vergeßlich, unachtsam, schmutzig, grob, eigensinnig (S. 16), unbescheiden, mürrisch, rachgierigem, zum Diebstahl verführerisch, ein Freund der Trunkenheit und Ausschweifung und folglich zu nichts weniger als zu einem Krankenwärter fähig.

Anmerkungen:
Pfähler verweist darauf, dass der *niedere Pöbel* nahezu ungeeignet für die Krankenpflege ist. Der bürgerliche Tugendkanon und das entsprechend modellierte Erwartungsprofil, das auf eine Ausbildung von Körper, Seele und Geist beruht, ist für diese Bevölkerungsgruppe kaum erlernbar. Die Rolle des Staates in der Gesundheitsfürsorge wird von ihm hervorgehoben. Nicht nur der Unterricht, sondern auch eine Prüfung als Kontrolle werden von ihm gefordert. Die Pflege und Wartung der Kranken wird von ihm als *Kunst* bezeichnet. Es kündigt sich eine Umorientierung in der Anspruchshaltung gegenüber dem Wartpersonal an. Es sind nicht mehr nur die praktischen Erwartungen an die Pflichterfüllung, sondern verinnerlichte Normierungen einer bürgerlichen Lebenshaltung, die als Voraussetzung für diesen Beruf formuliert werden.[13]

[13] Vgl. zum Thema bürgerlicher Tugendkanon z.B. Lothar Pikulik, Leistungsethik contra Gefühlskult. Über das Verhältnis von Bürgerlichkeit und Empfindsamkeit in Deutschland, Göttingen 1984.

5. Carl Emil Gedicke, Handbuch der Krankenwartung, Berlin 1854 (Nachdruck 1979)

Erster Abschnitt.
Von der Krankenwartung im Allgemeinen.

§ 1. Die Krankenwartung hat einen dreifachen Zweck. Sie dient zunächst dazu die Leiden des Kranken, so weit dies möglich ist, zu erleichtern, sodann die Anordnungen des Arztes in Ausführung zu bringen, und endlich demselben über den Kranken Bericht zu erstatten. Der Krankenwärter ist auf diese Weise ebensowohl Diener des Kranken, als dessen Aufseher in Abwesenheit des Arztes.

§ 2. Das Wort: Krankenwartung pflegt oft mit dem Worte: Krankenpflege als gleichbedeutend angesehen zu werden. Das Gebiet der Krankenpflege ist aber ein größeres. Es gehören zu demselben überhaupt alle die Hülfsmittel, welche die Thätigkeit des Arztes unterstützen, namentlich also die Beschaffung zweckmäßiger Nahrungsmittel, Lagerstätte, Wäsche, Verbandstücke u.s.w., wie endlich auch angemessener Krankenwartung. Auf diese Weise ist mithin die Krankenwartung als eine Unterabtheilung der Krankenpflege zu betrachten (S. 1).

Zweiter Abschnitt.
Von den zur Krankenwartung nothwendigen Eigenschaften.

§ 16. Das Geschäft der Krankenwartung erfordert außer wahrer innerer Neigung und Liebe zu demselben noch gewisse körperliche Eigenschaften. Die nothwendigen Eigenschaften des Körpers in vierfacher Art, nämlich angemessenes Alter, kräftige Gesundheit, ein nicht abschreckendes Aeußere und eine gesunde Beschaffenheit der fünf Sinne.

§ 17.

Ein Krankenwärter darf nicht zu jung, auch nicht zu alt sein. Beiden fehlen meistentheils nicht nur die zur Krankenwartung erforderlichen Kräfte, sondern es neigen zu junge Personen oft auch zu leichtsinniger Denkungs-

weise, alte zur Trägheit und Rechthaberei. Das Alter zwischen dem 25sten und 40sten Jahr ist das angemessenste (S. 11).
§ 21. Außer den eben angeführten körperlichen Eigenschaften (Brustkrankheiten, Krampfleiden, ansteckende Hautleiden, Verlust der Nase, eingewurzelte Gesichtsausschläge, kreischende, heisere Stimme, widerwärtiger Geruch des Mundes oder der Füße, Schwerhörigkeit, schwache Augen, fehlender feiner Geruchssinn, richtiger Geschmack, feines Gefühl, B. P.-K.) muß der (S. 12) Krankenwärter noch folgende zwölf Eigenschaften besitzen, nämlich Menschenliebe, Geduld und Frömmigkeit, gewissenhafte Redlichkeit, Wahrhaftigkeit, Reinlichkeit, Nüchternheit, Muth, Wachsamkeit, Verschwiegenheit, Gehorsam, Verträglichkeit und Fähigkeit, Geschriebenes lesen zu können.

Anmerkungen:
Der Kanon der Eigenschaftszuweisungen, die eine *gute* Krankenwärterin auszeichnen, hat sich in der Mitte des 19. Jahrhunderts, folgt man Gedikke[14], in zwölf zentralen Anforderungen konsolidiert. Die *innere Neigung* und *Liebe* als moralische Begriffe begründen diesen Anforderungskanon und spiegeln damit das verinnerlichende bürgerliche Handlungsmodell wieder. Im Blick auf die Vergangenheit und Zukunft wäre zu überprüfen, wie sich die einzelnen Begriffe im Hinblick auf ihren Bedeutungsgehalt verschieben. Eindeutig definiert und gegenüber dem Begriff der *Krankenpflege* abgesetzt wird der Begriff der *Krankenwartung*.

[14] Carl Emil Gedicke, geb. 6.9.1797 in Berlin, Studium der Medizin, seit 1820 eigene medizinische Praxis in Berlin, seit 1832 Theorielehrer in der Krankenpflegeschule an der Charité, seit 1840 dort auch praktische Ausbildung, gest. 27.3.1867.

6. Beschwerdebrief der Vorsteher der Gesellen sämtlicher Osnabrücker Gewerbe an die Krankenhauskommission, 14. Mai 1854, in: Eva Berger, Wer bürgt für die Kosten? Zur Sozialgeschichte des Krankenhauses, 125 Jahre Stadt-Krankenhaus, 180 Jahre Städtische Gesundheitspolitik (Osnabrücker Kulturdenkmäler, Band 4) Bramsche 1991

Wenn jeder auch nur für kurze Zeit in Osnabrück sich aufhaltende Handwerker-Gesell nach Verhältnis der Zeitdauer seines Aufenthaltes einen Betrag von jährlich 2 Rthr. zu den Kosten des städtischen Krankenhauses steuern muß, und dafür im Erkrankungsfalle dort Aufnahme und Behandlung findet, so können wir zwar auf der einen Seite, wenn die Behandlung im Krankenhause eine gute ist, solche Einrichtung nur als Wohlthat für uns und unsere Genossen ansehen. Auf der anderen Seite aber achten wir, eben weil unser Beitritt ein gezwungener, uns auch wohl befugt, Mißstände in Einrichtung und Verwaltung der Krankenpflege zur Kenntnis der löblichen Commission zu bringen, und Vorschläge zur Abhilfe der Mängel damit zu verbinden...Der erste Beschwerdepunkt betrifft mangelhafte Wartung der Kranken auf Seiten des Oberkrankenwärters. Der Oberkrankenwärter bekümmert sich mit einem Worte um die Kranken weiter gar Nichts, so daß er wenn der Arzt kömmt, diesen begleitet, und dann abends, aber regelmäßig erst nach 10 Uhr, wo sein Besuch und sein unfreundliches Auftreten öfter störend als wohlthätig wirkt, auf dem Krankenzimmer sich sehen läßt. Außer dieser Zeit erblicken die Kranken den Oberkrankenwärter nie. Der einzige Hülfswärter thut zwar seine Schuldigkeit. Er bekümmert sich nach Kräften um die Kranken, und sucht wo er nicht helfen kann, wenigstens durch freundlichen Zuspruch die Leiden zu lindern. Aber die Kräfte des Unterwärters reichen eben nicht aus, um allein sämtlichen Kranken zu genügen. So kommt es, daß das ganze Zimmer oft längere Zeit ohne Aufsicht, geschweige denn ohne Wartung bleibt. Während dieser Zeit sind die Kranken sich selbst überlassen, und unvorhergesehene Zwischenfälle führen sonderbare Auftritte herbei. So sprang in voriger Wache ein Fieberkranker in wilder Raserei aus dem Bette, durch das Zimmer tobend, und ein Schwarm anderer Kranker lief theils aus Angst, theils um den Rasenden zur Ruhe zu bringen, vor ihm und hintendrein. Alles ohne Beisein eines Wärters. Auf geringe Hülfeleistungen, auf einen einfachen Trunk, müssen die Kranken oft lange warten. Sogar die Medicin bleibt mitunter in den dringendsten Fällen unverantwortlich lange aus. Ein Frauenzimmer welches unlängst im Krankenhause verstorben, litt anscheinend an heftigen örtlichen Krampten oder Congestionen. Wenigstens klagte dieselbe über furchtbare Schmerzen und knirschte mit den Zähnen. Der Medicinalrath Vezin hatte eine lindernde Medicin verschrieben. Es dauerte aber über eine Stunde, bevor solche ankam, und die Unterkrankenwärterin, welche dringend um Herbeischaffung der Medicin bat, erhielt von der Frau des Oberkrankenwärters zur Antwort, sie habe niemand im Hause, den sie ausschicken könne, und sie selbst brauche nicht darum zu gehen. Ein hiesiges Dienstmädchen, welches vor einiger Zeit krank und schwach in einer Sänfte zum Krankenhause abgeholt wurde, ward von den Trägern auf dem dunklen Hausflur niedergesetzt, und darauf sich selbst überlassen. Sie mußte, weil die Träger weggingen und kein anderer sich sehen ließ, auf allen Vieren im Dunkeln herumkriechen, bis sie eine weitere Thür fand. Das Mädchen lebt noch und kann als Zeugin benannt werden.

Ein zweiter Beschwerdepunkt betrifft die große Unreinlichkeit auf dem Krankenhause. Die Eßgeschirre sind nie rein. Wer irgend an Sauberkeit gewöhnt ist, kann nur mit Ekel daraus genießen. Behuf der Wäsche scheint Seife gar nicht, und die Arbeit des Waschens nur sehr oberflächlich angewandt zu werden. Die Kranken bekommen ihre Leibwäsche oft sehr unsauber zurück...

Ein dritter Beschwerdepunkt betrifft die schlechte, unzureichende und unangemessene Kost. Für alle Kranken und alle Reconvalescenten wird ein und derselbe Kessel gekocht, und darin eine auch dem nicht verwöhnten Gaumen oft beinahe ungenießbare Kost und noch dazu in so geringer Quantität, wie sie für die Bedürfnisse eines Genesenden nicht ausreicht ...

Anmerkungen:
Der Beschwerdebrief aus dem Jahre 1854 läßt erkennen, welche Kritik von Seiten der Patienten an den Krankenwärtern geübt wurde. Sie betreffen vornehmlich die mangelnde Wartung, die Unreinlichkeit und die schlechte Kost. Zudem werden Informationen darüber erschließbar, wie sich das Wartsystem in das Organisationsgefüge des Krankenhauses einband.

7. F. W. Ravoth, Handbuch für die Heilgehülfen hauptsächlich für die des Königl. Preußischen Staates, Berlin 1868

Fünfter Abschnitt.
Die Krankenwartung und Krankenpflege.
Was ist die Krankenwartung? Ist sie ein Samariterdienst, den der einzelne Mensch dem anderen thun soll in christlicher Demuth, aus einer besonderen christlichen Liebe? (S. 182)... Oder ist der Krankenwärter ein Diener, der angenommen wird zur Bedienung des Herrn während einer Krankheit, eben weil er das besser als der gewöhnliche Bediente versteht? (S. 184) ... Eine dritte Anschauung endlich will dem letzeren Uebelstande dadurch abhelfen, daß sie vom Wärter verlangt und ihm predigt die schönen Tugenden der Selbstverleugung, Aufopferungsfähigkeit, der hohen Menschenliebe ec, ohne welche der Wärter nicht sein dürfe. ...

Nun und welches ist denn die Stellung, welche ich unseren Gehülfen als Krankenwärtern in der menschlichen Gesellschaft zuerkannt wissen will? Von welchen Gesichtspuncten aus und mit welchem Interesse sollen sie, wie ihren Beruf überhaupt, so auch diesen Theil desselben ansehen und treiben? Hier die Antwort in folgenden Sätzen: Die Gesundheit ist des Menschen höchstes Gut, allen gleich theuer, allen gleich nothwendig zum Lebensgenuß, zur Lebensarbeit. Ein kranker Mensch ist zu Allem unfähig, was dem Leben Werth und Genuß verschafft. Die Erhaltung der Gesundheit, die Abwehr von Schädlichkeiten ist deshalb eine Hauptsorge, welche dem Menschen als einzelnen und der Menschheit im Großen obliegt; ihre Wiederherstellung, wenn sie wirklich gefährdet ist, ist die oberste und alleinige Pflicht, der gegenüber alle übrigen schweigen müssen.

Der Arzt nun nimmt die wichtige Stellung in der menschlichen Gesellschaft ein, der Hüter und Wahrer dieses ihres höchsten Gutes zu sein; er ist berufen, dasselbe dem Einzelnen wiederzugeben, wenn es ihm gefährdet ist. ... Jede dieser Anstrengungen, jede That, der leidenden Menschheit gethan, ist durch den hohen, ja heiligen Zweck, dem sie dient, geweiht und ehrt und erhebt den Arzt (S. 184). ... Die Zahl dieser Thaten ist aber so groß, daß der Arzt zu ihrer Ausführung Anderer Hilfe bedarf, und so überträgt er eine Reihe der nöthigen Hülfsleistungen seinem Gehülfen. ... Und dies ist die Stellung des Heilgehülfen überhaupt. Von diesem Gesichtspunkt aus hat er seinen Beruf aufzufassen und die Hülfsleistungen auszuführen, die ihm der Arzt zur Rettung des in Gefahr schwebenden Menschenlebens überträgt. Von dieser Hoheit seines Berufs, von diesem tiefgreifenden Interesse an der Sache muß er sich durchdrungen fühlen, um der Stellung werth zu werden, die ihm der Arzt einräumen will. Denn er soll an der Hand des Arztes erscheinen als dessen getreuer und gewissenhafter Vollstrecker aller seiner Verordnungen (S. 185). ...

Der Krankenwärter kann nur in einem Alter von 25 bis 55 Jahren mit Erfolg wirken. Ist er jünger, so mangelt es ihm gewöhnlich noch an dem nöthigen Ernst, der erforderlichen Ausdauer und Beharrlichkeit; ist er älter, so geht ihm gewöhnlich die nöthige Kräftigkeit und Gesundheit ab.

Er muß von kräftigem, wenn auch nicht von riesenhaftem Körper sein, weil er zum Heben und Tragen des Kranken sehr oft einer nicht unbedeutenden Kraft bedarf (S. 187). ...

Er muß sich einer festen, guten Gesundheit erfreuen, gesunde Sinne haben und frei von äußeren Krankheiten sein; ...

Er muß von festem, geradem Charakter sein, denn nur der charaktervolle Mensch, der immer weiß, was er will, und immer will, was er weiß, ist in schwierigen Lebenslagen zuverlässig.

Freundlichkeit ohne Heuchelei, herzliche Theilnahme ohne Verstellung wird sich auf seinem offenen, ehrlichen Gesicht abspiegeln müssen, um ihm Liebe und Vertrauen zu erwecken, zumal da er sich zumeist in den höheren Kreisen der Gesellschaft (...) bewegt. ...

Ein gefälliges, sanftes Benehmen darf ihm nicht abgehen, denn er hat oft Launen zu ertragen, muß sich Unterbrechungen im Essen, im Schlaf, kurz in Allem gefallen lassen, was sonst das Leben angenehm macht.

Daß er im Krankenzimmer nicht rauchen darf, versteht sich von selbst; aber er darf auch nicht Tabak schnupfen, weil er dadurch vielen Kranken unerträglich werden würde.

Er muß Muth und Besonnenheit, sowie keinen Widerwillen und Ekel gegen Dinge haben, die sonst im Leben wohl zu den widerlichsten gehören, und die diese Eigenschaft höchstens für den verlieren, der sie am eigenen Körper hat und sieht (S. 188). ...

Er muß ehrlich sein....

Er muß sich vor Klatschereien hüten. ...

Ordnungsliebe bis ins Kleinste, die höchste (S. 189) Nüchternheit, Pünktlichkeit und Reinlichkeit sind unerläßliche Bedingungen. Sie dürfen im äußern Erscheinen, sowie im Thun und Handeln des Wärters in keinem Augenblick vermißt werden. ...

Ein ordentlicher Wärter muß, wie Jeder in seinem Beruf, jeden Tag neue Erfahrungen sammeln, um seine Aufgaben immer vollendeter auszuführen. Er soll seine Erfahrung aber nicht darin suchen, sich ein Urtheil über die Krankheiten zu verschaffen, oder etwa dazu benutzen, um dem Kranken oder der Umgebung auseinander zu setzen, daß er denselben Krankheitsfall da und dort gehabt, ...Der Wärter sammle vielmehr darüber Erfahrungen, wie er unter verschiedenen Umständen seine Hülfsleistungen immer schöner, immer vollendeter ausführt; wie er treu und sorgfältig das ganze Verhalten des Kranken beobachtet (S. 190). ...
Die einzelnen Punkte, auf die der Wärter in jeder wichtigen Krankheit seine Aufmerksamkeit zu richten und zum Gegenstand seines Berichtes zu machen hat, sind folgende:

- Die Lage des Kranken im Bett
- Das Allgemeinbefinden, Benehmen – Gemüths- und Geisteszustand
- Der Zustand der Kräfte
- Der Schlaf
- Kopf und Gesicht
- Der Appetit, Durst, die Verdauung
- Das Athmen, die Stimme, Husten, Auswurf, Herzschlag
- Der Unterleib
- Der Stuhlgang
- Der Urin
- Die Haut
- Schmerzen und andere krankhafte Zufälle
- Krankhafte Ausflüsse ...

Ueber alle diese Punkte muß der Wärter dem Arzte einen wahrheitsgetreuen Bericht entweder mündlich oder mitunter auch schriftlich zu machen im Stande sein.

Anmerkungen:
Die Aufgaben und Pflichten des männlichen *Heilgehülfen als Krankenwärter*[15] stehen im Mittelpunkt der Ausführungen Ravoths[16]. Als Gehilfe des Arztes sollte der *Heilgehülfe* verantwortlich sein für die angemessene Durchführung der ärztlichen Anordnungen. Ein ausführlicher Bericht, der sich auf 13 Faktoren bezieht, sollte diese Zusammenarbeit sichern und eine Kontrolle des Arztes ermöglichen. Die Definition Ravoths wird abgesetzt gegenüber anderen zeitgenössischen Definitionsansätzen der Krankenwartung (Kran-

[15] Vgl. auch Horst-Peter Wolff, Zwischen Barbierchirurg und Krankenpfleger. Zum historischen Beruf des Heilgehilfen, in: Beiträge zur Pflegegeschichte in Deutschland (Teil 1), Heft 5 der Schriften des Instituts für Pflegegeschichte, Qualzow 1996. S. 38-47.
Zur Diskussion: 1. „Das zeitweilige Bindeglied zwischen den vorher existierenden wundärztlichen Berufen und dem Beruf der Krankenpflegerin ist historisch im Beruf des Heilgehilfen verkörpert, der in Deutschland kurz nach 1856 geschaffen wurde (ebenda, S. 39) ... Das wesentliche Tätigkeitsmerkmal *Hilfeleistungen bei chirurgischen Eingriffen* ging in dem Erlaß der ersten amtlichen Prüfungsvorschriften für Krankenpflegepersonen (Preußen 1907) offiziell in den Aufgabenbereich der Schwester bzw. des Pflegers über (S. 45). ... Diese Form der Assistenztätigkeit für den Arzt muß somit als Element gekennzeichnet werden, dessen historische Herkunft nicht in der ursprünglichen Krankenpflege wurzelt ... sondern vielmehr im frühen Beruf der Barbiere und Wundärzte, der in der Mitte des 19. Jahrhunderts liquidiert und partiell durch den des Heilgehilfen ersetzt wurde. Dieser transferierte derartige Assistenztätigkeiten ... in den modernen Pflegeberuf." (ebenda, S. 46).
„Pflege war im Beruf des Chirurgen also noch mit der (praktischen) Medizin im Sinne der Heilbehandlung bis zur Mitte des 19. Jahrhunderts verbunden. Die Trennung trat erst mit dem Erlöschen dieses Chirurgenberufes in der zweiten Hälfte des 19. Jahrhunderts ein, als der Medicus die jahrhundertelang dem Chirurgen überlassenen Praxisfelder bis auf die Pflege wieder selbst übernahm. (Hans-Peter Wolff, Jutta Wolff, Krankenpflege – Berufsbild der *Subchirurgen* zwischen 1750 und 1850, in: Pflege 1999, Heft 12, S. 351):
[16] Friedrich Wilhelm Ravoth, geb. 30.6.1815, seit 1831 Barbierschule, 1843 Promotion Dr.med. in Berlin, 1858 Habilitation als Privatdozent für Chirurgie, seit 1860 Nachfolger Carl Emil Gedickes als Leiter der Königlichen Krankenwärterschule an der Charité, gest. 2.3.1878.

kenwartung als *Samariterdienst,* Krankenwartung als *Dienstleistung,* Krankenwartung als Zeichen der *Selbstverleugnung*).

8. Virchow, Die berufsmäßige Ausbildung zur Krankenpflege auch außerhalb der bestehenden kirchlichen Organisationen, in: Die Berliner Frauen-Vereins-Conferenz am 5. Und 6. November 1869, S. 84- 93

Ich sage also: Organisieren wir ganz und gar außerhalb der kirchlichen Organisationen, organisieren wir ganz innerhalb der bürgerlichen Gesellschaft als solcher nach rein menschlichen Aufgaben, ohne irgend einen weiteren Nebenzweck. Da fragt es sich, wie kommen wir vorwärts? – (S. 85) ... Jeder, der sich für Krankenpflege ausbilden will, ist mit einer gewissen Nothwendigkeit an die schon bestehenden Einrichtungen gewiesen, und es handelt sich eben darum, ihm innerhalb dieser gegebenen Einrichtungen Raum zu schaffen. ... Krankenpfleger und Krankenpflegerinnen kann man nicht bilden in einem Privathause. ... Also man braucht Krankenhäuser. ... Ja, es ist noch eine andere große Schwierigkeit vorhanden. ... ich sage Ihnen, in einem noch viel höheren Maße sind sittliche Eigenschaften nothwendig, um außerhalb der kirchlichen Organisationen Krankenpfleger und Krankenpflegerinnen zu erziehen, welche ihrer Aufgabe gewachsen sind. .... Ja, meine Damen, meiner Meinung nach ist allerdings darauf hinzuarbeiten, daß ein Stamm von Personen in dieser Arbeit herangezogen wird, wie er jetzt noch nicht existirt, ein Stamm von Personen, welcher, nicht gerade ohne Lohn – denn das würde ja eine sonderbare Zumuthung sein – aber ohne entsprechenden Lohn, hauptsächlich mit der Aussicht auf innere Befriedigung, mit der Aufgabe, ihrer Kraft und Thätigkeit ein dankbares Feld zu schaffen, in diese Arbeit eintritt. Es handelt sich darum, in andere Kreise der Gesellschaft zu gelangen, als bisher, und von daher Material zu beziehen. ... (S. 87).

Ich habe mir erlaubt, einige Gesichtspunkte aufzustellen, die ich mich beehren wollte, in Form von Resolutionen der Versammlung zur Beschlussfassung zu unterbreiten, falls es zweckmäßig erscheint, sich darüber zu äußern. ...

Ich halte es für überaus wichtig, daß man auch bei uns den Versuch mache, eine Ausdehnung der weiblichen Pflege auf Männerabtheilungen zu erlangen, nicht etwa, um damit dem weiblichen Geschlechte ein neues Monopol zu schaffen, wo es Verdienst und Stellen würde finden können – das würde ja verschwindend klein sein – sondern weil in der Hand einer gebildeten weiblichen Person die Sorge auch für einen Mann sicherer ruht, sicherer einer solchen Frau überlassen werden kann, als je einem Manne (S. 87). ...

Es wird sich natürlich damit sofort die Forderung verbinden, daß das nicht beliebige Frauen sind, die man nimmt, wie man sie eben findet, Dienstmädchen, die keinen Dienst haben, ehemalige Kranke, die im Augenblick noch nicht in die bürgerlichen Verhältnisse zurückkehren mögen, sondern Personen, die man mit Sorgfalt ausgewählt und ausgebildet hat.... Nur wenn auf den Männerabteilungen auch erfahrene Frauen sind, welche die Oberleitung im Krankensaal haben, dann kann unter ihnen wieder ein weibliches Personal den Dienst lernen und regelmäßig in ähnlichen Erfahrungen herangebildet werden.

Diese Heranbildung setzt meiner Meinung nach voraus, daß in jedem großen Krankenhause, mag es ein staatliches oder städtisches sein, eine Schule für Krankenpflege eingerichtet wird. ... Auch wir haben seit langen Jahren im hiesigen Charitekrankenhause eine Wärterschule, die Personal ausbildet, prüft und entläßt. Alles ist in dieser Schule jedoch berechnet auf die ersten Bedürfnisse, auf die gewöhnlichsten Hülfsleistungen. Das genügt nicht, wenn eine wirklich organisierte Pflege geschaffen werden soll, geeignet mit dem zu wetteifern, was die kirchliche Organisation bietet. ... Gute Krankenpflege-Schulen, die sowohl praktischen als theoretischen Unterricht zu ertheilen hätten, sind ein so großes Bedürfniß für die Menschheit, daß meiner Meinung nach sie auch aus öffentlichen Mitteln ausgestattet sein sollten, daß sonach, wenn das Krankenhaus selbst ein staatliches oder städtisches ist, auch die Krankenpflege-Schule staatlich oder städtisch eingerichtet werden und die Kosten von diesen großen bürgerlichen Organisationen (S. 88) getragen werden sollten. ...

Weiter wird es sich darum handeln, daß nicht beliebige einzelne Personen sich zu einer solchen Thätigkeit herandrängen dürfen, ... – sondern, ich meine, es ist gerade eine größere Anzahl von auserwählten Personen heranzuschaffen, und zu bestimmen, sich diesem Dienste zu widmen. ... Es handelt sich ferner darum, Mittel zu schaffen, um diese Personen nachher einigermaßen zu sichern. ... Ich habe den Gedanken, daß es möglich sein muß, in dem Falle, daß Krankenpfleger und Pflegerinnen in größeren Massen gebildet werden, das Genossenschaftswesen auch in dieser Hinsicht auszubilden, und daß durch die Vereinigung einer größeren Anzahl solcher Personen sich die Möglichkeit herstellen ließe: gemeinschaftliche Kassen zu bilden, aus welchen die der Arbeitslosigkeit und Hülfsbedürftigkeit Anheimgefallenen unterstützt werden könnten (89). ...

Auf dem Boden, auf dem wir uns bewegen, muß ein verständiges Zusammenwirken von Arzt und Krankenpfleger geschaffen werden.... Ich halte daher mit dem uns vorliegenden Gegenstande innig zusammenhängend die Aufgabe, regelmäßigen Unterricht über die Natur und Einrichtung des menschlichen Körpers in alle Kreise des Volks zu bringen und einigermaßen vorzubereiten für das Verständniß dieser Dinge durch öffentliche und private Belehrung. Vorträge über Gesundheits- und Krankenpflege gehören dahin; beide müssen allgemein bekannt sein, damit die Leute nicht blos während der Zeit der Krankheit sich verständig benehmen und halten, sondern sich auch mehr und mehr vor der Krankheit schützen können. ...

Indessen muß man doch im Allgemeinen zugestehen, daß die Scheidung zwischen Medicin und Theologie im Laufe der Zeit ziemlich vollständig, ja, (S. 91) daß diese Spaltung gegenwärtig zu einer förmlichen Kluft geworden ist. ...

Gewiß werden Sie mit mir geneigt sein, in der Richtung weiter zu arbeiten, wie sie Ihnen soeben vorgezeichnet wurde. Daher hatte ich mir erlaubt, in Kürze diese Gedanken zu formuliren, und gebe anheim, ob sie zu weiteren Consequenzen führen sollen:

Es ist wünschenswerth, daß in den öffentlichen Krankenhäusern auch die Krankenpflege auf den Männer-Abteilungen an Frauen übergeben werde.

Jedes größere Krankenhaus sollte eine Schule zur Ausbildung von Pflegern und Pflegerinnen sowohl in praktischer als in theoretischer Richtung besitzen. Die Unterhaltung solcher Schulen müßte der Stadt, der Provinz oder dem Staate obliegen.

In jedem größeren Kreise, jeder größeren Stadt, jedem kleineren Staate sollten Vereine bestehen, welche es sich zur Aufgabe stellen, Geldmittel zu sammeln zur Ausbildung von Krankenpflegern und Krankenpflegerinnen, zur späteren Unterstützung dieser Personen und ihrer Genossenschaften, sowie der Kranken selbst, endlich zur Belehrung des Publikums in Fragen der Gesundheitspflege. Diese Vereine mögen als selbständige Krankenpflege-Vereine bestehen oder sich gleichzeitig die Aufgabe stellen, die öffentliche Gesundheitspflege in die Hand zu nehmen oder sich mit den Hülfsvereinen für die Verwundeten im Kriege oder anderen ähnlichen Vereinen verbinden; nur ist es wünschenswerth, daß sie diese Thätigkeit in keiner Weise anderen Zwecken unterordnen.

Aus den activen Pflegern und Pflegerinnen sind wo möglich (S. 92) Krankenpflege-Genossenschaften zu bilden, welche sich die Unterstützung unbeschäftigter und die Pensionierung invalider Pfleger und Pflegerinnen, sowie die gegenseitige Fortbildung zur Aufgabe stellen. Es ist anheimzugeben, ob diese Genossenschaften die Honorare für die durch ihre Mitglieder geleistete Pflege selbst einziehen und aus einer gemeinschaftlichen Kasse ihre Mitglieder besolden wollen.

Es ist dringend wünschenswerth, daß auf den Lehrer-Seminarien die Grundzüge der Physiologie und der Gesundheitspflege (Diätetik, Hygiene) und auch in den öffentlichen Schulen bei dem Unterricht in der Naturkunde eine allgemeine Kenntniß des medizinischen Körpers gelehrt werde.

Ich habe nur noch zu bemerken, daß es sich hier sowohl um Pfleger als um Pflegerinnen handelt; es lassen sich hier keine Schranken machen. Die Männer ganz und gar aus der Krankenpflege zu verdrängen, ist nicht möglich, weil es gewisse Verrichtungen giebt, die den Männern reservirt bleiben müssen (S. 93).

Anmerkungen:

Außerhalb der kirchlichen Organisationen und innerhalb eines genossenschaftlichen Systems unter Bezugnahme auf das Reservoir der bürgerlichen

Frauen möchte Virchow[17] die berufsmäßige Krankenpflege neu organisieren. Eine personelle und inhaltliche Trennung zwischen Krankenpflege und Krankenwartung hat stattgefunden. Der Krankenwartung wird innerhalb der Krankenpflege eine Hilfsfunktion zugewiesen. Entsprechend ist auch die Forderung von Virchow nach der Einrichtung spezifischer Krankenpflegeschulen zu verstehen. Möglich ist es an diesem Punkt einen Rückblick zu werfen auf die Krankenpflege in den kirchlichen Organisationen[18].

---

[17] Ludwig Carl Virchow, geb. 13.10.1821, Pathologe, Anthropologe, Sozialmediziner, Gesundheitspolitiker, 1843 Promotion, seit 1846 Prosektor an der Charité, beteiligte sich 1848 aktiv an der Märzrevolution, 1849 Professor in Würzburg, 1856 Ordinarius für Pathologie in Berlin, 1859 in den Berliner Stadtrat gewählt, als Abgeordneter der Deutschen Fortschrittspartei 1865 in den preußischen Landtag gewählt, organisierte im Deutsch-Französischen Krieg den Fronteinsatz von Lazarettzügen, gest. 2.9.1902.

[18] Vgl. zu diesem Thema im Überblick auch: Jutta Schmidt, Beruf: Schwester. Mutterhausdiakonie im 19. Jahrhundert, Frankfurt am Main/ New York 1998 (Reihe Geschichte und Geschlechter, hg. von Gisela Bock, Karin Hausen und Heide Wunder, Band 24). *Zur Diskussion:* 1. „Mutterhausdiakonie hatte eine mehrfache Funktion. Sie war Lebens-, Arbeits- und Dienstgemeinschaft für ledige Frauen aller Schichten. ... Die Konzeption weiblicher Berufsarbeit in Form der Mutterhausdiakonie hatte für die Mitte des 19. Jahrhunderts eine Brückenfunktion im Transformationsprozeß der Gesellschaft und der Gutachtung ihrer sozialpflegerischen Versorgungsmechanismen. Mit der Diakonissenanstalt war eine Form des Zusammenschlusses geschaffen, in dem ledige Frauen sozialer Arbeit nachgingen und so ihren Lebensunterhalt sichern konnten, in dem aber gleichzeitig diese analog zum Männerberuf gestaltete Selbstbestimmung dieser Frauen – z.B. über ihr Geld, ihre Lebensweise, ihre Arbeitsorte – ausgeschlossen war. Damit entstand eine geschlechtsspezifische Berufsform, deren strukturell angelegte Ungleichheit gegenüber den zunächst Männern vorbehaltenen Berufen auch heute noch zu einer Schlechterbewertung dieser Berufe beiträgt." (ebenda, S. 253) 2. „Das Kaiserswerther Mutterhaus und die in seiner Nachfolge gegründeten Mutterhäuser bzw. in ähnlicher Form parallel gegründeten Anstalten blieben bis in die neunziger Jahre des 19. Jahrhunderts die einzige Form einer hauptamtlichen, in bestimmter Weise den Lebensunterhalt sichernden weiblichen Berufsarbeit in der Diakonie." (ebenda, S. 114) 3. *These:* „Die Krankenpflege und die sozialen Frauenberufe trennten sich von der Mutterhausstruktur, der Wunsch nach Gemeinschaft wurde in den berufsgenossenschaftlichen Zusam-

9. Theodor Schäfer, Die weibliche Diakonie in ihrem ganzen Umfang dargestellt. Zweiter Band: Die Arbeit der weiblichen Diakonie, Hamburg 1880.

Fünfter Vortrag: Pflege der Kranken in den Hospitälern.

Was kann von Seiten einer Diakonissin zur Pflege eines Kranken geschehen? Was ist ihre Aufgabe und Pflicht? Wie wird sie derselben am Besten nachkommen? ... Es ist Miß Florence Nightingale, deren Führung wir uns zu diesem Zweck anvertrauen (S. 144) ... Wenn also irgend Jemand eine Dame von Erfahrung ist, dann sie. Auch darin zeigt sie sich als eine Meisterin ihres Fachs, daß sie nicht eine populäre Anatomie, Physiologie ec. gibt – man kann diese Wissenschaften in- und auswendig wissen, und doch von der Pflege noch nicht das ABC verstehen sondern sich wirklich auf Erfahrungen, Rathschläge, Grundsätze, der Krankenpflege beschränkt, auf diese Weise also nicht weibliche Medicinpfuscher, sondern Pflegerinnen bildet, die Grenze zwischen ärztlicher Behandlung und Krankenwartung stets innehaltend (S. 145). ...

„Ich gebrauche das Wort Pflege, weil ich kein besseres weiß. Man bezeichnet gewöhnlich damit wenig mehr als das Reichen der Arzneien und Auflegen von Umschlägen. Es sollte aber bedeuten den zweckmäßigen Gebrauch von frischer Luft, Licht, Wärme, Reinlichkeit, Ruhe und die passende Auswahl und Darreichung der Kost – alles mit der größtmöglichen Schonung der Lebenskraft des Patienten. Es ist schon hundertmal gesagt und geschrieben worden, daß jedes weibliche Geschöpf eine gute Pflegerin abgebe. Ich glaube im Gegentheil, daß sogar das ABC der wahren Pflege so gut wie unbekannt ist." (S. 149) ...

Soweit Miß Nightingale! Ihre Regeln und Rathschläge werden sich des Beifalls aller derjenigen nicht zu erfreuen haben, denen der hergebrachte Schlendrian die Summe der Weisheit ist. Aber von Jahr zu Jahr mehren sich die Zeichen, welche darauf hinweisen, daß mehr und mehr Einsicht,

menschlüssen hinreichend befriedrigt. Die Mutterhaus-Diakonie hätte sich auf einen ihrer Ausgangspunkte besinnen müssen: das kommunitäre Zusammenleben von Frauen, die sich sozialen – diakonischen – Aufgaben widmen sollten (ebenda).

Kenntniß der physiologischen Grundgesetze an Stelle der Vorurtheile und hergebrachten Ammenregeln treten. Je mehr dies geschieht, desto mehr wird auch die Krankenpflege nach den Grundzügen der eben gegebenen Anweisungen sich gestalten (S. 156) ...

Aber es darf über alledem die Seele des Kranken nicht versäumt und vergessen werden. Es muß mit der Leibespflege die Seelenpflege Hand in Hand gehen. ... Wir fragen zuerst nach dem Warum? Worin liegt die Nöthigung, Recht und Pflicht solcher Seelenpflege? (S. 157) ...

Also schon das herzliche Erbarmen mit der leiblichen Noth muß dazu treiben, auch die Seele zu pflegen. Die Schwester hat eben nicht nur einen kranken menschlichen Leib, sondern einen ganzen kranken Menschen unter Händen, der aus Leib und Seele besteht. Und wenn ganz gewiß des Leibes Befinden auf die Seele von großem Einfluß ist, so nicht minder der Zustand der Seele auf den Leib. Also Pflege der Seele kann schon dann zuweilen zur unabweislichen Nothwendigkeit werden, wenn man wirklich dem leiblichen Leben Genesung schaffen will (S. 158). ... So weit und groß das Gebiet der Seelsorge ist, so hat es doch für die Diakonissin seine ganz bestimmten Grenzen. Dem Geistlichen als dem amtlichen Seelsorger, gegenüber hat die Schwester eine dienende Stellung (S. 159). ... In einem Hospital ist ein Hauptnachdruck darauf zu legen, daß sich der Kranke geistig in einer christlich kirchlichen Atmosphäre befindet. Der ganze Geist des Hauses, der Ton des Umgangs wirkt pädagogisch. ... Morgen- und Abendandacht, Tischgebet gehören zu einer christlichen Hausordnung, also auch zur Anstandsordnung, wenngleich letzere jede Variation und Durchbrechung erleidet, die das wahre Wohl des Kranken erfordert (162). ...

Was neben Leibes- und Seelenpflege die Verwaltung und Organisation des Krankenhauses anlangt, so sollen die Schwestern hierin nach der unter den gegebenen Verhältnissen möglichen Vollendung streben. Die Magistrate, Krankenhausvorstände, Stiftungsräthe ec. müssen dabei den augenscheinlichen Beweis geliefert bekommen, daß keine Verwaltung billiger ist, als die durch Diakonissen, wenn man zugleich die Kranken so halten will, wie sich's gebührt. So sparsam und haushälterisch die ganze Einrichtung sein muß, so wenig darf man indessen doch den (S. 164) Vorstand nach dieser Seite zufrieden stellen wollen auf Kosten der berechtigten Ansprüche der Kranken.

VII. Hilfe in Landesnöthen
Die freiwillige Pflege im Ganzen hat nicht die Aufgabe und kann sie nicht haben, und wenn sie dieselbe bekäme, könnte sie sie nicht lösen, die offizielle militärische, amtlich geordnete zu ersetzen. Ebensowenig kann aber auch das militärische Sanitätswesen die Hilfe der Freiwilligen entbehren. ... Wenn indessen durch die freiwilligen Helfer und Helferinnen ein wirklich ausgiebiger Nutzen geschafft werden soll, dann haben sie sich den officiellen Veranstaltungen, den militärischen Sanitätseinrichtungen einzufügen und unterzuordnen. Auf einem Kriegsschauplatz muß Alles einem einheitlichen Willen folgen und die Maßnahmen dürfen sich nicht durchkreuzen.... Die Freiwilligkeit geht also, so zu sagen, nur bis an (S. 218) die Thür des Hauses. Sich anzubieten wird ja niemand gezwungen. Wer aber einmal eingetreten ist, der hat sich den Ordnungen zu unterwerfen, zu gehorchen, sonst ist er mehr hinderlich als förderlich. ... Als ein treffliches Bindeglied und eine unersetzliche regulirende Kraft zwischen der militärischen und freiwilligen Krankenpflege hat sich der Johanniterorden erwiesen (S. 219). ...

Die Diakonissenarbeit ist vornämlich in den Feldlazarethen an ihrer Stelle, in möglichster Nähe beim Kriegsschauplatz. Auf dem Schlachtfeld selbst können nur Männer, Sanitätssoldaten und freiwillige Felddiakonen Verwendung finden zur Aufsammlung der Verwundeten, der Verbringung hinter die Schlachtlinie, der Anlegung des ersten Nothverbandes. Wenn es aber hernach gilt in die kunstgerechte Pflege der an schwersten Verwundeten und Erkrankten einzutreten, dann ist wohl niemand mehr am Platz, neben den katholischen Schwestern als unsere evangelischen Diakonissen. Ihnen müssen für gewisse Dienstleistungen bei den Kranken Wärter zur Seite gestellt werden. Auch in den Sanitäts-Eisenbahnzügen zum Transport der Verwundeten und in den Reservelazaretten haben die Schwestern Dienste geleistet. In die von ihnen in der heimischen Arbeit gelassenen Lücken müssen Freiwillige eintreten. Durch Freimachung der geschulten Kräfte in den Zeiten der Noth und Gefahr geschieht dem Vaterlande ein wichtiger Dienst.

Anmerkungen:
Was ist die Aufgabe einer Diakonisse, die in der Krankenpflege tätig ist? Schäfer hebt im Gegenzug zu der Position, die Virchow vertritt, die Vorzü-

ge der Diakonissenpflege hervor. Die beiden Texte lassen sich kontrovers diskutieren. Vier Themenkomplexe lassen sich an dem Quellentext bearbeiten: 1. Die Rezeption des Pflegebegriffes nach Nightingale[19]. 2. Der Stellenwert der Seelenpflege, 3. Die Verwaltung und Organisation der Pflege und 4. Der Einsatz von Diakonissinnen in den Militärlazaretten. Erkennbar wird exemplarisch in welchem Kontext der Nightingalesche Begriff der Pflege in Deutschland rezipiert wurde. Erkennbar wird auch, dass die kirchlich organisierte Krankenpflege die Seelenpflege als originären Schwerpunkt hervorhebt und darauf hinweist, dass Diakonissen besonders billig sind und dabei ein Höchstmaß an Qualifikation mitbringen. Nur geschulte Kräfte wie die Diakonissen sind s.E. in der Lage die Kriegskrankenpflege in der angemessenen Form durchzuführen.

---

[19] Vgl. ergänzend: Paul Niemeyer (Hg.), Florence Nightingale, Rathgeber für Gesundheits- und Krankenpflege, Leipzig 1878. „15. *Vom Wesen der Krankenpflege überhaupt*. Die Hauptkunst der Wärterin besteht darin, dem Kranken alles von den Lippen abzulesen, ohne daß er nöthig hat, es erst auszusprechen. ... Ganz ebenso sollte die Krankenwärterin jede Veränderung in den Zügen ihres Kranken, in seiner Haltung, seiner Stimme sofort erkennen und alles dies so genau studieren bis sie sicher weiß, daß kein anderer ihn nur halb so gut versteht wie sie ... (183) Vielen, die sich für Wärterinnen ausgeben, fehlt außer der praktischen Erfahrung auch die Kenntniß selbst des A-b-c der Krankenpflege; sie wissen nicht einmal: a) was eigentlich ein kranker Mensch ist; b) wie man mit einem solchen umzugehen hat; c) daß der Patient eben ein Mensch ist und kein Tier. ... Was heißt denn, sich zu einem Ampte *berufen* fühlen? Offenbar doch so viel, daß man darin gern und freiwillig thut, was man als Recht und Pflicht erkannt hat, nicht aber bloß deshalb, weil man, wenn man es nicht thut, Schelte bekommt (184/185)."

10. Eva C. E. Lückes, Die Krankenschwester und ihre Pflichten (autorisierte Übersetzung von Asta Herbers), Berlin, Leipzig 1893 (3. Auflage).

Das vorliegende Werk, das ich in deutscher Übersetzung dem Publikum vorlege, dürfte berufen sein, in den Werken über die Krankenpflege eine Lücke auszufüllen, da eine ähnliche Publikation in Deutschland zurzeit wenigstens noch nicht existiert. Das Buch beschäftigt sich weniger mit der eigentlichen Krankenpflege, als mit den Obliegenheiten und Pflichten der Stationsschwestern, ihren Vorgesetzten und Untergebenen gegenüber. Es ist so ein Vademecum des Verkehrs zwischen den Insassen eines Krankenhauses, und dürfte als solches so mancher jungen Dame, die sich dem schwierigen Beruf gewidmet hat, Rat und Stütze bieten. ...

Eine gute Stationsschwester bedarf aller Eigenschaften, die bei einer guten Hausfrau unerläßlich sind. Dieselbe beständige Fürsorge für andere, dieselbe Arbeitseinteilung, dieselbe Umsicht, unerwartete Zwischenfälle zufriedenstellend zu erledigen, dieselbe Bereitwilligkeit, allen Verhältnissen nach Kräften Rechnung zu tragen, dieselbe Freundlichkeit und gute Laune, um Reibereien zu verhindern, die selbst bei guten Arbeitern so leicht entstehen, dieselbe nie versagende Höflichkeit ununterrichteten Besuchern gegenüber, mögen sie noch so ungelegen kommen, – das alles und zahlreiche andere Eigenschaften, die einzeln anzugeben zu weit führen würde, die aber das Wesen eines gute geleiteten Hausstandes ausmachen, muß sie besitzen (S. 6). ... Wenn wir dem allgemeinen Grundsatz folgen, daß die eine Arbeit sich mehr für Männer, die andere dagegen besser für Frauen eignet, so dürfen wir überzeugt sein, daß die Frau da den meisten Erfolg erzielt, wo die ihr eigenen Charakteristika der Weiblichkeit in ihrer Tätigkeit zum Ausdruck gelangen (S. 7). ... Nur praktische Ratschläge können Nutzen stiften, und es ist unmöglich, irgend einen Arbeitszweig im Krankenhause vom rein theoretischen Standpunkt aus zu verbessern. Darum müssen wir die Dinge sehen, wie sie wirklich sind (S. 10).

Bei einer ernsten, gewissenhaften Persönlichkeit, die mit der Pflege vollauf vertraut ist und über die zur Verwaltung einer Station erforderlichen Eigenschaften verfügt, wird dennoch das erste Gefühl bei der selbständigen Ausübung ihrer Tätigkeit das einer überwältigenden Verantwortlichkeit sein. ... Allmählich wird jedoch dies übertriebene Gefühl der persönlichen Verantwortung der Gewohnheit weichen, wenn die Schwester durch ihre Erfahrungen ein gewisses Selbstvertrauen (S. 11) gewonnen hat, d.h. sobald sie in ihrer Stellung die ersten Beweise ihrer eigenen Tüchtigkeit erlangt. ... Ist ihr der mechanische Teil ihrer Arbeit ... vertraut geworden, kann sie den regelmäßig sich wiederholenden Pflichten, die ohne Zweifel einen großen Teil ihrer Arbeitskraft absorbieren, mit Ruhe entgegensehen – dann ist der Augenblick gekommen, um die allgemeinen Grundlehren der Stationsschwesternarbeit zu studieren. Sie muß disponieren lernen, selbst während der Erledigung der täglichen Arbeiten, mit denen ihre Zeit besetzt ist, und sie muß sich klar machen, wie wichtig ihre ganze Tätigkeit als Stationsschwester für andere ist S. 12). ...

Die Krankenpflege bietet eine vorzügliche Gelegenheit, die Wahrheit des alten Sprichwortes zu erproben: „Eine gute Art zu lernen, ist zu studieren, eine bessere, zu hören, und die beste, zu lehren," und die verständigen Schwestern werden dem gewiß beipflichten. ... Nur durch Übung können die Stationsschwestern das ihnen gewiß häufig innewohnende Talent pflegen, in angenehmer (S. 15), systematischer Art zu belehren (S. 18). ...

Wenn die Pflegekenntnisse (S. 18) nicht ganz instinktiv kommen, so ist das bei den Kenntnissen der Stationsschwesterntätigkeit noch weniger der Fall, und sobald wir hiervon überzeugt sind, werden die, die etwas Tüchtiges leisten wollen, keine Minute als verloren ansehen, die sie der Vorbereitung auf diese Aufgabe widmen. ... Man muß bedenken, daß ein großer Teil der Sorgfalt, mit der heute die Pflege ausgeübt wird, und die Hoffnung auf ihre weitere Entwicklung als Beruf der Zukunft von der Art der heute üblichen Ausbildung abhängt. Ich bin überzeugt, daß bei größerer Gewissenhaftigkeit der für den Unterricht verantwortlichen Persönlichkeiten entsprechend bessere Erfolge erzielt würden (S. 19). ...

Der Fortschritt auf allen Gebieten der Krankenpflege, selbst ihre Anerkennung als Frauenberuf, ist erst verhältnismäßig jüngeren Datums, und die gegenwärtige Höhe wurde von unseren Vorgängerinnen nicht ohne Schwierigkeit erreicht. ... Heute wird niemand ernstlich einer gebildeten Frau das Recht absprechen, als Krankenpflegerin zu wirken, vorausgesetzt, daß sie die dazu notwendigen Fähigkeiten besitzt (S. 20).

Die wirtschaftliche Verwaltung der Stationen. Beaufsichtigung der Stationsmädchen.
Wenn einer Schwester die Leitung einer Reihe von Stationen anvertraut ist, wie dies im London-Hospital, für dessen Schwestern ich doch in erster Linie schreibe, der Fall ist, so tut sie am besten, sich vorzustellen, es sei ihr die Leitung eines größeren Haushaltes übertragen (S. 21). ... Das erste Studium der neuen Stationsschwester sollte der Bestimmung der Hausordnung gelten, ... denn es ist eine ihrer ersten Pflichten als Stationsschwester, dafür zu sorgen, daß alle für die Mitglieder ihrer Station erlassenen Bestimmungen genau befolgt werden (S. 22). ...

Es ist ein großer Irrtum, wenn man glaubt, wirtschaftliche Tüchtigkeit gehe im Schwesternberuf verloren; denn gerade das Gegenteil ist so unbedingt der Fall, daß jede Schwester, der solche Kenntnisse fehlen, sie sich nothwendigerweise aneignen muß. Die Stationsschwester muß auch etwas vom Kochen verstehen, denn wenn auch die eigentliche Küche nicht auf den Stationen besorgt wird, so muß sie doch imstande sein, Güte und Beschaffenheit der ihr zugeschickten Kost zu beurteilen.

Die Stationsschwester sollte selbst so wenig mechanische Pflichten wie möglich übernehmen und ihre Zeit nicht mit Arbeiten ausfüllen, die von anderen erledigt werden können, damit sie allem Notwendigen ihre Aufmerksamkeit schenken kann und für die allgemeine Oberaufsicht, die ihre Hauptbeschäftigung ausmacht, Zeit gewinnt. Sie muß nicht unbedingt alles verstehen, denn sonst kann sie unmöglich für die Gründlichkeit der Arbeit sorgen, die in einem Krankenhause vielleicht noch notwendiger als anderswo ist (S. 23). ...

Andere anzufeuern, selbständig nachzudenken und zu handeln, während sie die Ausführung der Arbeit dadurch erleichtert, daß sie ihre Fehler verbessert, ist das Ziel, das einer Stationsschwester als erstrebenswert vorschweben sollte (S. 36).

Die praktische Ausbildung der neuen Schülerinnen.
Nicht jede Stationsschwester, die ihren Posten im übrigen gut ausfüllt, ist auch zugleich eine gute Lehrerin, und doch ist die Gabe, gewissermaßen spielend zu unterrichten, von hohem Wert für alle, die nach dieser Stellung streben (S. 65). ... Man kann mir entgegnen, daß die Pflege der Kranken die

Hauptsache sei. Zweifellos ist sie das; wenn das aber die einzige Seite ihres Berufes ist, die sie interessiert, dann sollten sie lieber Oberschwestern bleiben oder allenfalls eine Stelle als Stationsschwester in einem kleinen Krankenhause suchen, wo sich ihre Tätigkeit ungefähr mit der einer Oberschwester in einem großen deckt. Fielen einem die Kenntnisse in der Krankenpflege in den Schoß, dann freilich brauchte man keine Lehrschwestern, und die Stationen könnten von Oberschwestern geleitet werden. ... Die gründliche praktische Ausbildung der Schwestern muß aber auf den Stationen erfolgen, und dafür ist die Stationsschwester da (S. 66).

Selbst eine Schülerin ohne alle Vorkenntnisse sollte nach (S. 83) Ablauf eines Monats die Grundzüge der Pflege gelernt haben, die bei den verschiedenen Patienten auf der betreffenden Station erforderlich ist. Auf medizinischen Stationen sollten sie wenigstens schon wissen, wie die Temperatur zu messen ist, wie Umschläge oder Bähungen gemacht und angewandt werden, wie das Bett eines hilflosen Patienten zu machen ist, einige Methoden zur Verhütung des Durchliegens, das richtige Ablesen der Maßeinteilung auf den verschiedenen Gläsern, die auf der Station gebraucht werden, und viele andere Kleinigkeiten ähnlicher Art. ...Eben so gut sollte die Schülerin einer chirurgischen Station oder einer Poliklinik in kurzer Zeit etwas vom Verbinden verstehen. Sie sollte auch Namen und Zweck der gebräuchlichsten chirurgischen Instrumente kennen, sowie die Art, Verbände vorzubereiten, und die Bezeichnungen einiger hauptsächlicher Mittel, zu welchen eine kleine Belehrung zu den betreffenden Fällen erfolgen kann (S. 84). ...

Die theoretische Unterweisung der vorgeschrittenen Schülerinnen.
Wenn die Schülerinnen genügend vorgeschritten sind, um eine ‚besondere Pflege' übernehmen zu können, z.B. die Pflege eines Schwerkranken unter Aufsicht der Unter- und Stationsschwester, so muß man ihr zeigen, wie sie einen klaren, geschäftsmäßigen Bericht über ihren Fall abzufassen und alles Wissenswerte kurz, aber vollständig zu melden hat (S. 90). ...

Die Schülerin sollte angehalten werden, so weit wie möglich, ihre ‚Fälle' in ihr eigenes Notizbuch einzutragen, zu späterer sorgfältiger Vervollständigung und zu eventuellem Nachschlagen, wenn sie den Wert sorgfältiger Ausbildung erst mehr zu würdigen gelernt hat. ... Die maßgebenden Ge-

sichtspunkte, die bei der Übernahme einer Pflege zu beobachten sind, insbesondere die beste Methode zur Beobachtung und Meldung der für die Diagnose wichtigen Einzelheiten, können sowohl von der Lehrschwester als auch von der Unter- oder Nachtschwester beigebracht werden. ... Wenn die Oberinnen die Ausbildung der einzelnen Schülerinnen nicht selbst in die Hand nehmen können, müssen sie wenigstens dafür sorgen, daß der Unterricht klassenweise von eigens für diesen Zweck ausgewählten Schwestern gewissenhaft erteilt (S. 91) wird. ...
Welche Eigenschaften muß nun eine lehrende Schwester besitzen, um eine gewisse Gewähr für Erfolge zu leisten? ...

- Man muß das, was man lehren will, gründlich beherrschen.
- Man muß einen ernsten Wunsch – den Herzenswunsch – haben, das zu lehren, was man weiß.
- Man muß ein lebendiges, wohlwollendes und mitfühlendes Interesse an den Gemütern haben, die man belehren will.
- Man muß beim Unterricht erst an diese Gemüter, dann an den Gegenstand, an sich selbst und seine eigene Tüchtigkeit aber gar nicht denken (S. 92).

Anmerkungen
Die Grundlagen der Krankenpflege als bürgerlicher Frauenberuf in England, speziell die Aufgaben und Pflichten der Stationsschwester als Lehrschwester und die Inhalte der praktischen und theoretischen Ausbildung der Schülerinnen stehen im Mittelpunkt der Ausführungen der Engländerin Eva Lückes, die von Asta Herbers am Ende des 19. Jahrhunderts in deutscher Übersetzung herausgegeben wird. Auch in diesem Fall handelt es sich um die Rezeption ausländischer Vorstellungen, die in ihrer Vorbildfunktion als Information zur Berufsfindung für deutsche Frauen gedacht ist. Pflegekenntnisse seien weder rein instinktiv zu erwerben, noch könnten sie ohne Übung sinnvoll gefestigt werden. Sie müßten daher durch praktische Anschauung und Einweisung durch die Lehrschwester auf der Station selbst erworben und durch den theoretischen Unterricht ergänzt werden. Das Erlernen und die Übung der *besten Methode zur Beobachtung und Meldung der für die Diagnose wichtigen Einzelheiten* in der Ausarbeitung eigener Fälle und in der Abfassung eines *klaren, geschäftsmäßigen Berichtes* wird als

eine zentrale Voraussetzung für die spätere Tätigkeit betrachtet. Es bietet sich ein Vergleich mit aktuellen Problemen an, die im Rahmen des Pflegeprozesses als Problemlösungsprozeß auftreten, wenn es um die Formulierung spezifischer Pflegeprobleme geht.

11. Mathilde Weber, Warum fehlt es an Diakonissinnen und Pflegerinnen? Berlin 1894

Die Hauptursachen des Mangels an Diakonissinnen.
Oftmals ist es eine fast mittelalterliche religiöse Schroffheit, die ohne Zusammenhang mit der eigentlichen Krankenpflege den Schwestern nur um der Selbstkasteiung willen peinliche Erschwerungen in einzelnen Mutterhäusern auferlegt.

Dazu kommt noch die gesundheitsgefährdende Überanstrengung (S. 13) des Berufes selbst, die, wie schon gesagt, aus der für die heutigen Bedürfnisse ungenügenden Zahl der Diakonissinnen hervorgeht, dann das, die feineren Naturen oft verletzende Benehmen einiger junger Ärzte und die für die gebildeten Schwestern untergeordnete soziale Stellung (S. 15). ...

Es ist thatsächlich kaum zu glauben, wie wenig für die materielle Lage unserer überanstrengten, sich aufreibenden Krankenpflegerinnen geschieht. ... Der Staat lohnt andere Ämter nach ihrer Wichtigkeit, nach ihrer Verantwortlichkeit und nach dem, wie sie die Kraft aufbrauchen. Es giebt aber kaum einen Beruf, der verantwortlicher, unentbehrlicher und aufreibender ist, als der der Krankenpflege, und kaum einen anderen, der kläglicher entlohnt wird. Ehe diesem schreienden Mißverhältnis nicht ein Ende gemacht wird (S. 16), kann man nicht hoffen, dem Mangel an Krankenflegerinnen abzuhelfen.

Hier wäre es an den Stadtverwaltungen, mit gutem Beispiel voranzugehen. Man nehme den Bürgern eine Krankensteuer ab und sichere den in der Krankenpflege sich geistig und körperlich rasch aufreibenden Frauen wenigstens eine Pension, die mit ihren Leistungen und mit der Dauer ihrer Dienstzeit im richtigen Verhältnis steht (S. 17)

Die Überbürdung der Krankenpflegerinnen.
Es wird vielfach zu wenig Schonung und Rücksicht auf die individuellen Kräfte der einzelnen Persönlichkeit genommen, dadurch muß die Arbeitsfreudigkeit zuweilen in zu großer Übermüdung untergehen. (S. 34) ... Fragen wir doch, wie viele gesunde barmherzige Schwestern es giebt! Die Sterblichkeit selbst der Diakonissinnen ist größer als bei den Ärzten. ... Ist es nicht ein undenkbarer Widerspruch, daß in einer Zeit, da vielfach für die kräftigsten Arbeiter um den achtstündigen Arbeitstag geworben wird, damit sie ein ‚menschenwürdiges Dasein' führen können, noch in vielen Mutterhäusern die Arbeit für die Pflegerinnen morgens 5-6 Uhr anfängt und erst abends zwischen 9-10 Uhr endigt, wenn nicht noch eine Nachtwache sich anschließt oder vorausgeht? Diese Arbeitszeit wird nur durch eine Stunde Mittagsruhe unterbrochen! ... Statt einer täglichen mehrstündigen Ruhepause oder eines wöchentlichen Ruhetages ist diese Stunde oft monatelang (S. 35) die einzige Erholungszeit; dazu kommen nur noch vier Wochen Urlaub im Sommer. ...

Eine weitere Überbürdung wird mit Recht viel gerügt; das (S. 36) sind die vielen Hausarbeiten, die nicht zur Krankenpflege gehören, und für die sich besonders bei dem heutigen Arbeitsmangel in den meisten Fällen sehr leicht bezahlte Mägde oder Wäscherinnen und Putzerinnen herbeiziehen lassen. Nichts entmutigt gebildete Pflegerinnen mehr, als wenn z.B. der jugendliche stellvertretende ärztliche Herrscher des Hospitals sie höchst ungnädig andonnert – schnell solle sie nochmals den Boden aufwaschen, dort seien noch einige Flecken in den Ecken. (S. 37) ...

Ich möchte hier noch eine Klage aus der Mitte der Pflegerinnen selbst anführen. Eine Schwester vom Roten Kreuz mußte nach 8jähriger Arbeit wegen Kränklichkeit durch Überbürdung austreten, bekam die glänzendsten Zeugnisse, aber, da sie leider nicht 10 Jahre aushalten konnte, – keine Pension.(S. 38).

Dritter Brief.
Hochgeehrte gnädige Frau!
Es gereicht mir zur besonderen Freude, mein Scherflein zu dem nötigen Material beitragen zu können, denn ich bin der Überzeugung, daß es not thut, die Augen der Öffentlichkeit auf das in Frage stehende Gebiet zu lenken.

Zuerst mache ich Sie darauf aufmerksam, gnädige Frau, daß bei der Besprechung der Schwesternfrage zwei wesentlich verschiedene Institutionen in Betracht kommen, nämlich einerseits die Diakonissenverbände, andererseits die Vereine vom Roten Kreuz.

Erste Verbindung – in welcher ein tieferer Einblick mir natürlich fehlt – hat einen vorherrschend religiösen Charakter und entspricht in etwa dem Orden der ‚Barmherzigen Schwestern' auf katholischer Seite. Jedes unbescholtene, gesunde Mädchen evangelischer Konfession kann Diakonissin werden, auf welcher Bildungsstufe sie auch stehen mag, die Tochter eines Generals so gut wie ein Handwerkerkind. In der Regel muß die neu eintretende Diakonissin einen monatlichen Zuschuß von mindestens acht Mark für die Dauer der Probe- und Lehrzeit nachweisen können. Nach Ablauf dieser Zeit erhält sie ein kleines Taschengeld , mit dem sie bei einiger Sparsamkeit ihre Bedürfnisse befriedigen kann, da der Verein ihre Oberkleidung und Wäsche liefert. Falls ein Mädchen bis zur Arbeitsunfähigkeit Schwester bleibt, erhält sie im Mutterhause freie Verpflegung. Tritt sie aber aus, so hat sie keinerlei Anspruch auf Pension ec. .

Das Arbeitsfeld der Diakonissinnen ist viel weiter und umfassender als das der Schwestern vom Roten Kreuz (S. 23). ... Da die Institution viel älter ist, als die weltlichen, d.h. nicht konfessionellen Schwesternvereine, so ist der Mangel an Pflegekräften hier weniger fühlbar. Der Dienst der Diakonissinnen soll in der Regel weniger anstrengend sein als der der Schwestern vom Roten Kreuz. Daß erstere treuer zu ihrem Orden halten und weit schwerer ihre Tracht ablegen, wie die letzeren, liegt wohl zum Teil in dem bindenden Einfluß einer gemeinsamen religiösen Überlegung.

Im allgemeinen gilt die theoretische Ausbildung der Diakonissinnen für weniger gründlich als die der weltlichen Vereine. Thatsächlich hörte ich von einigen Ärzten, daß sie es vorziehen, mit Diakonissinnen zu arbeiten, da dieselben anspruchsloser seien, als die Schwestern vom Roten Kreuz. ...

Nun komme ich zur Besprechung der Schwesterngenossenschaft vom Roten Kreuz. Für die Beantwortung der Fragen, die Gehaltes- und Pensionsverhältnisse betreffen, rate ich Ihnen, gnädige Frau, sich an die einzelnen Vereine selbst, nach Berlin, Hannover, Hamburg, Bremen, Dresden u.s.w. zu wenden und um Zusendung der Statuten zu ersuchen. Dies dürfte allerdings ziemlich mühsam sein, ist aber unumgänglich, wenn man sich ein Urteil bilden will.

Ein Blick in die beigelegten Statuten unseres Vereins, sowie eine vergleichende Übersicht über die Ihnen von den verschiedenen Vorständen bereitwilligst mitgeteilten Bedingungen wird Ihnen zeigen, daß die dienstlichen und gehaltlichen Verhältnisse durchaus billig sind. Die in den Statuten niedergelegten Grundsätze zeugen von einer humanen Gesinnung. Das (S. 24) ethische Prinzip dieses Vereins tritt in den Vordergrund ohne jede konfessionelle Färbung – es vereinigt sich durchaus mit den Ideen dieser Institutionen, die Gehaltsverhältnisse und Lebensbedingungen ihrer Pflegekräfte so günstig zu gestalten, als es die Ökonomie des Ganzen erlaubt. An Stelle einer unzeitgemäßen Askese tritt das Bestreben, den Krankenpflegerinnen durch menschenwürdige Daseinsbedingungen ihren ernsten Beruf zu erleichtern.

Soweit das Papier. – Im folgenden will ich versuchen, wenigstens einige der Gründe anzugeben, welche in meinen Augen Schuld tragen an dem Widerspruch, in dem die gedruckten Grundsätze und die thatsächliche Handhabung derselben stehen. Daß eine Reform auf diesem Gebiete auch einige Paragraphen umstoßen, neue einschalten müßte, ist mir ganz klar – der Hauptschaden steckt aber tiefer, und bessere Verhältnisse können den Schwestern nicht vom grünen Tisch aus geschaffen werden.

Sehen Sie sich zuerst die Mädchen und Frauen an, die, aus den verschiedensten Kreisen hervorgehend, sich dem Roten Kreuz widmen. In welchem Maße entsprechen sie den Ansprüchen, die der Beruf an sie stellt?

Ich spreche hier nur von den Damen, die dem gebildeten Mittelstande angehören, aus dem der weitaus größte Teil der Schwestern sich rekrutiert. In meinen Augen ist es ein großer Mißstand, daß einige ‚Rote Kreuz-Vereine' auch Mädchen aus dem Volke, die gar keinen Anspruch auf irgend welche Bildung machen können, aufnehmen. Dies steht nicht im Einklang mit den Zwecken des Vereins. Derselbe will den Ärzten eine gebildete, geschulte Gehilfin, dem Kranken eine gebildete Pflegerin zur Hand geben – schließlich auch den Mädchen aus ‚guten Familien', denen kaum ein Arbeitsfeld offen steht, einen passenden Wirkungskreis bieten. Ungebildete Mädchen mögen als Lohnwärterinnen einem etwaigen inneren Berufe zur Krankenpflege nachkommen – sind sie religiös, so stehen ihnen die konfessionellen Vereinigungen offen – in die (S. 25) Vereine vom Roten Kreuz gehören sie nicht. ... Notwendigerweise berechnet jeder den Wert des Vereins im großen und ganzen nach den Schwestern, die der Zufall ihm nahe treten läßt. Sind dies Mädchen, deren Geistes- und Herzensbildung die einer Wärterin nicht übertrifft und denen selbstverständlich in entsprechender Weise begegnet wird, so sieht man sich jeder andern Schwester gegenüber zu gleicher Behandlung berechtigt. ...

Aber auch die Mädchen der guten Gesellschaft läßt die heutige Erziehung meist ohne Kenntnisse des wirklichen Lebens, mit einer verächtlichen Scheu vor dem Natürlichen, mit gering entwickelten Fähigkeiten, aber hohen Ansprüchen in die Welt hinaustreten (S. 26).

Dann vergesse man nicht die Mädchen und Frauen, die da seelisch Schiffbruch gelitten haben und halb aus Müdigkeit, halb aus Trotz sich einem Berufe in die Arme werfen, der ihnen nützliche Thätigkeit, einen Lebenszweck und – Vergessen verspricht. Manche reizt wohl der poetische Nimbus, das Romanhafte dieser Wahl – sie sehen sich selbst in Schwesternhaube und –Schürze halb bewundert, halb mitleidig an. Andere aber sind wirklich wund und gebrochen und laden sich eine Last auf, deren Schwere sie oft überschätzen, mehr aus Haß gegen sich selbst, aus Lust zur Selbstquälerei, als aus Nächstenliebe. Ich bin der Überzeugung, daß gerade diese oft im Pflegeberuf Genesung finden und zu thätiger, opferfreudiger Menschlichkeit erwachen.

Endlich wenden sich manche Mädchen dem Schwesternberufe zu – und die Zahl dieser erscheint mir erstaunlich groß – denen jede ideale Richtung fehlt; sie wählen ihn aus Vernunftgründen, weil sie völlig allein in der Welt stehen, mit ihrer Familie zerfallen und auf den Erwerb ihrer Hände angewiesen sind. Diese setzen den mannigfaltigen Schwierigkeiten, die ihnen die neue (S. 27) Thätigkeit bietet, eine staunenerregende Selbstbeherrschung entgegen. ... Die eiserne Energie solcher Mädchen, deren ich mehrere kennen gelernt habe, beweist am besten, welcher Beharrlichkeit ein weibliches Wesen fähig ist, wenn es im Kampfe ums Dasein auf eigenen Füßen stehen muß.

Alle diese Mädchen und Frauen, die doch als volle, ganze Menschen mit oft sehr ausgeprägter Individualität die Schwesterntracht anlegen, geben dadurch, falls es ihnen Ernst um die Sache ist, ihren eigenen Willen ganz auf . Dies Opfer ist nicht das kleinste, das der Beruf fordert. Es ist nicht leicht für einen Erwachsenen, sich anderen unterordnen zu müssen, die oft weder durch ihren Geist noch durch ihren Charakter eine solche Unterordnung leicht machen, sondern ihre Autorität lediglich ihrem Dienstalter, manchmal selbst der Laune eines Vorgesetzten verdanken. Manche Schwester wird mir nachfühlen können, daß während der Lehrzeit nicht die Kranken, sondern die Gesunden es waren, die uns das Leben schwer gemacht haben.

Es gibt Oberschwestern, unter denen zu arbeiten eine furchtbare Geduldsprobe ist. Die Elemente, aus denen sich eine Schwesternschaft zusammensetzt, sind so verschiedenartig, die Zahl der Schwestern in den meisten Vereinen so groß, daß es der Oberin völlig unmöglich ist, jede Persönlichkeit näher kennen zu lernen. .... Ich meine, der Schaden steckt viel tiefer, als man annimmt. Die meisten Frauen sind heute noch so sklavisch erzogen, daß sie nicht zum Herrschen taugen, Und jede Oberin ist Alleinherrscherin über ihre Schwestern. (S. 28)...

Der den Roten Kreuz-Vereinen vielfach gemachte Vorwurf, der gewissenlosen Ausnutzung seiner Pflegekräfte, ist wohl nur halb berechtigt. Die Thatsache ist freilich nicht wegzuleugnen, daß der Gesundheitszustand der Schwestern ein sehr unbefriedigender ist. Daß ein großer Teil derselben sich durch Überanstrengung im Dienst aufreibt, steht gleichfalls außer Frage. Dieser Mißstand liegt in der Natur der Sache selbst. Wir haben zu wenig Pflegerinnen – sobald ‚Not am Mann' ist, darf der Verein seine Schwestern nicht schonen. Und wenn sich auch eine größere Zahl von Frauen und Mädchen dem Beruf widmen würden – es wird nie an solchen fehlen, die nach einigen Jahren des Krankendienstes ihre Gesundheit auf dem Feld lassen (S. 30). ...

Ich habe gefunden, daß die meisten Ärzte die Schwestern wie unmündige Kinder behandeln, sie gelegentlich zurechtzuweisen, wie ein Unteroffizier seine Rekruten. Mancher neu eintretenden Schwester gegenüber, die von der unumgänglichen Notwendigkeit einer dienstlichen Subordination noch nicht überzeugt ist, halte ich dies Betragen für ganz angebracht. Als Regel aber ist es eine fast brutale Rücksichtslosigkeit, von einem Mädchen alle die Eigenschaften zu verlangen, die einzig die Bildung verleiht, Umsicht, Geistesgegenwart, Geduld u.s.w., und ihr eine Behandlung zu teil werden zu lassen, die sich keine Magd gefallen läßt. (S. 32).

Mit vorzüglicher Hochachtung bin ich, gnädige Frau,
Sie freundlich grüßend
Ihre sehr ergebene O.....g, Schwester vom Roten Kreuz.

Anmerkungen:
Das zentrale Thema an der Wende vom 19. zum 20. Jahrhundert ist die *Überbürdung* der Krankenschwestern in ihrem Beruf. Der generelle Mangel an geeigneten Arbeitskräften ist im zeitgenössischen Denken Folge dieser inneren Struktur der Arbeit. Mathilde Weber hat es sich nun zur Aufgabe gemacht, die Mißstände innerhalb der konfessionell gebundenen wie der *freien Krankenpflege* darzustellen, Abgrenzungen zu treffen und Lösungsansätze zu formulieren. Durch einen öffentlichen Aufruf in Zeitschriften hat sie Briefe von Schwestern und deren Angehörigen gesammelt und diese auch in Auszügen in ihrer Darstellung veröffentlicht. Ob diese Briefe authentisch sind, kann nicht nachgewiesen werden. Im folgenden ist einer der zitierten Briefe, geschrieben von einer Schwester des Roten Kreuzes, in voller Länge wiedergegeben. Methodisch gesehen läßt sich damit eine andere Quellengattung bearbeiten, ein Text nicht nur in Auszügen, sondern in seinem inneren Argumentationszusammenhang nachzeichnen. Zudem, wenn auch im Hinblick auf die Authentizität nicht belegbar, tritt eine der betroffenen Frauen selbst in Erscheinung. Es erscheint sinnvoll, diesen Brief zunächst einmal in seiner Argumentationsstruktur nachzuvollziehen, d.h. eine genaue Inhaltsangabe zu erstellen. Deutlich wird, dass die Briefschreiberin auf die Diskrepanz zwischen Statut und Wirklichkeit verweist und innerhalb der Pflege eine deutliche Linie zwischen Lohnwärterinnen und Krankenpflegerinnen zieht. Quellenkritisch müßte auf den Unsicherheitsfaktor der Authentizität verwiesen werden. Im Hinblick auf die behandelten unterschiedlichen Schwesternverbände könnten an dieser Stelle zusätzliche Informationen über die katholische und evangelische Ordenspflege und das Rote Kreuz hinzugezogen werden.

12. Albert Hoffa, Anleitung für Krankenpfleger. Gemeinverständliche Darstellung der Krankenpflege und Verbandlehre, Würzburg 1894

Unter Krankenpflege verstehen wir diejenigen Bemühungen und Veranstaltungen, welche dem leidenden Menschen seinen Zustand thunlichst erleichtern und wo möglich zur Heilung des Leidens führen sollten.

Die Eigenschaften, welche eine Krankenpflegerin besitzen muß, sind: Neigung zu ihrem Beruf, ruhiger Charakter, Anstand, Sittlichkeit, Wahrheitsliebe, Ordnungssinn, Zuverlässigkeit. Sie muß – bei gesundem Körper – eine leichte Auffassungs- und Beobachtungsgabe besitzen, darf sich nicht vor widrigen Dingen ekeln, bedarf einer leichten und geschickten Hand und muß sich der größten Sauberkeit befleißigen. Sie muß verstehen, im Verkehr mit den Kranken und ihrer Umgebung sich Achtung zu verschaffen, muß sich aber auch vor Ueberhebung hüten, muß verschwiegen und nicht schwatzhaft, aber auch nicht mürrisch und wortkarg sein, sondern muß stets eine gleichmäßige Freundlichkeit zeigen. Das Verhalten bei unheilbaren Kranken erfordert den meisten Takt, bei Genesenden die meiste Vorsicht. Standes- und Konfessionsunterschiede müssen am Krankenbett vergessen werden.

- Die Pflegerin hat vor allem auf 4 Punkte zu achten:
- auf das Krankenzimmer,
- auf das Krankenbett,
- auf die Person des Kranken,
- auf die Ratschläge des Arztes. (S. 1).

Anmerkungen:
Hoffa und in der Folge auch Mendelsohn definieren den Begriff der Krankenpflege, die Aufgaben und Pflichten einer Krankenpflegerin sowie die dazu notwendigen Eigenschaften. Deutlich wird, dass am Ende des 19. Jahrhunderts das Bild der Krankenpflege als Beruf deutlich erkennbar ist. Es ließe sich diese Definition mit aktuellen Definitionsversuchen des Begrif-

fes[20] und der Inhalte der Krankenpflege vergleichen. In einer gesonderten Strukturlinie ließen sich diese Definitionsversuche in einer Kartei zusammenfassen.

13. Martin Mendelsohn, Die Aufgaben der Krankenpflege. Ein Wort der Einführung, in: Zeitschrift für Krankenpflege, Nr. 4, April 1894, S. 123-128.

Denn noch immer meinen viele Ärzte und viele Pfleger, die Krankenpflege bestände kaum in etwas anderem als in der Darreichung derjenigen Handleistungen und Dienste, welche der bettlägrige und hülflose Kranke sich selber in seiner gezwungenen Situation nicht zu leisten vermag; bestände nur in der Bedienung des Kranken, nur in der Ausführung und Erfüllung seiner Wünsche.

[20] Vgl. z.B. die Definition, die Jürgen Georg und Michael Frowein in Anlehnung an Virginia Henderson und Sylvia Käppeli in ihrem PflegeLexikon geben (Dies. (Hg.), PflegeLexikon, Wiesbaden 1999, „*Pflege*, nach der amerkianischen Pflegeforscherin Virginia Henderson die Hilfeleistung für den einzelnen Kranken oder Gesunden, die in der Durchführung von Handreichungen besteht, die zur Gesundheit oder Genesung beitragen (oder zu einem friedvollen Tod), welche der Kranke selbst ohne Unterstützung vornehmen würde, wen er über die nötige Kraft, den Willen und das Wissen verfügte. Diese Hilfeleistung hat in der Weise zu geschehen, daß der Kranke so rasch wie möglich seine Unabhängigkeit wieder erlangt. ... Für den deutschsprachigen Raum hat die Schweizer Pflegeforscherin Sylvia Käppeli die folgende Beschreibung von Pflege abgegeben: „Die direkte Pflege befaßt sich mit allen menschlichen Erfahrungen und Bedürfnissen und mit Lebensbereichen, welche mit Gesundheit, Krisensituationen, Krankheit, Behinderung und Sterben zu tun haben, und nicht nur mit erkrankten Organen. Sie hilft Individuen und Gruppen mit Krankheit, Krisen und Behinderung und mit deren Therapie und Pflege umzugehen und sie zu bewältigen. Pflege bemüht sich, Gesundheit zu fördern, zu erhalten und wiederherzustellen. Sie versucht Krankheiten und Behinderungen vorzubeugen und zu deren Heilung beizutragen." (ebenda, S. 681/682). Vgl. auch Quelle 52, Virginia Henderson).

Solche Auffassung ist ganz irrthümlich. Die Krankenpflege ist viel, viel mehr: sie ist die ‚Behandlung' des Kranken während der 23¾ Stunden des Tages, an welchen der Arzt nicht bei ihm ist (S. 123).

Daher kann der Pflege auch immer nur die thatsächliche Ausführung der Massnahmen (S. 124) des Arztes, nie ein selbständiges Handeln zukommen. ... So ist die Krankenpflege bei näherem Hinsehen fast identisch mit einem erheblichen Theile der eigentlichen Krankenbehandlung. Sie ist angewandte Therapie. ... Denn die alltäglichsten Lebensgewohnheiten und Lebensverrichtungen sind bei einem kranken Menschen eben sämtlich unter dem Gesichtswinkel des Krankseins zu betrachten und zu regeln. Wie bei jeder gesunden und normalen Person, so spielt sich auch bei der kranken der tägliche Kreislauf der Dinge ab: Wachen und Schlafen, Ruhe und Bewegung, Essen und Trinken, Alleinsein und Geselligkeit, Nichtsthun und Zerstreuung, Gemüthsruhe und Erregung. Wie bei jedem Gesunden kommt sodann als eine zweite Gruppe, nur in einem sehr viel empfindlicheren Masse beim Kranken, der ganze Apparat, dessen wir uns im gewöhnlichen Leben für unsere täglichen Verrichtungen und zu unserer Bequemlichkeit bedienen, in Betracht. Das Lager, auf dem der Kranke ruht, das Lager, an welches er oft Wochen, Monate und Jahre gebannt ist, hat eine unendliche Bedeutung (S. 125) für ihn; und hunderte technische Erfindungen wetteifern, die möglichste Bequemlichkeit zu gewähren. ... Und zu dritt, als ein grosses Gebiet dessen was für das Leben eines Kranken, für seine blosse Existenz eigens eingerichtet sein muss, erscheint die unmittelbare Umgebung des Kranken: sein Krankenzimmer, seine Welt, in der er lebt. ...

Ausser diesen Dingen, die eigentlich nichts weiter sind als ein specieller Zuschnitt dessen, was täglich ein jeder vornimmt und treibt, gerade für die Tage der Krankheit, ausser der besonderen Umgestaltung der eigenen Verrichtungen des Kranken selber, und deren Hülfsmittel, und der unmittelbaren Umgebung des Kranken; ausser diesen Dingen umfasst in einem ihrer weiteren Gebiete die Krankenpflege alles das, was der Pfleger mit dem Kranken vornimmt und treibt, gerade für die Tage der Krankheit, ausser der besonderen Umgestaltung der eigenen Verrichtungen des Kranken selber, und deren Hülfsmittel, und der unmittelbaren Umgebung des Kranken; ausser diesen Dingen umfasst in einem ihrer weiteren Gebiete die

Krankenpflege alles das, was der Pfleger mit dem Kranken vornimmt. Auch hier sind es zunächst die täglichen Verrichtungen des Kranken, die er sonst selber besorgt, jetzt in seiner Krankheit aber nicht leisten kann: wie der Wechsel seiner Wäsche und das Auskleiden, wie das Waschen und Reinigen seines Körpers, wie die Pflege der Haare und des Mundes, die Nahrungsdarreichung, die „Fütterung"; und erst in eine zweite Gruppe von Vornahmen an dem Kranken gehören sodann die durch die Krankheit bedingten besonderen Manipulationen: Eingeben von Arznei, Einträufelungen von Tropfen, Einspritzungen und Ausspülungen, Applikationen von Salben und Pflastern, von Umschlägen und Compressen, Bäder und Einreibungen, Frottiren und Einpackungen und vieles dergleichen mehr.

Eine dritte Aufgabe der Krankenpflege, welche nur eine indirekte ist hinsichtlich des Heilzweckes, welche aber deutlich zeigt, wie berechtigt die zuvor ausgesprochene Anschauung ist, dass die gesammte Krankenpflege nur ein durch äussere Verhältnisse bedingter Ersatz der direkten und persönlichen Thätigkeit des Arztes ist, besteht in der Beobachtung des Kranken oder vielmehr in dem Sammeln und Aufbewahren derjenigen Momente, welche dem Arzte bei seinem Besuche als Beobachtungsmaterial dienen. In erster Linie gehört zu dieser Thätigkeit die Temperaturmessung, sodann die Kontrolle über den Schlaf, über die Klarheit des Bewusstseins, über die Schmerzensäusserungen der Kranken, sowie die Aufbewahrung der verschiedenartigen Abscheidungen, aus denen sich über den Verlauf der Krankheit Schlüsse ziehen lassen.

Eine solche Kontrolle, eine derartige Aufbewahrung von Materialien und Daten, welche lediglich dem Arzte zur eigenen Beurtheilung zu übergeben sind, würde natürlich bei einer verständnisvollen und mit einer gewissen Sachkenntnis geübten Art der Beobachtung unendlich viel nützlicher und werthvoller sein als es die rein mechanische Thätigkeit ist, mit der diese Seite der Krankenpflege leider so oft fast stumpfsinnig noch ausgeübt wird. Und dieser Mangel liegt in Verhältnissen, deren Erörterung sich die Zeitschrift ebenfalls nicht wird entziehen können; der socialen Stellung und dem Bildungsgrade derjenigen Persönlichkeiten, welche sich der Krankenpflege als Beruf widmen (S. 126).

Hier liegt noch sehr vieles im Argen. Ein so wichtiger und ehrenwerther Beruf sollte sich aus ganz anderem Material rekrutiren als das im grossen Ganzen bisher der Fall ist; und die Ursachen für diesen Uebelstand ausfindig zu machen und seine Abstellung anzustreben, wird mit zu den Aufgaben dieser Blaetter gehören müssen.

Diesem allgemeinen Theile der Krankenpflege, der überall zur Geltung kommt, lässt sich eine specielle Krankenpflege gegenüberstellen. Zu dieser würden einmal die besonderen Vorschriften gehören, welche bei einzelnen Krankheiten in Kraft treten, besonders hinsichtlich der Ernährung. Die eigene Diät, welche eine Reihe von Stoffwechselkrankheiten beanspruchen, das erhöhte Maass von Nahrungszufuhr, das bei Consumptionskrankheiten, die Beschränkung des Kostmaasses, die bei Fettleibigkeit nothwendig wird, alles das gehört in das Gebiet der Krankenpflege, zumal wenn die Erörterung darüber sich den Verhältnissen des Lebens anpasst, sich nicht in unfruchtbare theoretische Spekulationen verliert, sondern die Anforderungen aus den wissenschaftlichen Ergebnissen mit der Möglichkeit einer praktischen Durchführung in Einklang zu setzen weiss. Die Ausnutzung, der einzelnen Nahrungsmittel, ihre Verdaulichkeit, ihre Surrogate, die künstlichen Präparate, vor allem aber die für den Kranken so überaus wichtige, schmackhafte und appetiterregende Zubereitung der Speisen überhaupt – sie alle müssen in regelmässiger Wiederkehr in den Kreis der Betrachtungen gezogen werden.

Sodann sondern sich in dem Gebiete der speciellen Krankenpflege diejenigen Gruppen von Krankheiten ab, deren Pflege besondere Institutionen und besondere Einrichtungen erfordert, Krankheiten, deren Pflege nicht überall geleistet werden kann. Hierzu gehören die Irrenanstalten und Idiotenstalten, die Pflegeanstalten für Taubstumme und Blinde, die Heilanstalten für Lungenkrankheiten, gewisse Einrichtungen in Bädern und Badeorten.

Und wie diese Anstalten dem Zwecke dienen, die betreffenden Kranken in möglichst günstige Bedingungen für ihre Wiederherstellung zu bringen, so gehören schliesslich in den Bereich der Krankenpflege als solcher auch alle diejenigen humanitären Einrichtungen, welche der grossen Menge die Gelegenheit bieten im Falle einer Erkrankung unter solche günstigen Bedingungen für ihre Wiederherstellung zu gelangen. Das sind die öffentlichen Krankenhäuser (S. 127).

Anmerkungen:
Die Aufgaben der Krankenpflege, so der Arzt Moses Mendelsohn[21] programmatisch in einem Artikel in der ersten Ausgabe der von ihm herausgegebenen Zeitschrift für Krankenpflege, umfassen mehr als die *Darreichung der Handleistungen und Dienste, welche der bettlägrige und hülflose Kranke sich selber nicht zu leisten vermag.* Sie ist *angewandte Therapie*, die *Behandlung des Kranken* während der 23¾ Stunden, in denen der Arzt nicht da ist. Damit wird der Pflegende zur zentralen Bezugsperson des Kranken. Er ist es, der einen *erheblichen Teil* der *eigentlichen Krankenbehandlung* vornimmt. Ist er aufgrund seiner sozialen Stellung und Bildungsfähigkeit für den Beruf nicht geeignet, kann er auch eine zentrale Aufgabe der Vermittlung zwischen Arzt, Patient und Pflegender nicht angemessen ausfüllen: die *Krankenbeobachtung* als Kontrolle der ärztlichen Maßnahmen. Herausarbeiten läßt sich eine differenzierte Definition dessen, was Krankenpflege aus der Sicht des Arztes sein soll. Erkennbar wird auch, wo Defizite liegen. Das *Schwesternmaterial* wird als weitgehend ungeeignet für eine solche Aufgabe angesehen.

14. Walther Francke, Die Krankenpflegerin. Forderungen. Leistungen. Aussichten in diesem Berufe, Leipzig 1899

I. Teil. Die Berufsthätigkeit.
Der Dienst im allgemeinen Krankenhaus.

Früh um 5 Uhr, im Winter spätestens um 6 Uhr, muß die Pflegerin, wenn sie keine Nachtwache gehabt, aufstehen. Für ihre eigenen Bedürfnisse hat sie, auch während des ganzen Tages, nicht viel Zeit; gleichwohl muß sie gerade an ihrer eigenen Person größte Sauberkeit und peinliche Ordnung in der Kleidung beobachten. ...

[21] Martin Alfred Mendelsohn, geb. 16.12.1860, Studium der Medizin in Berlin, 1885 Promotion, 1895 Habilitation (Thema: Krankenpflege und spezifische Therapie), gest. 26.8.1930.

Die Sorge für die Kranken beginnt gleichfalls mit deren Reinigung. Den Leichtkranken wird Wasser, Seife und Handtuch und das Nötige zur Mundreinigung gereicht, die Schwerkranken müssen – besonders bei kranken Frauen wichtig – durchgekämmt, der Mund ausgewaschen, wenn sie nicht selbst im stande sind, sich (S. 5) denselben ausspülen und die Zähne putzen; der Kranke wird, sofern er dieses nicht von selbst thut, angehalten, seine Notdurft zu verrichten. Die Gefäße mit den Ausscheidungen müssen sofort weggetragen und ausgewaschen werden. Das Lager wird sorgfältig und mit Schonung des Kranken in Ordnung gebracht, etwas schmutzige Wäsche gewechselt, und allfällige ärztliche Anordnungen vom Tage zuvor ausgeführt: Medikamente gereicht, Umschläge, Einpackungen gemacht u.s.w. Während dieser Verrichtungen erkundigt sich die Pflegerin nach dem Befinden des Kranken, beobachtet, was sich in seinem Zustand etwa gebessert oder verschlechtert hat, legt ihm das Thermometer zur Messung der Fieberhöhe ein, zählt die Zahl der Pulsschläge und Atmungszüge und bemerkt diese Ergebnisse in den Temperaturtabellen. Während dieser Arbeiten, die vorzugsweise den älteren, erfahreneren Pflegerinnen obliegen, hat das jüngere Personal alle Hände voll zu thun mit der Reinigung und Ordnung des Krankenzimmers. ... Dann beginnt die Sorge um das Frühstück; zunächst wird dasselbe von den Pflegerinnen aus der Anstaltsküche geholt, dann in Portionen geteilt und den Kranken auf dem Bettisch zurechtgesetzt. Die Schwerkranken müssen wie Kinder gefüttert werden.

Mittlerweile ist es gegen acht Uhr geworden, und die ärztliche Visite beginnt. Dem Arzte berichtet nun die erste Pflegerin über alle wichtigen Vorkommnisse seit der letzten Visite – ob einzelne Kranke hohes Fieber gehabt haben, ob andere stark gehustet oder über Schmerzen geklagt haben, ob dieser vielleicht starken Durchfall, der andere Nasenbluten gehabt hat, ob wieder eine andere schlecht geschlafen hat, oder auch phantasiert hat u.s.w. Im einzelnen hat die Pflegerin am Bett des Kranken dem Arzte ihre Beobachtungen mitzuteilen. Nicht jeder Patient klagt selbst über seine kleinen Leiden und Bedrängnisse, sei es, daß er bewußtslos oder schwer besinnlich oder in der ihm neuen Umgebung schüchtern ist, sei es auch, daß er aus Scheu vor ihm unangenehmen, ärztlichen Verordnungen seine Beschwerden verschweigt. Die Pflegerin ist natürlich über alle diese Dinge, auch über kleine Wünsche und Entbehrungen des Kranken, über seinen mehr oder weniger guten Appetit, auch über sein Schwächen viel mehr im Bilde, als (S. 8) der Arzt, der seinem Patienten in der Regel nur zweimal des Tages wenige Minuten gegenübersteht. Hier ist ein schwer Leidender zu untersuchen; die Pflegerin ist behilflich, ihn auszukleiden, in die bei der Untersuchung notwendige Lage und wieder in die alte Ordnung zurückzubringen. Beim Verbinden von Wunden, bei kleinen Operationen, Ausspülungen von Körperhöhlen, bei etwa notwendigem Abnehmen des Wassers – kurz, bei allem, was der Arzt thut, reicht sie hilfreiche Hand. Sie zeigt ihm für die Beurteilung des Leidens wichtige und daher aufgehobene Ausscheidungen des Kranken: hier hat einer blutigen Urin gehabt, ein auf Typhus Verdächtiger hat den für diese Krankheit so charakteristischen Stuhl entleert, und wieder ein anderer hat einen auffälligen Auswurf zu Tage gefördert. Dabei muß die Pflegerin einen Bleistift und Papier zur Hand halten, um alle Verordnungen gleich aufschreiben zu können.

Gerade bei der Visite kommt die Schlagfertigkeit der Pflegerin, Beobachtungsgabe und ein gutes Gedächtnis vorteilhaft zur Geltung. Die Visite ist zu Ende, und eifrig geht es an die Ausführung der ärztlichen Verordnungen. ... Noch sind alle verfügbaren Kräfte mit diesen Verrichtungen beschäftigt, da kommen neu Aufgenommene; wenn sie nicht zu schwach sind, oder eine andere Gegenanzeige besteht, wird zunächst das Bad für sie zurecht gemacht, die Betten werden frisch überzogen, Name, Alter und Stand in das Krankenhausjournal eingetragen; ein schreibgewandter Patient, mit einem in Heilung begriffenen Fußleiden, füllt die sogenannte Kopftafel aus, die über jedem Bett angebracht ist und die wichtigsten Personalien des Kranken enthält. (S. 9). ...

Die Zeit der Hauptmahlzeit ist herangekommen, und nach Verteilung der Portionen müssen die Schwerkranken gefüttert und so manche andere, die nicht den rechten Appetit haben, zum Essen aufgemuntert werden. ... Nach Tische soll Ruhe auf der Station herrschen; nur die Pflegerin hat keine! Zunächst müssen die Aufräumarbeiten besorgt werden; vielleicht bekommt auch ein Schwerkranker, der sich nicht selbst helfen kann, ein Bad, das zwei Pflegerinnen mindestens eine halbe Stunde lang in Atem hält. Andere Kranke brauchen Hilfe bei Verrichtung der Notdurft; dann giebt es auch kleine schriftliche Arbeiten (S. 10), unter denen die Anlegung und sorgfältige Führung der Temperaturtabellen, sog. Kurven, obenan steht.

Die weiteren Nachmittagsstunden werden zu zeitraubenden Verrichtungen benutzt. Einige Kranke werden massiert, bei anderen werden größere Verbände gewechselt oder angelegt; ...

Weiterhin folgt die Abendvisite, die im wesentlichen so verläuft wie am Morgen; die Abendmahlzeit, die verschiedenen laufenden Handreichungen, Packungen, Einträufelungen, Darreichung von Medizin, und was sonst noch verordnet war, und damit ist gegen 9 Uhr das Tagewerk der Pflegerin beendet. Jeden dritten oder vierten Tag, bei reichlich vorhandenem Personal etwas seltener, darf sie auch jetzt nicht müde sein, denn der Nachtdienst beginnt. (S. 11).

Im chirurgischen Operationssaal

Den Dienst im chirurgischen Operationssaale versieht entweder ... die Pflegerin einer chirurgischen Krankenstation, oder eine besonders dafür angestellte Operationswärterin. Wenn Sauberkeit und Accuratesse überhaupt unentbehrliche Eigenschaften im Berufe der Aerzte und Pflegerinnen sind, so ist das in noch viel höherem Maße der Fall im Operationssaal und der chirurgischen Krankenstation. ...

In erster Linie muß sich das Operationszimmer selbst mit sämtlichen darin befindlichem Mobiliar stets in blitzblankem Zustande befinden. (S. 12). ... Eine weitere, nicht minder wichtige und verantwortungsvolle Thätigkeit derselben ist die Vorbereitung für die Operation. Der Kranke selbst muß gebadet werden, und besonders die Stelle, wo der chirurgische Eingriff stattfinden soll, muß gründlich geseift und gebürstet werden; behaarte Hautflächen sind zu rasieren. ... Eine besonders schöne Pflicht der Pflegerin ist es, den zu operierenden Patienten durch liebevollen und verständigen Zuspruch Mut und Vertrauen einzuflößen, wozu sie während der vielen kleinen Verrichtungen, die größeren Operationen vorangehen, reichlich Gelegenheit hat. ... Während der Operation selbst besteht die Thätigkeit der Pflegerin im Darreichen von Verbandstoffen, Instrumenten und alle den vielen Hilfsmitteln, die dabei gebraucht werden. Erprobte (S. 13) Pflegerinnen, ... , müssen auch die Dienste leisten können, die sonst in der Regel jüngeren Aerzten zufallen, z.B. die Assistenz während der Operation. Hierbei sind Geschicklichkeit, Besonnenheit und Ruhe und ein gewisser Grad von Kaltblütigkeit unentbehrliche Eigenschaften.

Vielfach erlernen die Pflegerinnen auch die Ausführung der Narkose. Eine derartige verantwortungsvolle Thätigkeit, die auch langjährige Uebung, scharfe Beobachtungsgabe und angestrengteste Aufmerksamkeit erfordert, wird ihnen nur in Gegenwart und unter Aufsicht des Arztes überlassen.

In der übrigen Zeit des Tages liegt diesen Pflegerinnen, außer der schon besprochenen Reinigung des Operationssaales, der Instrumente und sonstiger Utensilien, vor allem die Fürsorge für das Verbandsmaterial ob. ...

Wie aus dieser Darstellung hervorgeht, hat die sog. Operationswärterin nicht nur eigentliche Pflegedienste zu leisten (S. 14), sondern auch mannigfache technische Arbeiten zu verichten, von deren sorgfältiger und gewissenhafter Ausführung zum guten Teil das Wohl und Wehe des zu operierenden Kranken abhängt. (S. 15).

II. Teil Die Organisation im Beruf.

Wenn sich jemand entschlossen hat, diesen oder jenen Beruf zu ergreifen, so drängt sich zunächst die Frage auf: welcher Weg zur Ausbildung soll gewählt werden? ... (S. 24) Immerhin findet der Eintritt in eine bestimmte Berufsthätigkeit meist erst zu einer Zeit statt, wo das Verständnis für wirtschaftliche Verhältnisse bereits ein gereiftes, und wo die Jungfrau im stande ist, die Anforderungen ihres erwählten Berufes einigermaßen zu überschauen. So soll es auch mit der Krankenpflegerin der Fall sein. Daher verlangen alle Pflegerinnengenossenschaften und alle Krankenanstalten, daß die Neueintretenden 20, oder doch wenigstens 18 Jahre alt sind (S. 25). Die wichtigste Frage für die angehende Pflegerin ist nun die, soll sie freie Pflegerin werden und versuchen, sich vollkommen auf eigene Füße zu stellen, oder soll sie sich einer größeren, weltlichen oder kirchlichen Genossenschaft angliedern und damit dieser die Sorge um ihre Zukunft vertrauensvoll in die Hände legen.

Die freien Pflegerinnen und ihre Ausbildung.

Die freien, keiner Genossenschaft und keinem Verbande angehörenden Pflegerinnen bilden in Deutschland ungefähr den vierten Teil aller Pflegerinnen überhaupt. Sie werden von denen, die die Krankenpflege am liebsten nur von organisierten Schwestern ausgeübt sehen möchten, vielfach als ‚wilde', als ‚Wärterinnen' oder als ‚Lohnwärterinnen' bezeichnet und damit in eine Stellung als Pflegerinnen zweiter Klasse gedrängt. Wie uns scheint, mit Unrecht. Die großen, meist auf religiöser Basis gegründeten Körperschaften bieten ja ihren Schützlingen einen mächtigen moralischen und wirtschaftlichen Rückhalt und verfügen über ein zahlreiches, sittlich sehr hoch stehendes und praktisch durchaus bewährtes Pflegerinnenpersonal. ... Aber einmal können ja die Verbände den Bedarf an Krankenpflegerinnen auch nicht annähernd decken. Sodann ist es nicht jedermanns Sache, sich in seinem Berufe Fesseln seiner persönlichen Freiheit anlegen zu lassen, die abzuschütteln ihm später sehr schwer (S. 26) oder nur unter Verzicht auf materielle Vorteile, oder aber vielleicht überhaupt nicht möglich ist. Ferner beschäftigen die großen Krankenhäuser, auch wenn ihnen Verbandsschwestern zur Verfügung stehen, sehr gern daneben noch freie Pflegerinnen, weil diese in einem direkten persönlichen Vertragsverhältnis zur Anstalt stehen. ... Die Direktion ist alleinige Vorgesetzte der Pflegerinnen. Anders liegt die Sache bei den Verbandsschwestern. Hier engagiert das Krankenhaus nicht diese oder jene Schwester, sondern es erhält von dem Verein, mit dem es in Verbindung steht, eine bestimmte Anzahl von Schwestern zugewiesen, und es ist die Sache der Vereinsleitung, wie lange sie ihre Schwestern an diesem oder jenem Platze belassen will; und sie bestimmt auch ausschließlich, welche Schwestern an Stelle der abgerufenen jeweilig wieder eintreten sollen. ... Gehorsam haben die Verbandsschwestern nach zwei Seiten zu leisten: einmal ihrer Oberin und ihrer Vereinsleitung, und sodann den Vorgesetzten in ihrer jeweiligen Dienstelle. Hierdurch können gelegentlich Kollisionen entstehen, die den regelmäßigen Dienstgang erschweren, und unter denen in letzter Instanz die Kranken zu leiden haben.

Und wenn zum Ruhme der genossenschaftlichen Pflegerinnen gesagt wird, daß sie ihren Beruf unentgeltlich ausüben, so frage ich, arbeiten denn die grauen Schwestern, die Diakonissen oder die Schwestern vom roten Kreuz nicht auch um Lohn, wenn ihnen auch derselbe unter anderem Namen, als Taschengeld und in Form von Naturalleistungen, oder auch nur durch Darbietung freien Lebensunterhaltes und die sichere Gewähr vollständiger Altersversorgung geboten wird? (S. 27)

Die Ausbildung der freien Pflegerinnen erfolgt zur Zeit in der Weise, daß junge Mädchen oder kinderlose Witwen entweder mit der ausgesprochenen Absicht, Pflegerinnen zu werden, als Hilfs- oder Lehrpflegerinnen, oder aber ohne solche Absicht als Dienende bei einem größeren Krankenhause eingestellt werden. ... Nur zum geringsten Teil werden die freien Pflegerinnen in Schulen systematisch ausgebildet. Solcher Pflegerinnenschulen, in denen methodischer Unterricht erteilt, und aus denen Pflegerinnen in nennenswerter Zahl hervorgehen, giebt es leider z. Z. in Deutschland nur sehr wenig ....Diejenigen, welche eine derartige Schule nicht besuchen, treten, wenn sie sich zunächst für die allgemeine Krankenpflege ausbilden wollen, als Hilfs- oder Lehrpflegerin, wohl auch als zweite, dritte Pflegerin bezeichnet, auf irgend einer Abteilung eines größeren Krankenhauses ein, sie dienen, wie man im Volke sagt, von der Pike auf. Verlangt wird beim Eintritt im allgemeinen nur Dienstzeugnis, Volksschulbildung und polizeiliches Führungsattest (S. 28). ...Ihre hauptsächliche Anleitung während dieses Vorbereitungsdienstes erhalten sie von den älteren Pflegerinnen. Sind sie geschickt, so erlernen sie weiterhin unter ärztlicher Anleitung Einspritzungen machen, kleine Verbände anlegen, Blutegel setzen und ähnliche Hilfeleistungen, die schon ein gewisses Maß von technischer Fertigkeit voraussetzen. Wie lange es dauert, bis die Lernende unter diesen Verhältnissen ‚Pflegerin' wird, läßt sich im allgemeinen nicht bestimmt angeben. Die Krankenanstalten, die in solcher Weise ihr Wartepersonal ergänzen, geben über die Dauer der Lehrzeit meistens keine bestimmten Versprechungen. ...Das Gehalt der angehenden Pflegerinnen an Krankenhäusern beträgt etwa so viel, wie der ortsübliche Gesindelohn für gut empfohlene Hausmädchen, und unterliegt daher innerhalb (S. 30) Deutschlands ziemlich breiten Schwankungen. ... Im allgemeinen erhalten die Pflegerinnen im Anfang 12-15 Mk. monatlich. Bei längerer Dienstzeit und guter Führung steigt das Gehalt stufenweise, so daß bewährte, als Oberwärterinnen thätige Pflegerinnen schließlich auf 30 Mk. monatlich sich stehen. ...Gegen Krankheit sind die Pflegerinnen weder bei den staatlichen Krankenkassen noch bei privaten Hilfskassen versichert. Sie erhalten in Krankheitsfällen aber überall die Hilfe der Krankenhausärzte und freie Medizin und Verpflegung. Bei der staatlichen Alters- und Invaliditätsversicherung sind die Pflegerinnen versicherungspflichtige Mitglieder. Eine Altersversorgung aus Anstaltsmitteln findet in der Regel nicht statt. ... Die Kündigungsfrist der Pflegerinnen beträgt meistens vier Wochen, nur ausnahmsweise mehr. Die jüngeren Pflegerinnen wechseln ziemlich häufig, da der Bedarf zumeist durch das Angebot gedeckt ist. ... Indessen habe viele Hospitäler Pflegerinnen, die 15 bis 20, ja in einzelnen Fällen bis zu 40 Jahren im Dienst sind. Solche durch langjährige Thätigkeit erprobte, mit der Verwaltung und dem ärztlichen Personal gleichmäßig eingearbeitete freie Pflegerinnen werden von den Krankenhausleitern sehr hoch geschätzt und (S. 30) sind in ihren Leistungen den Verbandsschwestern, die in der Regel höchstens wenige Jahre an derselben Stelle bleiben, mindestens ebenbürtig.

Pflegerinnenschulen

Die soeben geschilderte Ausbildung der freien Pflegerinnen ist die billigste Art, wie Mädchen oder Frauen, die sich durch Geschick und Treue in ihrem Berufe bewähren, zu einer auskömmlichen Stellung als Pflegerin gelangen können. ... (S. 31) Irgend eine theoretische Unterweisung erhalten sie im allgemeinen nicht. ... Nur durch Anschauung und Selbststudium kann eine eifrige und intelligente Schülerin diese Lücken ausfüllen. ... Um diesen Uebelständen zu begegnen, haben eine Reihe von Krankenhäusern eigene Pflegerinnenschulen errichtet. Mit diesen Schulen hat es indessen eine eigene Bewandtnis. Besonders in Preußen unterhalten eine große Menge kleiner und kleinster Krankenhäuser sogenannte Pflegerinnenschulen; es dürfte aber doch recht fraglich sein, ob an solchen Anstalten die angehenden Pflegerinnen mehr lernen, als an einer größeren, wo die Ausbildung nicht unter diesem Namen stattfindet. (S. 32). ... Eine derartige ‚Wärterinnenschule' besteht z.B. am Krankenhospital zu Allerheiligen in Breslau. Hier werden die Schülerinnen in 2 Kursen, zwischen denen ein Jahr praktischer Thätigkeit liegt, ausgebildet. 20 Teilnehmer; Lehrer; ein Assistenzarzt. Erster Kursus (Dauer 3 Monate): Kurze Darstellung des Baues des menschlichen Körpers, allgemeine Krankenpflege, Dienst auf der chirurgischen Station und im Operationssaal, Verhalten bei ansteckenden Krankheiten und bei Geisteskrankheiten. Zweiter Kursus (2 Monate): Vertiefung des Lehrstoffes des ersten. Nach Beendigung des zweiten Lehrkursus Prüfung und event. etatsmäßige Anstellung; beim Ausscheiden aus dem Hospital Diplomierung. Die Schülerinnen erhalten ‚bald beim Eintritt' die Mindestlöhne: und zwar beziehen – außer freier Station – Lehrmädchen 12-15 Mk., Gehilfinnen 18, Wärterinnen 21-40 Mk. monatlich. (S. 33)

Die weiteren Schicksale der freien Pflegerinnen.
Was wird nun aus der freien Pflegerin, wenn sie das Krankenhaus, das sie ausgebildet und bislang beschäftigt hat, verläßt? Oder wenn sie sich in dem Vereine, dem sie als Schülerin und Pflegerin angehörte, nicht wohl fühlt und das Bestreben hat, sich einen anderen Wirkungskreis zu suchen? Da stehen ihr verschiedene Wege offen, wenn anders sie dem erwählten Berufe treu bleiben will. Wenn nicht schwerwiegende Gründe ihre Entlassung aus der früheren Stellung herbeigeführt haben, so wird es einer einigermaßen tüchtigen Pflegerin nicht schwer, ein neues Feld für ihre Thätigkeit, sei es in einem anderen Krankenhause, sei es in einer Nervenklinik, wo an gutem Personal zumeist Mangel besteht, zu finden. (S. 36) ...Hat die Pflegerin vor ihrer speziellen Berufsausbildung die Führung des bürgerlichen Haushaltes erlernt, ist sie gewandt im Rechnen und Schreiben und eine, wie man sagt, repräsentable Persönlichkeit, so kann sie den Posten einer Vorsteherin oder Oberin in einer Privatklinik bekleiden. ... Ferner kann sich eine Pflegerin, auch wenn sie ausgebildet ist, einer der noch zu nennenden Genossenschaften anschließen. ... Schließlich kann sie auch suchen, als Privatpflegerin eine Praxis zu gründen. (S. 37). ...

Der evangelische Diakonieverein.
Der von dem Professor der Theologie Dr. Zimmer in Herborn begründete evangelische Diakonieverein hat das Bestreben, Frauen und Mädchen gebildeter Stände zur berufsmäßigen Ausübung der Krankenpflege, der Gemeindepflege und des Unterrichts zu veranlassen und ihnen dadurch ein ihrer geistigen und sozialen Stellung entsprechendes Arbeitsfeld zu verschaffen. ... Die in der Diakonie ausgebildeten Schwestern will er einerseits vor den Gefahren schützen, die den freien Pflegerinnen nach Verlassen eines (S. 39) festen Arbeitsplatzes zweifellos drohen, andererseits will er eine Organisation schaffen, die nicht, wie die Diakonissenhäuser, die Schwestern in jeder freien Entschließung und Bewegung hemmt. Wohl aber will er denen, die es wünschen, auch nach abgeschlossener Ausbildung seinen Schutz und einen wirtschaftlichen und moralischen Rückhalt gewähren.

Die Ausbildung der Schwestern geschieht an den Diakonieseminaren für allgemeine Krankenpflege. Höhere Töchterschul- oder entsprechende allgemeine Bildung wird zur Voraussetzung gemacht. ... Die Schülerinnen werden Schwestern angeredet, tragen Schwesterntracht und erhalten während einer 6wöchigen Probezeit und einer einjährigen Lern- und Übungszeit unentgeltlich theoretischen und praktischen Unterricht. ... Die Aufnahme erfolgt erst nach der Probezeit; nach Abschluß der Lernzeit haben die Schülerinnen eine Prüfung zu bestehen. ... Die ausgebildeten Schwestern, aktive Schwestern genannt, werden entweder durch Vermittlung des Vereins an Anstalten, die mit demselben in Vertrag stehen, und an Private ausgesendet, oder stellen sich in den eigenen Dienst des Vereins und bleiben zu demselben in dem Verhältnis eines freien Arbeitsvertrags, den beide Teile vierteljährlich kündigen können. ... Die Schwestern erhalten ein steigerungsfähiges Gehalt von 240 Mk. jährlich neben freier Station; werden sie als Lehrschwestern angestellt, so bekommen sie 400 bis 600 Mk.. Der Zusammenhalt der geistigen und wirtschaftlichen (S. 39) Interessen der Verbandsschwestern des evangelischen Diakonievereins ist gegeben in dem Schwesternverband. Der Eintritt in denselben ist nicht obligatorisch. ... Außerdem will der evangelische Diakonieverein einfache Mädchen mit Volksschulbildung im Alter von 18-30 Jahren als Pflegerinnen aufnehmen und in allen Zweigen der Pflege körperlich und geistig Kranker und in anderen Zweigen der Diakonie während eines Zeitraumes von 6 Jahren ausbilden....

Anfragen und Anmeldungen sind portofrei und unter Beifügung des Rückportos an den Vorstand des evangelischen Diakonievereins in Berlin-Zehlendorf, Bahnhofstraße 3, zu richten. (S. 41).

Die Vereine vom roten Kreuz.
Die Vereine vom roten Kreuz bilden einen großen internationalen ... Verband, der, ohne ein bestimmtes Bekenntnis bei seinen Mitgliedern vorauszusetzen, in erster Linie den Zweck verfolgt, im Felde verwundeten und erkrankten Kriegern Schutz und Hilfe zu gewähren. Im Frieden bereiten sich die Vereine in jeder Weise auf die Thätigkeit vor, die der Krieg notwendig macht. Als wichtigste Friedensarbeit ist wohl die Ausbildung geeigneten Pflegepersonals anzusehen, wie sie besonders von den Frauenvereinen vom roten Kreuz eifrig gefördert wird. ... Die Ausbildung geschieht

in besonderen, hierfür bestimmten Krankenanstalten und währt in der Regel ein Jahr (41). ... Die eintretenden Schwestern hinterlegen eine Kaution in der Höhe von 100 Mk., die zu Gunsten der Vereins- und Pensionskasse verfällt, wenn die Schwestern vor Ablauf einer dreijährigen Dienstzeit eigenmächtig ausscheidet. ... Im übrigen erfolgt die Ausbildung unentgeltlich; die Lehrschwestern erhalten freie Station und Dienstkleidung und ein nicht nennenswertes Taschengeld.

Nach beendigter Ausbildung werden sie einer Prüfung unterzogen und, wenn sie dieselbe bestanden haben, feierlich in den Schwesternstand aufgenommen (..). Sie stehen dann unter Aufsicht und mütterlicher Fürsorge einer Oberin, die in allen Dingen ihre nächste Vorgesetzte ist. Sie tragen in und außer dem Dienst die genau vorgeschriebene einfache Dienstkleidung, und als Abzeichen eine Brosche mit dem roten Kreuz im weißen Felde. Aeltere Schwestern werden auch äußerlich oft durch besondere Hauben von den jüngeren unterschieden.

Über die weitere Verwendung und Dienststellung der Schwester bestimmt ausschließlich das Mutterhaus, dem sie angehört, bzw. die Oberin im Einverständnis mit dem Vereinsvorstand...

Für im Dienst arbeitsunfähig gewordene Schwestern bestehen an einigen Orten bereits Feierabendhäuser; von anderen Vereinen wird die Einrichtung solcher erst angestrebt. Sonst besteht vielfach eine Pensionskasse, in die die Schwestern 5% ihrer Baarbezüge während der Dienstzeit einzuzahlen haben, und die außerdem aus Vereinsmitteln gespeist wird. Im übrigen haben die Schwestern Anspruch an die staatliche Alters- und Invaliditätsversorgung. (S. 42).

Die Diakonissenhäuser

Die Organisation dieser Diakonissenhäuser (S. 43) ist eine streng kirchliche. Es können nur evangelische Jungfrauen im Alter von 18 bis 35 Jahren, ausnahmsweise bis zu 40 Jahren, eintreten, die sich eines makellosen Rufes erfreuen. ...

Die Schwester ist zu unbedingtem Gehorsam gegen ihre Vorgesetzten verpflichtet; sie muß sich willig und freundlich jeder ihr zugewiesenen Arbeit unterziehen und darf auch bei Zurechtweisung nicht murren. Für sich darf sie keine Geschenke annehmen, sie bekommt vom Mutterhaus alle

Verpflegung. Ihr Ausbildung ist unentgeltlich. ... Nach 6jähriger Dienstzeit hat die arbeitsunfähig gewordene Schwester Anspruch auf Versorgung, die in der Weiterzahlung des Gehaltes besteht; vielfach findet auch die Altersversorgung durch Aufnahme in das Mutterhaus statt.

Im Kriegsfalle thun Diakonissinnen, die von ihrem Mutterhaus dazu ausersehen sind, den Dienst an verwundeten und erkrankten Kriegern unter Führung des Johanniterordens. ... (S. 44).

Die katholischen Krankenpflegerinnen
Die in der Krankenpflege ausgebildeten katholischen Ordensschwestern ... haben sich durch ihre vorzüglichen Leistungen in der ganzen Welt bekannt gemacht. Einmal durch ihr stilles, sanftes Wesen, ihre ruhigen Bewegungen und ihren sittlichen Ernst im Verein mit einer gewissen Heiterkeit erwarben sie sich die Hochschätzung und Verehrung aller, die je Gelegenheit hatten, ihre Thätigkeit am Krankenbett zu beobachten. (S. 45).

Anmerkungen:
Forderungen, Leistungen und Anforderungen an den Beruf der Krankenpflegerin stehen im Mittelpunkt eines Buches, dass der Arzt Walther Francke als Informationsschrift für mögliche Berufseinsteigerinnen geschrieben hat. Er wendet sich somit explizit an Frauen und benutzt eine einfache und anschauliche Sprache, die ihm offensichtlich als angemessen für diese erscheint. Diese Quelle ist relativ ausführlich wiedergegeben, bietet sie doch in methodischer und inhaltlicher Hinsicht eine Reihe von Zugriffsmöglichkeiten.

- Der von Francke an den Anfang seiner Ausführungen gestellte fiktive Tagesablauf einer Krankenschwester läßt sich lesen als das Bild, das sich ein Arzt von den Pflichten und Aufgaben der Krankenpflegerin macht. Herausarbeiten läßt sich also die Konstruktion der Krankenpflege im alltäglichen Ablauf. In der zeitlichen Abfolge läßt sich dieser Tagesablauf auch mit dem aktuellen Arbeitsablauf in der Krankenpflege vergleichen, wie er sein soll bzw. wie er in der Realität ist. Diskutiert werden können Aspekte der Diskrepanz zwischen Norm und Wirklichkeit, Theorie und Praxis. Aspekte der Spezialisierung und Technisierung können am Beispiel der herausgehobenen Position der Operationswärterin erörtert werden.

- Francke möchte den möglichen Berufseinsteigerinnen Hilfen geben, sich für eine Berufsorganisation entscheiden zu können. Er gibt aus seinem zeitgenössischen Blickwinkel einen Überblick über die Ausbildungsbedingungen und Organisationsprinzipien der einzelnen Organisationsformen als freie Pflegerinnen, in der evangelischen Diakonie, den Vereinen des Roten Kreuzes und der katholischen Ordenspflege. Im Vergleich mit den in anderen Quellen aufgeführten Problembeschreibungen und in der Konfrontation mit den aktuellen Beschreibungen aus der Sekundätliteratur (z.B. Wolff und Wolff, Seidler u.a.) können die Unterschiede und Gemeinsamkeiten herausgearbeitet werden. Damit lassen sich Fragen der Organisation der Krankenpflege in dem jeweiligen Perpektivenwechsel aus den Quellen kritisch herausgearbeitet werden. Erkennbar wird, dass die Position des Betrachters, sein Interesse und die von ihm verfolgten Ziele auch in einer scheinbar objektiven Form in Erscheinung treten können.

15. Elisabeth Storp, Die soziale Stellung der Krankenpflegerin, Dresden 1901.

Deutscher Staatsbürgerinnen-Verband e.V.

Immer mehr beginnt man einzusehen, daß die Frau ein ‚Recht auf Arbeit' habe, daß es verkehrt wäre, soviel tüchtige, willige Kraft brachliegen zu lassen, anstatt ihr die Möglichkeit zu geben, sich im Dienste der Menschheit zu bethätigen. Abgesehen vom Studium ... werden die verschiedensten neuen Berufe dem Mädchen aus guter Familie zugänglich gemacht (S. 3). ... Infolgedessen ist der Zudrang zu allen diesen Berufen groß. ... Anders verhält es sich in der Krankenpflege. Hier wird schon seit Jahren über Mangel an besseren Bewerberinnen geklagt. ... Gewiß giebt (S. 4) es viele Mädchen, die aus wahrem Idealismus und reinster Opferfreudigkeit diesen Beruf ergreifen, ohne jede Rücksicht darauf, was er ihnen bietet. Aber wie unzählige und durchaus nicht die schlechtesten sind darauf angewiesen, an ein genügendes Einkommen, an eine angemessen Versorgung im Alter zu denken, und können sich keiner Thätigkeit widmen, die in dieser Hinsicht aussichtslos erscheint. Sehen wir, was den Vereinsschwestern für ihre äußere Lebensstellung gegeben wird.

Dabei sehen wir ab von den eigentlich religiösen Vereinen. ... Von den interkonfessionellen, weltlichen Vereinen aber haben die Schwestern wenig oder (S. 5) keinen Nutzen. Sie werden in den Krankenhäusern, meist abseits vom Vereinshaus, ausgebildet, wohnen und essen dort und dürfen dasselbe in dienstfreier Zeit nicht verlassen, außer einmal die Woche zu bestimmten Stunden, mit einem Urlaubsschein versehen. ... Es wäre doch wohl in mancher Hinsicht vorteilhafter, wenn der Stand der Schwestern sich (S. 6) vollständig frei wie der der Lehrerinnen entwickeln könnte, wenn jede Schwester in einem Krankenhause ausgebildet, geprüft und, falls sie sich bewährt, angestellt würde. ... Vor allem würden die Gehaltsverhältnisse der Schwestern sich bessern, wenn der Verein mit seinen Kosten wegfiele. Jetzt erhält die 21jährige Lehr- und Probeschwester – ein Gehalt von 200 bis 300 Mark p.A. bei freier Station und Gewährung von Dienstkleidung (S. 7). ... Vergleichen wir mit diesen niedrigen Beträgen das Einkommen einer Volksschullehrerin, die täglich zwar auch 6-8 Stunden zu arbeiten hat, dann aber frei ist, die sich dann ihrer Familie widmen und sich geistig fortbilden kann, ganz abgesehen von der Mußezeit, welche die (S. 8) Sonntage und Ferien ihr bringen. In den Großstädten ... beziehen die Lehrerinnen ein Anfangsgehalt von 1500-1800 Mk., das bis 2800 bis 3100 Mk. steigt. Nach 10 Jahren tritt die Pensionsberechtigung ein. Wie sieht es dagegen mit der Pension der Krankenschwester aus? Ziemlich traurig! (S. 9) ...

Zu den schlechten Gehaltsverhältnissen kommt ferner der aufreibende und mühevolle Dienst. Alle Tage – Ruhe- und Festtage (S. 10) kennt die Krankenpflegerin nicht – von morgens 6 Uhr bis abends 8 Uhr heißt es auf den Beinen sein. Da giebt es zu scheuern, zu waschen, zu spülen, zu heben, zu rücken. Jeder Kranke erfordert individuelle Behandlung, jede Veränderung an ihm muß beobachtet werden. ... Wahrlich, bei solchen Anforderungen wäre eine Verkürzung der Arbeitszeit sicherlich geboten! (S. 11). ... Immerhin müßte man einer Schwester die Gelegenheit nicht versagen, mit der Welt mehr zu verkehren. ... Auch daß gebildete Mädchen halbe Tage mit der gröbsten Scheuerarbeit beschäftigt werden, ist mindestens überflüssig und kostspielig, zum Teil im Interesse der Kranken direkt schädlich. (S. 12) ... Zu dieser Art Arbeit können tüchtige Wärterinnen verwendet werden, die gebildeten und kostspieligen Kräfte aber gespart, zur eigentlichen Pflege und zur Aufrechterhaltung eines gesitteten und moralischen Tones im Krankensaale. ...

Wir haben den Sinn, ein Comité zu bilden. Ziel und Zweck dieses Comités wäre, zu beantragen, daß die Ausbildung der Schwestern verstaatlicht würde, ebenso die Anstellung in den städtischen Krankenhäusern und im Gemeindedienst vom Staat oder Stadt (Gemeinde) ausginge, ferner ein Stellenvermittlungsbureau (S. 13) zu gründen, wo die Schwestern, die nicht in Staatsdienste treten wollen, sich für Privatpflege melden können, dann noch ein Erholungsheim zu errichten oder auch nur Gelegenheiten auszukundschaften, wo unbemittelte oder alleinstehende Schwestern ihre Erholung und Kräftigung in ihren Ferien finden können, im weiteren aber den Stand zu heben und bessere Erwerbsbedingungen zu erstreben. Wir wenden uns an alle, die Herz und Sinn für unsern Stand haben, und sind dankbar für jede Erwiderung dieser Anregung, jeden Rat und jede Erklärung zum Beitritt des Comités.

Im Namen vieler:
Schwester Elisabeth Storp, Dresden, Kaitzerstr. 29.

Anmerkungen:
Kritik an der sozialen Stellung der Krankenpflegerin als Vereinsschwester aus der Sicht der Pflegenden selbst äußert Elisabeth Storp. Als Mitglied im Deutschen Staatsbürgerinnen-Verband begründet sie, warum es in der Krankenpflege einen Mangel an geeigneten Arbeitskräften gibt und schlägt die Bildung eines Komitees vor. Zur Verbesserung der Erwerbsbedingungen fordert sie die Verstaatlichung der Ausbildung, die Einrichtung von Stellenvermittlungsbüros und Erholungsheimen, die Verkürzung der Arbeitszeit, eine bessere Bezahlung und innere Umstrukturierung der Arbeit selbst. Im Vergleich mit dem Beruf der Lehrerin verweist sie auf bestehende Mängel. Herausarbeiten lassen sich zum einen Aspekte der Arbeitswirklichkeit, denen zum andern aus der Position der bürgerlichen Frauenbewe-

gung heraus Forderungskataloge entgegengestellt werden. Die Krankenpflege als bürgerlicher Frauenberuf läßt sich in seiner Problematik erfassen.

16. Johannes Stangenberger, Unter dem Deckmantel der Barmherzigkeit. Die Schwesternpflege in den Krankenhäusern. Ein Mahnwort an Eltern und Vormünder, Berlin 1901

Und nun zur Sache!
Die Vorkämpferinnen der modernen Frauenbewegung ... operieren mit Vorliebe mit dem Schlagwort der Berufswahl der Frau. ... Sie soll sich vor allen Dingen, um unabhängig zu werden, genau wie der Mann einen Beruf wählen. Als einer der edelsten dieser Berufe wird immer wieder die Krankenpflege hervorgehoben. ... Es hat nun diese Behauptung auf den ersten Blick etwas Bestechendes. Ganz unzweifelhaft ist es, dass der weibliche Charakter grössere Entsagungsfähigkeit als der männliche in sich schliesst, dass das Weib mehr dulden kann als der Mann. Und Dulden und Entsagen sind vornehmlich erforderlich zur Krankenpflege. Wo diese Vorbedingungen (S. 4) fehlen, kann von einem erspriesslichen Wirken keine Rede sein. Besonders auf das Entsagen ist Werth zu legen. Die Krankenpflege stellt an die Betheiligten derartig hohe Anforderungen, dass nur solche, die um der Sache selbst willen sich diesem Berufe widmen, wirklich brauchbares Material abgeben. ... Wenn wir im Folgenden von ‚Schwestern' sprechen, so kommen also weder die katholischen barmherzigen Schwestern noch die Diakonissen der evangelischen Verbände in Betracht: für uns handelt es sich lediglich um die sogenannten ‚wilden Schwestern' und die Angehörigen jener Verbände, in denen keine religiösen Gelübde, dafür aber eine um so strammere innere Disziplin gefordert wird. (S. 5).

In einem Berliner Blatt hat eine ärztliche Autorität den harten, aber äusserst treffenden Ausdruck *Sportschwestern* gebraucht. Leider ist die Krankenpflege, wie sie von dieser Sorte Schwestern heutzutage betrieben wird, ein Sport, und zwar einer der allerschlimmsten Sorte: ein Sport, der nicht (S. 6) allein den Körper sondern vor Allem die Sittlichkeit der ihn Ausübenden ruinirt, ein Sport, dessen pikante Seite von unheilvollstem Einfluss auf die jugendlichen Gemüther ist und der deshalb nicht energisch genug bekämpft werden kann. ... (S. 7).

Sehen wir uns nun diese Verrichtungen etwas näher an, die von den oft noch nicht zwanzig Jahre alten Mädchen verlangt werden.

Wir befinden uns auf einer Männerstation. Neben Schwerkranken liegen hier sonst ganz gesunde Männer mit irgend einem geringfügigen lokalen Leiden chirurgischer Natur. ... Bei der *Morgenvisite*, dem ersten Rundgange der Aerzte, haben die Schwestern der Station mit den Lehrschwestern anwesend zu sein. Der Kranke wird fast immer entblösst und untersucht, wobei die Schwestern Handreichungen zu leisten haben .... Man kann nicht gerade behaupten, dass derartige Verrichtungen die Schamhaftigkeit der jungen Mädchen zu fördern geeignet sind. Aber die Dienstleistungen bei der Visite sind verhältnissmässig noch harmlos; handelt es sich doch im Wesentlichen nur um das Anschauen nackter männlicher Körper. Die eigentliche Behandlung männlicher Kranker aber birgt in sich die unheilvollsten Gefahren für die Sittlichkeit junger Schwestern (S. 9). ...

Es müsste in Form einer Novelle zur Gewerbeordnung klipp und klar ausgesprochen werden, dass Schwestern nur im Nothfall zur Männerpflege, und dann nur unter den für die Diakonissenverbände geschaffenen Kautelen zugelassen werden dürfen. (S. 39). ... Neben dieser Gewerbe-Novelle empfiehlt es sich vielleicht, auch einige Paragraphen des Strafgesetzbuches weiter als bisher zu fassen. ... Dass eine unzüchtige Handlung als vorliegend anzunehmen ist, wenn in Gegenwart 20jähriger Mädchen männliche Geschlechtstheile untersucht werden, ist selbstverständlich. (S. 40). ... Ueberhaupt müsste das Hauptaugenmerk bei der Abfassung der Novellen auf den Schutz der noch unverdorbenen Schwestern gerichtet sein: haben sie erst einmal richtig Blut geleckt, so ist es für das zurückbringen auf den Pfad der Sittlichkeit fast immer schon zu spät....

Wenn die Schwesternpflege in die ihr gebührenden Grenzen zurückgewiesen werden soll, so muss damit Hand in Hand gehen die Schaffung eines geeigneten (S. 41) männlichen Pflegepersonals. Dass ein solches augenblicklich nicht vorhanden ist, hat zum grossen Theil mit dazu beigetragen, dass die Missstände in der Schwesternpflege einen so grossen Umfang annehmen konnten. (S. 42) ...

Angesichts solcher Zustände kann man nicht dringend genug an Eltern und Erzieher die Mahnung richten: Hütet Eure Pflegebefohlenen! Hütet Eure Töchter vor der Krankenpflege, und können sie wirklich dem inneren Drange nicht widerstehen, so gebt nicht zu, dass sie in andere als religiöse Schwesternschaften eintreten; ist es ihnen wirklich Ernst mit der Wahl ihres Berufes, so werden sie nur hier wahre, innere Befriedigung finden (S. 46) ... Hinweg daher mit der schrankenlosen Mädchenpflege bei Männern, die auf das Schuldkonto der modernen Frauenemanzipation zu setzen ist (S. 47).

Anmerkungen:
Stangenberger verurteilt die sogenannten *wilden* oder *Sportschwestern* als abschreckendes Beispiel für eine falsch verstandene Emanzipation der Frau. Nur in den religiösen Schwesternschaften ist s.E. gesichert, dass Krankenpflegerinnen nicht dem sittlichen Verfall anheim fallen. Am Beispiel der Männerpflege durch weibliches Pflegepersonal – ein Thema, das in dieser Zeit zentral ist – verweist er auf die konkrete Gefährdung von Mädchen, die in ihrem Beruf dazu veranlaßt werden, bei der Untersuchung von männlichen Geschlechtsteilen anwesend zu sein. Das *Anschauen nackter männlicher Körper* ist entsprechend dem bürgerlichen Moralkodex nicht geeignet für bürgerliche Mädchen. Erkennbar wird eine Denkrichtung, die in der Verurteilung der freien Krankenpflege eine inhaltliche Verknüpfung von Unmoral und Berufstätigkeit herstellt. Es bietet sich an auf der Grundlage der von Magdalene Rübenstahl[22] vorgenommenen Untersuchung und in der Ergänzung durch andere Quellen an, die differierenden Positionen zu diesem Konflikt nachzuzeichnen. Ein Konfliktmodell könnte entsprechend den von Giesecke[23] formulierten Fragestellungen ausgearbeitet und

[22] Magdalene Rübenstahl, *Wilde Schwestern.* Krankenpflegereform um 1900, Frankfurt am Main 1994.

[23] Hermann Giesecke, Politische Bildung. Didaktik und Methodik für Schule und Jugendarbeit, Weinheim und München 1993, S. 71 ff.. Giesecke stellt im Rahmen seines konfliktorientierten Ansatzes, den er durch die systematische Kunde und den problemorientierten Ansatz ergänzt wissen möchte, folgende zentrale Fragen auf, die an den jeweiligen Gegenstand zu richten sind: 1. Welche verschiedenen Problemdefinitionen sind erkennbar? 2. Welche verschiedenen Interessen sind erkennbar? 3. Welche Ursachen für den Konflikt werden genannt? 4. Wel-

auf seine Anwendungsmöglichkeiten für die Gegenwart hin überprüft werden.

17. Gottlieb Merkel, Weibliche Krankenpflege, in: Die Krankenpflege, 1. Jg., Berlin 1901-1902, S. 660-665

Vor einigen Jahren habe ich in der früheren Mendelsohnschen Zeitschrift für Krankenpflege eine kleine Studie veröffentlicht unter dem Titel „Ärztlicher Direktor – Verwaltungsdirektor?" An einen weiblichen Krankenhausdirektor habe ich damals, offen gestanden, nicht gedacht, wenn mir auch Ansätze dazu nicht ganz unbekannt geblieben waren; ich glaubte damals nicht, dass man das ernstlich in Erwägung zu ziehen brauche. Mittlerweile hat sich in dieser Hinsicht manches geändert, die „Lehre von den Frauenrechten" hat sich überall, so auch bei uns, aus kleinen Anfängen zu einer „Disziplin" emporgerungen und hat durch eine intensive und bewunderungswürdige Energie sich durchgearbeitet zu einer Bedeutung, welche nicht unbeachtet bleiben kann und darf; und es besteht kein Zweifel, dass, wenn Frauen erst offiziell zur Praxis zugelassen sind, sie auch Anspruch haben auf Berücksichtigung bei der Anstellung von ärztlichen Krankenhausdirektoren. Von dieser Voraussetzung sieht freilich die hoch verdiente Oberin vom Roten Kreuz, Clementine v. Wallmenich, ab, wenn sie in ihrer sehr lesenswerten Abhandlung in dieser neuen „Mendelsohnschen Krankenpflege" über die Stellung der Oberin im modernen Krankenhause den Rat giebt, für kleinere Krankenhäuser Oberinnen als Verwalterinnen anzustellen und dazu die Gründung einer Oberinnen-Akademie in Aussicht stellt. Doch zu solchen grossen Ideen gedenke ich mich nicht aufzuschwingen; die akademische Erörterung der Frage dürfte wohl doch eine noch zu frühe sein, für uns Ärzte ist sie auch noch nicht brennend, und die Gemeinden, welche bislang Krankenhaus-Direktorenposten zu besetzen ha-

che Folgen hatte diese oder jene Handlungsstrategie, als sie sich durchsetzte? 5. Wie ist die Rechtslage?

ben, sind so knapp auch dermalen in den Kassen der Städte die Mittel sind, noch! nicht so weit, sich weibliche Direktoren eben deshalb zu suchen, weil weibliche Kräfte um geringeres Entgelt zu erhalten sind als männliche S. 660). In einem Punkte stimme ich aber der Anschauung der Frau Oberin vollkommen und rückhaltlos bei, darin nämlich: dass die Krankenpflege in weibliche Hände gehört und dass mit verschwindenden Ausnahmen die weiblichen Hände in fast jeder Hinsicht den männlichen Händen vorzuziehen sind. Ich gebiete über eine grosse Erfahrung in langjährigem Krankenhausdienst und beabsichtige in den nachfolgenden Zeilen auf Grund (fieser meine Anschauungen zu entwickeln über einige Punkte, welche mir einer Besprechung wert zu sein scheinen.

Wir hatten in unserem Nürnberger Krankenhause bis zum Jahre 1875 im wesentlichen weibliche Pflegerinnen, welche sich meist aus dem Stande der weiblichen Dienstboten rekrutierten. Die besten Glieder dieses Standes waren es gerade nicht; aber wenn eine nicht passen wollte, so nahm man wieder eine andere und schliesslich blieb doch ein recht guter Grundstock übrig, an dem der Nachwuchs sich ansetzen konnte. Unterricht in der Krankenpflege hatten die Leute nie gehabt, sie wurden nur praktisch angelernt. Sie verrichteten willig auch häusliche Arbeiten und waren nicht spröde. Auf der chirurgischen Abteilung hatte man einen approbierten Bader als Gehilfen, aber nie nahm man bei Operationen an männlichen Geschlechtsteilen Anstand daran, dass Wärterinnen Hilfe leisteten. Die Messungen der Temperatur wurden nur anal vorgenommen. Männliche Wärter gab es nur auf der männlichen syphilitischen Abteilung und auf der männlichen Irren-Station.

Aufgegeben wurde diese Art Wartepersonal, nachdem man üble Erfahrungen in Bezug auf Redlichkeit und Zuverlässigkeit gemacht hatte und gezwungen dadurch, dass es an Ersatz fehlte, da die freien weiblichen Kräfte mehr und mehr von der Grossindustrie in Anspruch genommen worden waren.

Seit dieser Zeit, seit Ende des Jahres 1875 also, werden in unserer Anstalt Diakonissinnen aus dem evangelischen Diakonissen-Mutterhause in Neuendettelsau in Bayern in der Krankenpflege beschäftigt. Es war unverkennbar, dass am Tage des Einzuges des neuen Pflegepersonals ein neuer Geist in die Anstalt einzog. Wenn man sich fragt, was die Ursache dieser

Wandlung war so muss in erster Linie genannt werden, dass die Schwestern nicht ohne Kenntnisse eintraten und mit einer gewissen Schulung in der Krankenpflege versehen waren; dazu kam der in allen Dingen bemerkbare den Schwestern eigene Sinn für Gehorsam und Unterordnung, ihr Bewusstsein, einer guten Sache „um Gotteswillen" zu dienen, das fern von allem persönlichen Interesse sich bethätigen zu wollen schien; und schliesslich war es das Ordenskleid, welches auch die Ungebildeten zu respektieren gewöhnt waren. Die Schwestern übernahmen alle der früheren Wärterinnen, waren jedoch von der Hausarbeit entbunden, welche Zugeherinnen übertragen wurde. Unterschiedslos nahmen sie bei Frauen und Männern die Anal-Messungen vor und leisteten bei allen Betätigungen und Operationen in der Genital-Sphäre auch der Männer Hilfe. Lange dauerte es aber nicht, bis sich da und dort eine Schwierigkeit entwickelte und die erste Änderung, welche getroffen wurde, (S. 661) war die Ersetzung der Anal- durch Achselmessungen. Auch für andere Zwecke suchte man männliche Hilfe für die Krankenpflege und fand diese in den Brüdern der Diakonen-Anstalt des Landesvereins für innere Mission in Bayern, die als Lehrlinge eintraten und, wenn brauchbar, sich zu Wärtern aufdienten. Als Nachwuchs für die Schwestern stellte das Diakonissen-Mutterhaus Schülerinnen in die Anstalt ein, welche den Schwestern beigegeben wurden. Neuerdings erhalten Schwestern und Schülerinnen, Diakoniewärter und Lehrlinge in der Anstalt noch theoretischen Unterricht, den die Oberärzte erteilen. Die Schwestern haben in ihrer Gesamtheit eine Spitze in der vom Mutterhause im Einverständnis mit dem Stadtmagistrat aufgestellten „Oberschwester", welche für die Schwestern die Vertreterin des Mutterhauses darstellt; diese ist eine im praktischen Krankendienste erfahrene Schwester, welche vom praktischen Pflegedienste vollkommen befreit ist. Sie steht unter dem ärztlichen Direktor. Die Schwestern unterstehen dienstlich dem Direktor, dem Oberarzt und dem betreffenden Gehilfsarzt. In dieser Hinsicht entstehen Schwierigkeiten nur im Verkehr der Assistenzärzte mit den Schwestern. Nicht jeder der jungen Herren findet vom Anfang an den richtigen Takt; und Schwestern ohne Temperament taugen nach meiner Erfahrung nicht viel. Der Oberarzt muss hier fertig werden und wird es, bei uns wenigstens mit verschwindenden Ausnahmen, auch stets. Die jungen Kollegen bedenken nicht immer, und da liegt in den meisten Fällen der Fehler, dass sie nur vorübergehend in der Anstalt weilen, Oberärzte und Pflegeschwestern aber längere Zeit; gerade diese Erwägung zeigt sehr häufig den richtigen Ausgangspunkt zur Lösung der Differenz, bei der die Rücksicht auf die Galanterie gegen das weibliche Geschlecht ebensowenig den Ausschlag geben darf, als die unbedingte Anerkennung ärztlicher Hoheit und Autorität.

Sehr gut bewährt hat sich die Gepflogenheit, die Pflege auf der weiblichen syphilitischen Abteilung Schwestern zu übergeben. Es ist eine schwere Aufgabe hier zu lösen, doch ist ihre Lösung bei uns gelungen. Die Art, in welcher die Kranken von den Schwestern behandelt und zur Arbeit herangezogen werden, ist nur anzuerkennen und zu loben; die grosse Ordnung, welche in diesem Bau herrscht, hat uns veranlasst, die Oberaufsicht im Bau der syphilitischen Männer ebenfalls einer Schwester zu übergeben. Ihr unterstehen die zwei weltlichen Wärter, welche die eigentlichen Pflegedienste zu leisten haben. In Bezug auf die Hausordnung: hier kommt es allerdings manchmal zu Schwierigkeiten, welche die Schwester mürbe zu machen drohen, aber unter Beihilfe der Ärzte ist es immer gelungen, das Gleichgewicht wieder herzustellen und die Einrichtung zum grossen Vorteile der ganzen Abteilung aufrecht zu erhalten. Wir wissen dem Mutterhause besonderen Dank, dass es auch zu diesem schwierigen Werk seine Schwestern bereitgestellt hat Auf die Irrenstation haben wir Schwestern nicht gestellt.

Ich habe eingangs darauf hingewiesen, dass das Ordensgewand bei der Unterordnung der Kranken unter die Schwestern eine gewisse Rolle spielt; das wird wohl ohne Umstände jedermann zugeben, aber der Arzt wird dabei (S. 662) nicht ohne Bedenken auf das Gewand sehen, das meist aus dunklen, rauhen Stoffen besteht, und in seiner faltigen Gestaltung dem Staube reichliche Schlupfwinkel darbietet. Auch mir war das Gewand ein Stein des Anstosses, es ist mir aber nach verhältnismässig kurzer Zeit gelungen, den Widerstand gegen eine Änderung in dieser Hinsicht zu besiegen. Seit fünf Jahren tragen die Schwestern im Dienst glatte Oberkleider aus waschbarem, weissem Stoff, die in der Taille mit einem Gürtel gefasst, an den Handgelenken fest anschliessen. Freilich entsteht dadurch eine erhebliche Belastung der Waschküche, denn vier bis fünf Anzüge in der Woche sind die Mindestzahl, der Gewänder für eine Schwester; aber was an

Reinlichkeit gewonnen wird, ist erheblich mehr, und der Anblick der weiss gekleideten Pflegerin ist dem Kranken viel angenehmer, als der der dunklen Mutterhaustracht. Die Hauben der Schwestern entbehren weit abstehender Flügel und es kann ihnen für manche Zwecke nachgerühmt werden, dass sie die Haare decken und deren Abstauben verhüten. Nicht ganz gerne wurde dem Zwecke des Hauses das Zugeständnis bezüglich der Gewänder gemacht, aber die Schwestern möchten wohl nicht um viel zum alten Gebrauch wieder zurückkehren. Auch unser Hausdienstpersonal trägt jetzt, soweit es in den Krankenbauten beschäftigt ist, helle, waschbare Überkleider.

Was die Thätigkeit unserer Pflegeschwestern betrifft, so ist die Höchstzahl der Betten, welche einer Schwester unterstehen, auf der chirurgischen 36, auf der medizinischen Abteilung 44; naturgemäss sind diese Betten eigentlich nie voll belegt, wenn es auch einmal in Zeiten höchster Not dazu kommt, dass zu den 44 Betten noch 6 eingeschoben werden müssen; dann wird aber auch das Pflegepersonal vermehrt. Jede Schwester hat auf der weiblichen Abteilung eine Schülerin, auf der männlichen einen Diakonen an ihrer Seite und ausserdem stehen ihr für die grobe Arbeit Hausmägde zur Verfügung, die im Hause wohnen. Aus der Zahl der Kranken, für welche je eine Schwester mit der nötigen Hilfe, nämlich einem Diakon und einer Schülerin, angestellt ist, ergiebt sich fiir den Sachverständigen von selbst, welches Mass von Arbeit der Einzelnen zugemutet wird. Trotzdem ist diese Frage nicht so durchsichtig als sie scheint. Die Grösse der Aufgabe bemisst sich natürlich in erster Linie nach der Art der Erkrankung, nach dem Grad der Hilflosigkeit des einzelnen Kranken und nach der Art der Unterbringung der Kranken. Da die Mehrzahl der Kranken bei uns in Sälen mit 30 bis 36 Betten liegt, so wird die Arbeit in mancher Hinsicht leichter, da die Kranken sich gegenseitig überwachen, einander auch mehr Handreichungen leisten; aber die Isolierungen über Nacht werden häufiger und notwendiger, weil ein einziger Unruhiger den ganzen Saal stört und die vielen im selben Räume liegenden wiederum manchen Schwerkranken beunruhigen. Mindert sich also nach der einen Seite die notwendige Zahl des Pflegepersonals, so mehrt sie sich nach der anderen.

Es ist ausserordentlich naheliegend, dass der Kranke wünscht, bei der Pflege immer dasselbe Gesicht zu sehen und dass es ihm von erheblichem

(S. 663) Vorteil zu sein scheint, wenn er die Person, die ihn am Tage pflegt und bald ihn und seine Eigenheiten, seine kleinen Bedürfnisse und Gepflogenheiten kennt, auch nachts um sich hat. Es ist auch sicher, dass der Kranke in der Nacht dem Trosteswort zugänglicher ist als am Tage; daher kommt es, dass Schwestern und Kranke sich in dem Wunsche treffen, auch nachts beisammen zu sein. Es ist mir nicht immer leicht gewesen, durchzudringen, um nicht durch Nachgiebigkeit gegen solche Wünsche eine ganz ungebührliche Belastung des Pflegepersonals zu veranlassen; das ist auch ein sehr wunder Punkt in der Privatpflege, wo auf diese Wünsche von den Angehörigen der Kranken ganz besonderer Nachdruck gelegt wird; man kann indes nicht streng genug sein in diesem Punkte. Wer den Tag über gepflegt hat, der gehört nachts in das Bett zu ordentlichem Schlaf; die Ausserachtlassung dieses Grundsatzes schädigt am allermeisten das Pflegepersonal. Zum Rundgang ist es wohl zulässig, dass einmal des Nachts eine Schwester auf dreissig oder vierzig Minuten das Bett verlässt, um sich dann wieder niederzulegen, aber auch dies darf nicht jede Nacht wiederkehren. Eigentliche Nachtwachen darf das reguläre Pflegepersonal nicht machen; dazu ist Ablösung notwendig. Wir haben im Krankenhause sechs Nachtwache-Schwestern, welche tagsüber schlafen, abends 8 Uhr zur Nachtwache, wo sie angeordnet ist, antreten, um bis 6 Uhr früh zu verbleiben; ihre Beobachtungen haben sie im Wachbuch schriftlich niederzulegen, damit der Arzt, auch wenn sie nicht mehr auf der Abteilung sind, erfährt, was nachts vorgegangen ist. Es hat viele Mühe gekostet, diese Einrichtung durchzusetzen, nicht nur um der Knappheit der Schwesternzahl überhaupt willen, sondern auch mit Rücksicht auf gewisse prinzipielle Aufgaben, welche ich schon angedeutet und besprochen habe; doch man hat sich auch damit ausgesöhnt und ich kann nur bedauern, dass es blos sechs und nicht zwölf Nachtwache-Schwestern sind.

Bezüglich der freien Zeit legen wir im allgemeinen dem Ausgang der Schwestern möglichst wenig in den Weg. Natürlich darf der Dienst, besonders der ärztliche, darunter nicht leiden und die Schwestern müssen sich einer gewissen Kontrolle, gleich dem gesamten Hauspersonal, durch die Verwaltung fügen. Dies geht nicht ganz ohne Widerspruch ab, doch lassen sich nach unseren Erfahrungen die richtigen Formen wohl finden, innerhalb deren sich diese Kontrolle bewegen muss, um die nötige Ordnung aufrecht zu erhalten, ohne das Gefühl des anderen Teils zu beleidigen. Die Krankenschwestern schlafen bei uns jede in ihrem Bau, jede hat ihr eigenes, einfach, aber gut eingerichtetes Zimmer mit möglichster Bequemlichkeit; die Schülerinnen schlafen zu zweien in einem Zimmer, die Nachtwache-Schwestern im Ökonomiegebäude. Zum gemeinsamen ersten oder zweiten Frühstück kommen die Schwestern leider nicht, das erlaubt der Dienst nicht, da auf den Vormittag die grösste ärztliche Arbeit trifft. Die Hauptmahlzeit wird in zwei Schichten im Schwestern-Esszimmer im Ökonomiegebäude eingenommen; dazu haben, ganz besondere Ausnahmen abgerechnet, alle Pflegeschwestern zu erscheinen. Zur Einnahme (S. 664) des Kaffees in der Mitte des Nachmittags kommen nicht alle, ebensowenig ist es durchzusetzen, dass zu den Abendmahlzeiten alle erscheinen; lange dauernde ärztliche Besuche, spät zur Aufnahme kommende Kranke, Vorbereitungen für die Nachtpflege greifen hier hindernd so ein, dass Abhilfe oft thatsächlich unmöglich ist. Es bietet dies alles zusammen viel zu wenig freie Zeit, aber die Verhältnisse sind zu mächtig, vor allem ist die Zahl der Schwestern, welche vom Mutterhause zur Verfügung gestellt werden kann, zu klein, wenn auch von dieser Stelle aus geschieht, was geschehen kann. Einen geringen Ersatz bieten die Ferien, die von Ende Frühjahr bis Ende Sommer jeder Schwester für die Dauer von drei Wochen gewährt werden; gern gestatten wir diese, wo es sein kann, noch länger, denn die im Sommer stets kleiner werdende Zahl der Kranken erlaubt meist zu diesem Zwecke ein Zusammenlegen einzelner Stationen. Dass den Schwestern jederzeit die Befriedigung ihrer kirchlichen Bedürfnisse vollauf freigegeben ist, versteht sich von selbst; es wird von der Oberschwester stets so eingerichtet, dass der Dienst dabei nicht leidet. Im Krankheitsfalle findet die Pflegeschwester in der Anstalt Pflege und Behandlung. Die Altersversorgung wie die Invalidisierung wird ausschliesslich auf besonderes Verlangen des Mutterhauses nur durch dieses besorgt.

Wir haben auch Schwestern im Dienste der Waschküche und der Kochküche; die ausgedehnte Verwaltung der Kochküche untersteht ihnen unter Mitwirkung und Aufsicht des Krankenhaus -Verwalters. Die Oberschwester mit ihrer Gehilfin führt die Oberaufsicht über alles dies und über den Pflegedienst, sowie über das Magazin für Wäsche- und für Krankenpflegegeräte. Wir haben vorzügliche Kräfte dafür besessen und haben sie noch in einer guten „Oberinnenschule"; ob sie Wunsch oder Neigung haben, darüber noch hinauszukommen? ich glaube kaum; es sind allerdings Diakonissinnen, die den Beruf nicht als Erwerb treiben.

Gern gebe ich zu, dass unter unseren Diakonen welche sind, die als Wärter Treffliches leisten, wenn ich aber rechnen wollte, wie viele sich unter ihnen zum Pflegedienst eignen und daneben die Zahl der Schwestern stelle, welche sich gut eignen, so, wird das Verhältnis bei den Schwestern ganz erheblich besser. Für Gehilfsdienste an der Seite der Ärzte eignen sich sehr viele Diakonen sehr gut, ja besser als viele Schwestern, und damit erweisen sie sich auch als sehr brauchbar beim Pflegedienst, soweit er solche Dienstleistungen einschliesst; aber in bezug auf eigentliche körperliche und seelische Pflege können sie mit den Schwestern nicht konkurrieren. Die geschicktere, kleinere und weichere Hand der Frau greift leichter und unbemerkbarer zu als die des Mannes; die kleinen Annehmlichkeiten und Aufmerksamkeiten, deren richtige Stelle das Auge der Frau rasch sieht und erkennt, entgeht dem Auge des Mannes meist ganz, der angeborene Sinn für Schönheit und Gleichmässigkeit gestaltet unter der weiblichen Pflegerin die Umgebung des Kranken freundlicher und gemütlicher, als es der Mann fertig bringt. Ich i kann mich kaum eines Falles erinnern, in welchem eine Klage an midi gekommen (S. 665) wäre darüber, dass eine Schwester einem Kranken ein unschönes Wort gegeben hätte, und gedenke keiner Beobachtung, dass eine Schwester mit den Kranken in einer Weise vertraut geworden wäre, so dass die Autorität not gelitten hätte. Beim männlichen Personal ist dies eine der häufigeren Klagen. Das heisst: der Takt ist auf Seite der Frau grösser; und damit ist bei Kranken unendlich viel zu machen. Ja, diese Thatsache allein entscheidet fast schon die Frage, ob im allgemeinen die Krankenpflege in die Hände des Mannes oder der Frau gehöre. Sie ist und bleibt eine Hauptaufgabe für die Frau, kann aber des Mannes da nicht entbehren, wo die Pflege grössere Kraftentfaltung erheischt oder Anforderungen an die Frau stellen würde, denen sie sich aus Schicklichkeitsgründen nicht oder doch nur ausnahmsweise fügen kann. Im allgemeinen ist die Thatsache auch anerkannt und auch in der Privatpflege greift man fast immer zunächst nach der Schwester, nach dem Bruder nur dann, wenn die Anforderungen ein zwingendes Wort sprechen. Einen Fehler haben aber die Pflegerinnen, die ich unter meinen Augen gehabt habe, fast alle gehabt, und das war der, dass sie alles machen wollten und, ohne mit ihren Kräften hauszuhalten, fortgearbeitet haben, bis sie nicht mehr konnten. Nach dieser Richtung hin muss geholfen werden. Wo da einzusetzen ist und wie zu helfen ist, das habe ich im vorstehenden am Beispiel unserer Schwestern zu zeigen versucht. Die Worte gelten nicht allein für die Krankenhaus-Schwestern, sie gelten auch für die Schwestern in der Privatpflege; auch sie verfallen oft genug in den Fehler der Überschätzung ihrer Leistungsfähigkeit, zunächst zum eigenen Schaden, später wohl oft genug auch zum Schaden der guten Sache, der sie nur nützen wollten!

Anmerkung:
Der Arzt Gottlieb Merkel berichtet in einem Zeitschriftenartikel über seine Erfahrungen mit der Krankenpflege in einem Nürnberger Krankenhaus. Einleitend stellt er zunächst einmal fest, dass die Krankenpflege bis auf wenige Ausnahmen in *weibliche Hände* gehöre. Die Vorstellung, auch Frauen den Zugang zu höheren Verwaltungspositionen zu setzen und eine Oberinnen-Akademie zu gründen, lehnt er zwar nicht prinzipiell ab, erklärt die Diskussion aber als eine für Ärzte verfrühte, die zudem lediglich eine akademische Frage darstellt. Der Zeitschriftenartikel wird in der ungekürzten Fassung wiedergegeben. Zum einen ist es die Genauigkeit der Beschreibung, die es ermöglicht, die innere und äußere Organisationsstruktur der Pflege in einem Krankenhaus nachzuvollziehen. Zum andern wird deutlich, welche Probleme aus dem Blickwinkel des Arztes auftreten und wie sie gelöst werden. Überprüfbar wird zudem, welche Änderungen sich im Laufe eines Zeitraumes von 25 Jahren in diesem Krankenhaus vollzogen haben.

18. Der Mangel an gebildeten Krankenpflegerinnen, Aufruf des Vorstandes des Diakonissen-Mutterhauses in Danzig, in: Die Krankenpflege 1901/02, 1. Jg., S. 188

Der Vorstand des Diakonissen-Mutterhauses Danzig sendet uns den nachstehenden Aufruf, der besser als langatmige Auseinandersetzungen darthut, wie sehr uns Krankenpflegerinnen aus den gebildeten Ständen notthun:

„Immer wieder werden Bitten um Entsendung von Schwestern zur Privatpflege an uns gerichtet, ohne dass wir imstande wären, diese zu erfüllen. Es ist uns gewiss nicht leicht, auf solche Gesuche immer und immer ein „leider unmöglich" zu antworten, zumal wenn die Not der Hilfesuchenden so gross ist. Aber – woher sollen wir die Schwestern nehmen? Es mehren sich die Stationen in Städten und auf dem Lande, der Schwesternbedarf wird bei manchen Stationen mit der Zeit grösser, und das Mutterhaus muss neue Schwestern schicken, will es nicht die überbürdeten Stationsschwestern sich aufreiben lassen. Und wie plötzlich bringt ein Erkrankung von Schwestern eine Lücke, die schleunigst Ersatz fordert! Dazu kommen noch zahllose Gesuche von Gemeinden, die eine Station gegründet habe und uns nun mit der Bitte um Schwestern bestürmen. Wer diese Sachlage sich stets vor Augen hält, der wird es verstehen, dass wir nicht in der Lage sind Schwestern für einzelne Familien bereitzuhalten, wo ganze Gemeinden auf unsere Hilfe warten. „Aber ihr wollt doch Träger der Liebesarbeit in der evangelische Kirche sein, und nun wollt ihr uns Evangelischen nicht einmal eine Schwester zur Privatpflege schicken?" so bekommen wir manchmal zu hören; und man weist auch wohl darauf hin, dass die katholischen Barmherzigen Schwestern viel eher für diese Zweck zu haben seien. Gewiss sind auch wir von dem „protestantischen Bewusstsein" erfüllt, dass in solchen Vorhaltungen sich äussert, aber das ist's ja gerad, was uns mit so grösser Sorge erfüllt: während die Barmherzigen Schwestern in so grosser Anzahl vorhanden sind, dass sie Arbeitsfelder suchen, wird der bei uns vorhandene Schwesternmangel um so unerträglicher. Darum müssen wir allen Gesuche um Bereitstellung von Privatpflegeschwestern unsererseits die Bitte entgegensetzen: Man schicke uns mehr tüchtige, opferwillige Jungfrauen, dass sie zu Diakonisse herangebildet werden können! Auf dem ganzen Gebiet der Liebesarbeit in der evangelischen Kirche herrscht Mangel an Mitarbeiterinnen und Hunderte von Töchtern aus unseren gebildeten Familien, die besonders oft Privatpflegeschwestern wünschen, haben keine befriedigende Lebens Stellung. Warum kommen sie nicht und treten mit ein in die Arbeit? Für wahr, es thut not, dass unsere Freunde uns neue Arbeitskräfte zuführen und nicht bloss fortwährend Forderungen an uns stellen, die wir unter den gegenwärtigen Verhältnissen zu unserem Leidwesen nicht erfüllen können."

Anmerkung:
Der Aufruf des Vorstandes des Dikonissen-Mutterhauses in Danzig, der in der Zeitschrift *Die Krankenpflege* veröffentlicht wird, erörtert das Thema *Schwesternmangel* im Erklärungskontext der evangelischen Mutterhauspflege[24]. I.E. ließe sich das Problem lösen, wenn mehr Mädchen und Frauen aus den gebildeten Ständen sich bereit finden, diese *Liebesarbeit* zu verrichten, wie es zeitgleich in der katholischen Ordenspflege möglich ist. Viele Probleme, die als *Überbürdung* in der Krankenpflege, besonders in der Privatpflege, auftreten, werden als Produkt der fehlenden Arbeitskräfte gesehen. Ein Einstellungswandel in den gebildeten Schichten selbst sei anzustreben.

---

[24] *Zur Diskussion*: „Die Diakonissenfrage entzündete sich an grundsätzlichen Meinungsverschiedenheiten verschiedener Interessengruppen. In ihr bildete sich der gesellschaftliche Strukturwandel der achziger und neunziger Jahre des 19. Jahrhunderts ab. ... Hinter der Diskussion um individuelle Freiheit stand die Auseinandersetzung um liberale Positionen, hinter dem Vorwurf der Gleichmacherei die Angst vor dem Sozialismus. Gegen beide Richtungen verkündigten die Mutterhäuser ihre patriarchale, ständische Familienstruktur. Die *Segensmacht* der Diakonie wollte man *erhalten* durch *Treue gegen unsere bewährten Grundsätze und unsere segensreiche Geschichte.* Dazu gehörte das Festhalten am Mutterhausprinzip und an eine möglichst lebenslange Einbindung der Schwester in die familiale Struktur des Mutterhauses. Konservativismus war die Reaktion auf die als unübersichtlich und bedrohlich empfundenen Zeitverhältnisse." (Jutta Schmidt, Beruf: Schwester, a.a.O., S. 234).

19. Richard Flachs, Die soziale Stellung der Krankenpflegerinnen, in: Die Krankenpflege 1901/02, 1. Jg., S. 188-190

Wir Ärzte haben nicht nur das Recht, sondern auch die Pflicht, darüber zu wachen, dass die Interessen eines Standes, der mit dem unsrigen aufs engste verknüpft ist, nicht geschädigt werden und dass er nicht Gefahr läuft, auf eine schiefe Ebene gebracht zu werden. Ich sehe hierbei natürlich ganz ab von den rein religiösen Vereinigungen, bei denen eine selbständige Bethätigung des Individuums so gut wie ausgeschlossen ist. Um bei den weltlichen Schwestern die Unzuträglichkeiten, die sich im Laufe der Jahre herausgestellt haben, zu beseitigen, könnten auf der einen Seite die grossen Vereine selbst reformatorisch in diesem Sinne wirken oder es müsste sich der ganze Stand der Krankenpflegerinnen für solidarisch erklären, um durch gemeinsames Vorgehen eine sichere Grundlage für eine gesunde und kräftige Weiterentwicklung zu schaffen. Sicherlich eilt man mit dem Schlagwort „Verstaatlichung des Schwesternstandes" sehr weit den zur Zeit erfüllbaren Ansprüchen voraus; dies ist wohl erst das Endziel einer recht langen Reihe von Zwischengliedern. Jedenfalls sind aber diese Bestrebungen in jeder Hinsicht beherzigenswert und verdienen, vor das Forum der Ärzte gebracht zu werden. Es gilt hier in erster Linie, den Schwestern eine Lebensstellung in ihrem Beruf zu schaffen. Die Hauptererfordernisse, um die es sich zunächst handelt, würden sich in folgenden Punkten ungefähr wiedergeben lassen:

- Der Name „Schwester" ist zu schützen, und kann nur durch ein nach einem Probejahre abgelegtes Examen erworben werden. Das Probejahr ist in einem Krankenhause abzulegen, unter der Aufsicht eines Arztes.
- Regelung der Arbeitszeit, Besserung des Gehalts, geordnete Verhältnisse in Bezug auf die Altersversorgung und Sicherstellung der Pflegerinnen bei eintretender Invalidität sind unerlässlich.
- Der beste Weg, der zu einer befriedigenden Lösung der Frage führen würde, wäre die Bildung eines Komitees von Ärzten, Krankenpflegerinnen und allen denen, welchen die Sache am Herzen liegt. Medizinische Zeitschriften müssten das Forum sein, vor welchem die verschiedenen Meinungen zur Geltung gebracht werden; am besten durch die von Prof. Mendelsohn ja von vom herein für die Diskussion auch dieser

Fragen ins Leben gerufene und bestimmte Monatsschrift „Die Krankenpflege". Denn auf jeden Fall hat gerade der ärztliche Stand das grösste Interesse daran, dass der für ihn so unentbehrliche Stand der Krankenpflegerinnen diejenige Vollkommenheit erlange und auf derjenigen Höhe der beruflichen Leistung und der sozialen Stellung erhalten bleibe, welche zum „Wohle der Kranken erforderlich ist" (S. 190).

Richard Flachs.

Anmerkung:
Der Arzt Richard Flachs hält es für eine Pflicht des Ärztestandes, sich um eine Verbesserung der Arbeitssituation der Pflegenden zu bemühen, da beide Berufsgruppen aufs engste miteinander verbunden sind. Sinkt der Stand der Krankenpflegerinnen, sinkt letztendlich auch das Ansehen des Ärztestandes. Er stellt drei Forderungen auf, die letztendlich auf das Ziel der *Verstaatlichung* hinauslaufen. 1. Der Schutz des Namens *Schwester*. 2. Die generelle Regelung der Arbeitszeit, eine Verbesserung des Gehaltes, eine ausreichende Alters- und Invaliditätsversicherung und 3. Die Bildung eines gemeinsamen Komitees von Ärzten, Krankenpflegerinnen und weiteren Personen, um entsprechende Lösungsansätze zu entwickeln.

20. Julius Fessler, Taschenbuch der Krankenpflege, München 1902

Krankenpflege, Kapitel
Pflichten des Pflegerpersonals.
Krankenpflege ist kein Geschäft, auch kein Sport, sondern ein Beruf (S. 1).
...

Wer sich der Krankenpflege widmen will, muß daher Pflichttreue, Ehrenhaftigkeit, Schicklichkeitsgefühl in hohem Maße besitzen. Er muß wahrheitsliebend, ehrlich und verschwiegen, geduldig, aufopfernd, unverdrossen, gehorsam, pünktlich, zuverlässig, fleißig, reinlich, ordentlich, mäßig sein. ...

Eine schnelle Auffassungsgabe und ein gleichmütiger, nicht zu lustiger und nicht zu ernster Charakter sind sehr von Vorteil. Gesunde Sinne, Besonnenheit, angenehmes Äußere sind Grundbedingungen. Die Kleidung sei einfach, dauerhaft; (S. 2) waschbare, weiße oder helle Ueberkleider zur Arbeit sind notwendig. Wer nicht zu einem Landeshilfeverein vom Roten Kreuz gehört, trage nicht das Abzeichen des Roten Kreuzes, auch nicht als Vorstecknadel ohne Unterschrift.

Körperliche und geistige Gebrechen schließen schon deswegen aus, weil die Krankenpflege oft außerordentliche Anforderungen an Körper und Geist stellt. Als Schuldbildung genügt der Elementarunterricht der Volksschule. Es ist nicht immer gut, wenn das Krankenpflegepersonal zu gescheit und zu belesen ist (S. 3). ...

Oberster Grundsatz bleibe auch bei allen Handreichungen in der Krankenpflege, daß dadurch kein Schaden gestiftet werde.

VI. Kapitel.
Pflege des bettlägerigen Kranken.
Wie soll der Kranke an Körper, Kleidung, im Bett reingehalten werden?
Gesicht, Mund, Hände, Haare sind täglich zu reinigen. Das beste ist ein kurzes, warmes Vollbad. Wo aber dieses nicht anzuwenden ist, muß auf fleißige Körperwaschung Gewicht gelegt werden. In der Woche mehrmals muß der ganze Körper, unter Vermeidung von Abkühlung, ein Teil nach dem andern, mit warmen Seifenwasser abgerieben und mit erwärmten Tüchern getrocknet werden.

Die Reinigung des Mundes geschehe nach jeder Mahlzeit mit Zahnbürste, Zahntinktur und Gurgelwasser. Kann der Kranke seine Hände nicht dazu gebrauchen, so muß es der Pfleger besorgen, mittelst eines um den Finger gewickelten, in das Mundwasser getauchten Gazeläppchens. Dieses ist nach einmaligem Gebrauche sofort zu verbrennen. Ist der Kranke schwach oder besinnungslos, so muß der Gaumen und die Zunge doch täglich gereinigt werden; beißt er hierbei die Zähne übereinander, so kann man die Kiefer öffnen, indem man einen Finger oder besser (S. 76) ein keilförmiges Holzstück hinter die letzten Mahlzähne zwischen Ober- und Unterkiefer einschiebt. Während der Reinigung hat dieser Keil liegen zu bleiben, um das Zubeißen zu verhindern. Künstliche Zahnersatztheile müssen wegen der Gefahr des Verschluckens entfernt werden.

Die Fingernägel müssen täglich gebürstet werden.

Lange Bärte müssen täglich gebürstet werden.

Ebenso bedürfen die Kopfhaare, besonders bei Frauen, genauer Pflege mittels Kamm und spirituösen Waschungen, denen einige Tropfen Olivenöl nachgegeben werden. Die geordneten Haare der weiblichen Kranken werden in zwei Zöpfe bis zu den Seiten des Hinterhauptes geflochten und dann nach vorn auf die Brust geschlagen oder am Kopfe leicht festgesteckt. Wird dies versäumt, so verwirren die Haare, im Staube wächst dann das Ungeziefer (S. 76).

Das Wundliegen kann bei jedem länger liegenden Kranken aus Unachtsamkeit vorkommen. Es rötet sich die Haut, kleine eiternde Bläschen, welche die Oberhaut abheben, bilden sich. Die Eiterung greift um sich. Hauptsache ist hier ein gutes, glattes, reines Lager und ein antiseptischer Verband. ...

Von dem Durchliegen, dem Druckbrand (Decubitus) bekommt die Haut für wenige Stunden eine scharf umschriebene dunkle Röte, wird dann weißgelb und über Nacht schwarz. Die ganze Lederhaut bis zur knöchernen Unterlage kann in großem Umkreis innerhalb weniger Stunden absterben, löst sich dann unter giftiger, das Leben gefährdender Verjauchung ab.

Durch entsprechend weiche Unteralgen kann auch der Decubitus bis aufs Aeußerste eingeschränkt, wenn nicht ganz vermieden werden. Aufgelegene, jauchende, bis zum Knochen gehende Stellen können unter geschickter Pflege wieder vollkommen ausheilen. Hauptsache ist es, daß durch Unterpolsterung der benachbarten Körperteile die kranke Hautstelle ganz hohl gehalten werden kann (S. 81) ...

VIII. Kapitel.
Der Umgang mit Kranken.
Eine gleichmäßig freundliche, heitere Behandlung ist das Beste; barsches Wesen stößt ab; allzugroße Besorgtheit, süße Zärtlichkeit ist gefährlich und widerlich. Oberflächliche Vielgeschäftigkeit und unruhiges, nervöses Wesen regt den Kranken auf. Das Pflegepersonal soll das Vertrauen des Kranken zu erwerben suchen; dies erreicht es aber am ehesten durch sicheres,

ruhiges, umsichtiges Auftreten bei seiner vorgeschriebenen Arbeit, gepaart mit Ernst und Humor in gleichem Maße. Kranke sind wie Kinder launenhaft, oft sogar eigensinnig und böswillig; trotzdem aber müssen sie immer nachgiebig behandelt werden; jede ernste Auseinandersetzung ist zu umgehen; sie bedürfen zwar manchmal eines strengen Wortes zur rechten Zeit, noch mehr aber des stetig ermunternden Zuspruchs. Ein beruhigendes, tröstendes, erheiterndes Wort ist Balsam für ihre Wunden, richtet ihre Seele auf, zerstreut die Sorge um Wiedergenesung, bringt das Herz zu kräftigem Pulsschlag und befördert damit die Heilung. Kranke auf dem Wege der Besserung bedürfen auch einer leichten, geistigen Anregung durch angenehme, nicht ermüdende Erzählungen, gute Bücher ohne anstrengenden oder aufregenden Inhalt, sympathischen, erheiternden Besuch in vernünftiger Zahl und vorsichtiger Auswahl. Viele Unterhaltung durch zahlreiche Besuche schadet. Hauptgrundsatz bleibt immer, daß im Krankenzimmer größte Ruhe herrsche; denn Kranke bedürfen vor allem und immer der Ruhe. Kranke haben stets Hang zum Grübeln; man versuche daher, immer wieder die Sorgen zu zerstreuen S. 124). ...

Krankenbeobachtung

Das Pflegepersonal soll dem Arzt bei der Untersuchung geschickt und zuverlässig Hilfe leisten. Es muß ein scharfes, klares Auge und gutes Gedächtnis für alle Vorgänge im Krankenzimmer haben, soll die Klagen des Kranken, Krankheitserscheinungen stets in sein Notizbuch aufschreiben und dann alles kurz, genau, wahrheitsgetreu dem Arzte außerhalb des Krankenzimmers berichten. Das Notizbuch enthalte: Das Datum, die Meßungen der Körpertemperatur, Zahl der Atmung zu verschiedenen Stunden, Verordnungen, Kostverschreibung, Bemerkungen über Stuhlgang u.s.w., Verbandwechsel von jedem Tage in besonderer Rubrik. Während der ärztlichen Visite muß Ruhe im Krankenzimmer herrschen; Fenster sind zu schließen; Feuerzeug, Kerzenlicht, Mundspatel (Theelöffel) muß zur Hand sein. (S. 126).

Ausführung ärztlicher Anordnungen

Die Anordnungen des Arztes sollen pünktlich und willig vom Pflegepersonal ausgeführt werden. Die Wirkung des gereichten Mittels soll genau beobachtet werden. Wird die (S. 144) Wahrnehmung gemacht, daß der kranke das Mittel nicht verträgt, so ist dies dem Arzt sofort zu melden. Eigenmächtig oder mit Gewalt darf das Pflegepersonal hierbei nie vorgehen.

Es ist nicht erlaubt, daß ein Abführ- oder Schlafmittel ohne Wissen des Arztes gereicht werde. Durch solche Handlungen würde die Autorität des Arztes, auf welche sich das Pflegepersonal allein stützen kann, und das Vertrauen des Kranken zum Arzt und zum Pflegepersonal selbst untergraben werden (S. 145).

Anmerkungen:
In seinem Lehrbuch stellt Fessler zunächst einmal fest, dass Krankenpflege ein Beruf ist, der bestimmte Eigenschaften und Fähigkeiten erfordert. Neu ist darüber hinaus die Feststellung, dass der Bildungsgrad der Pflegepersonen nicht zu hoch sein soll. Das ist ein möglicher Hinweis darauf, dass Kompetenzprobleme zwischen Arzt und Pflegender entstanden sind. Die Pflichten der Krankenpflegerinnen werden genau beschrieben und eignen sich für einen Vergleich mit den entsprechenden Anweisungen in aktuellen Krankenpflegelehrbüchern.

21. Marie Cauer, Wesen und Wirken der Privatpflegerin, in: Deutsche Krankenpflege-Zeitung, 1904, Nr. 3/4, S. 52-57

Wir sehen an der Privatpflegerin das Wort unsres Dichters: ‚Durch Dienen allein gelangt sie endlich zum Herrschen', sich in so hohem Grade bewähren, daß schon die Gefahr nahe liegt, sie könne in ‚der verdienten Gewalt' sich zu sehr gefallen. ... Aber sie ist nicht der einzige Einwand, der gegen die Privatpflege erhoben wird. *Es ist so langweilig*, heißt es. *Immer dasselbe. Man kann dabei nichts lernen. ...*

Der Vorwurf trifft aber nicht zu, und nur eine völlige Verschiebung der Begriffe kann seine Berechtigung vorspiegeln. Schwestern, die meinen, sie könnten in der Privatpflege nichts lernen, haben die Vorstellung, das Haupterfordernis für ihre Beufstüchtigkeit sei eine möglichst große Summe von Fachkenntnissen, für deren Aneignung ja allerdings die Privatpflege weniger Gelegenheit bietet als die Hospital- und selbst die Gemeindepflege. Diese Vorstellung ist aber eine irrige.

Der Wert einer gediegenen theoretischen und praktischen Ausbildung soll gewiß nicht unterschätzt werden. Es genügt nicht, daß die Pflegerin wisse, was für Verordnungen sie auszuführen hat, sie muß auch verstehen wie und warum. Das dafür erforderliche Maß von Kenntnissen kann sie ohne ernsthafte, oft genug auch ohne mühselige Lernarbeit nicht erwerben. Und vielleicht gerade der Fleiß, die Anstrengung, die die Pflegerin hat anwenden müssen, um sich auf einem ihr bis dahin fernliegenden schwierigen Gebiet zurecht zu finden, verleiten sie dazu, nun den Wert des Erarbeiteten zu überschätzen. ... Denn das ist nun eine natürliche Folge davon, wenn das Aneignen von Kenntnissen übertrieben wird, die doch nur Bruchstücke bleiben können: die Fähigkeit das, was dem (S. 53) eigenen Verständnis zugänglich wäre, selbsttätig aufzunehmen, geht darüber verloren, die Beobachtungsgabe verkümmert. Und gerade um diese zu schärfen, gibt es keine bessere Schule als die Privatpflege. ...

Die Privatpflege verschafft jedoch der Schwester noch auf andere Weise Gelegenheit sich in ihrem Berufe zu vervollkommnen. Sie bildet die Fähigkeit sich in die Lage des Kranken zu versetzen, das psychologische Verständnis für ihn und seine Situation und folglich den Takt, die Zartheit und Sicherheit in der Art mit ihm zu verkehren. ...

Und noch eine andere Erfahrung weiß die Stille des Krankenzimmers zu vermitteln, Erfahrungen, die zwar nicht direkt in der Arbeit wieder verwendet werden, die aber, indem sie die Tiefen der Seele ergreifen und umbilden, doch mittelbar auch für die Fähigkeit zum Beruf eine Förderung bedeuten. Ein einziges Beispiel sei gegeben. Mehr als ein Jahrzehnt liegt dazwischen, aber es ist unvergessen und wird unvergessen (S. 55) bleiben, wie mir am Schmerzenslager einer jetzt längst erlösten Dulderin zum ersten Male der Sinn des Wortes ‚Mitleiden' aufgegangen ist. ... Die Möglichkeit, etwas für sie zu tun versagte, es blieb nur das mit leiden. Und dabei wurde mir denn die Oberflächlichkeit der Empfindung, die ich sonst so genannt hatte, klar. Unsere Kranken können uns nicht alle gleich nahe stehen; ... Aber ein gewisses Maß von Interesse und Zuneigung, und kein ganz geringes, müssen wir für jeden aufbringen, dem wir nützen wollen. ... Dieses

Anfassen und Loslassen wird zwar der älteren Pflegerin weniger hart ankommen, aber nie kann es völlig zu einer Sache der Uebung und Gewohnheit werden, wenn anders die Seele der Pflegerin lebendig geblieben und doch zu lebendiger Betätigung fähig ist. Nie wird diese Aufgabe sich ganz ohne Weh erfüllen lassen, sondern wird eine immer neue Quelle stiller Schmerzen aber auch stillen Wachstums bleiben (S. 56).

Anmerkung:
Die Privatpflege, so Marie Cauer[25], schult die für die Krankenpflege notwendige Beobachtungsgabe und gibt der Pflegenden die Möglichkeit, zentrale Kompetenzen wie die Mitleidensfähigkeit zu erlernen. Sie wendet sich damit gegen eine Tendenz in der Pflege, den Wert einer *gediegenen theoretischen und praktischen Ausbildung,* d.h. den Erwerb von *Fachkenntnissen* zu überschätzen und damit den Blick für den inneren Zusammenhang der Pflegetätigkeit zu verlieren. Aus dem Blickwinkel der Pflegenden selbst wird in dieser Quelle ein Aspekt der Pflege hervorgehoben, der sich in dem Verhältnis von Patient und Pflegekraft für die Zukunft als zentral erweist.

[25] Marie Cauer, geb. 1861, Stieftochter der Frauenrechtlerin Wilhelmine (Minna) Cauer und Herausgeberin der Zeitschrift *Die Frauenbewegung*, Ausbildung als Volksschullehrerin, Krankenschwester, Hebamme, seit 1895 Oberin des Kaiser-Friedrich-Krankenhauses in San Remo, begann 1902 ihre Zusammenarbeit mit Agnes Karll (Quelle 36) mit dem Ziel der Gründung einer Berufsorganisation für die freien Krankenpflegerinnen, leistete Lazarettarbeit im Ersten Weltkrieg, veröffentlichte eine Vielzahl von Aufsätzen (Quelle 24 – 28, 46). Zwischen Pflegeforschung, wechselndem politischem Engagement und ethischen Maximen entwickelte sie einen eigenständigen Entwurf für die freie Krankenpflege der Zukunft. Kritisch einzuschätzen ist ihre politische Positionierung, die sich über vier politische Systeme jeweils einen eigenen Platz zu bewahren versuchte. Deutlich wird, dass ein frühes Engagement in der Bürgerlichen Frauenbewegung sich durchaus mit einem angepaßten Verhalten in der Zeit des Nationalsozialismus vertragen konnte, das sie in der Folge auch befähigte, in der Bundesrepublik Deutschland Leitlinien der Berufserziehung in der Pflege zu formulieren.

22. Paul Rupprecht, Die Krankenpflege im Frieden und im Kriege. Zum Gebrauch für Jedermann insbesondere für Pflegerinnen, Pfleger und Ärzte, Leipzig 1905 (5. Auflage, 1. Auflage 1890)

§ 1. Eine der schönsten Betätigungen der Nächstenliebe ist die Pflege der Kranken. Wer jemals selbst einen Unfall erlitt oder an schwerer Krankheit daniederlag, der schätzt jene oft kleinen und niedrigen Dienste, die ihm freundlich pflegende Hände erwiesen haben, unendlich hoch. Doppelt hoch aber wird er diese Pflegerdienste schätzen, wenn sie von Händen geleistet werden, die nicht nur willig und freundlich, sondern auch geübt und geschult und von ärztlicher Einsicht geleitet sind. In Fällen leichter Erkrankung mag die Pflege eines treuen Dieners, eines anstelligen Freundes, einer Mutter genügen. In schwerer Krankheit aber und namentlich bei Verletzungen und chirurgischen Operationen ist die Hilfe geschulter Krankenpfleger und geschulter Krankenpflegerinnen unentbehrlich. Immer lauter erschallt heutzutage der Ruf nach Krankenpflegern und vor allem nach Krankenpflegerinnen von *Beruf*. Überall in unserem deutschen Vaterlande bestehen und entstehen Vereine, welche die Ausbildung von Pflegern und Pflegerinnen anstreben und welche in der Lage sind, zahlreichen Jungfrauen, Frauen und Männern einen schönen Beruf zu geben. Die Zeiten liegen gottlob hinter uns, in denen man glaubte, die berufsmäßige Pflege der Kranken sei etwas Entehrendes, zur Hilfe bei chirurgischen Operationen gehöre eine gewisse Gefühllosigkeit und Roheit, und das Personal der Krankenpfleger und Krankenpflegerinnen müsse den niedrigsten Schichten der Bevölkerung angehören. Gerade das Gegenteil davon hat sich als richtig erwiesen. Niemand ist zur Krankenpflege zu gut; viele aber sind dazu zu schlecht. Und besonders zur Pflege der zahllosen Opfer unserer heutigen Maschinen, Verkehrsmittel und Kriegswaffen, sowie zur Hilfe bei den jetzt so alltäglich gewordenen chirurgischen Operationen gehört das tiefste Mitgefühl und der höchste sittliche Ernst. In immer weiteren und besseren Kreisen ringt sich die Wahrheit durch, daß die Krankenpflege äußerlich zwar bisweilen abschreckend, innerlich aber herrlich und schön sei, weil Gott durch sie unzähligen Schwergeprüften Heilung und Glück oder doch Erleichterung und Trost im Leiden sendet. – Wer die Krankenpflege in gedeihlicher Weise ausüben will, der muß folgende Bedingungen erfüllen; er muß:

- durch *Herzensreinheit* und *Frömmigkeit* hoch über all dem Niedrigen stehen, was ihm (auch im Verkehr mit kranken Menschen) etwa entgegentritt. Er muß aber nicht nur das Herz, er muß auch
- den Kopf auf dem rechten Flecke haben. Eine gewisse anstellige *Klugheit* und eine genügende *Volksschulbildung* sind notwendig. Eine sogen. höhere Bildung ist vorkommenden Falles ganz gut verwendbar, aber doch entbehrlich.
- Krankenpfleger und -pflegerinnen müssen *gesund* sein. Die Krankenpflege nimmt nicht nur Herz und Verstand, sondern auch die *Körperkräfte* in Anspruch. – Man sagt wohl; zum Pflegen der Kranken, namentlich der chirurgischen Kranken, gehörten „starke Nerven" und eine „zarte Hand", und die habe nicht jeder. Letzteres ist ein Irrtum. Starke Nerven hat jeder vernünftige Mensch, der den aufrichtigen Wunsch hat, zu helfen, und eine zarte Hand hat jeder, der sich Mühe gibt, nie weh zu tun
- Den Kranken gegenüber müssen Pfleger und Pflegerinnen ernst und gemessen und nicht zu vertraulich, aber dabei stets *freundlich* und *geduldig* und vor allem unverdrossen und pflichttreu sein.
- Kleidung der Krankenpfleger: helles Waschkleid, leise Schuhe
- Der Arzt verlangt von Pflegern und Pflegerinnen: persönliche *Sauberkeit,* Ordnungsliebe, Schweigsamkeit, Wahrheitsliebe, Pünktlichkeit, Zuverlässigkeit, sodann eine gewisse Übung in der Krankenpflege und widerspruchslose *Bescheidenheit.*
- *Krankenpflegende Schwestern sollten: als Gottes Diener, Gottes Hausgenossen in Demut willig und in Liebe frei das Ihre schaffen froh und unverdrossen, in kleinen Dingen zeigen große Treu'.* – (Spitta) (S. 2).

Neunter Abschnitt.
Die Krankenpflege im Kriege.
Wer sich an der Krankenpflege im Kriege beteiligen will, muß sein wie ein Soldat: mutig, gehorsam, über die bestehenden Einrichtungen unterrichtet! (S. 365)

§ 138. Die ‚freiwillige' Krankenpflege im Kriege.

Die Erfahrung hat gelehrt, daß selbst die besten militärischen Einrichtungen nicht ausreichen, der ungeheuren Not des Krieges zu steuern, daß vielmehr im Kriege die Mitwirkung der sog. Freiwilligen Krankenpflege unentbehrlich ist (S. 391). ...

Die freiwilligen Krankenpfleger gehören zum freiwilligen (männlichen) Lazarettpersonal. Ein Stamm von etwa 4-5000 zuverlässigen Männern steht bereit (S. 396).

Endlich stehen zur Verwendung im Kriege bereit: etwa 7000 freiwillige Krankenpflegerinnen, sämtlich geschult und vertrauenswürdig, nämlich:

- etwa 900 Schwestern vom roten Kreuz. ...
- etwa 1400 Frauenvereins-Damen durch alljährliche Kurs in der (S. 398) Krankenpflege unterwiesen, die dem Schwesternverband nicht angehören, sondern in ihren Familien bleiben, im Kriegsfalle aber bereit sind, Pflege in den Vereinslazaretten zu übernehmen und namentlich Wäsche, Verbandstoffe usw. vorzubereiten.
- Mehrere tausend katholische barmherzige Schwestern. ...
- Etwa 1600 evangelische Diakonissen ...
- Etwa 900 dienende Schwestern des Johanniterordens. Dies sind evangelische Frauen und Jungfrauen der gebildeten Stände, die auf Kosten des Johanniterordens in einem Diakonissenhause einen 6monatigen Kursus der Krankenpflege durchmachen, dann einen ‚Lehrbrief' und ein ‚Patent' erhalten, durch welches sie sich verpflichten, ohne Entgelt im Falle besonderer Notstände zur Verfügung des Ordens zu stehen....
- Etwa 500 Pflegerinnen des Zimmerschen Diakonievereins. ...
- Etwa 60 jüdische Krankenpflegerinnen. ... (S. 399). ...

Aufgaben der freiwilligen Pfleger und Pflegerinnen im Kriege.

Das männliche Pflegepersonal (kathol. Ordensbrüder, evangel. Diakonen, Zivilwärter, Mitglieder der Genossenschaft freiwilliger Pfleger) übernimmt die Pflichten der Lazarettaufseher und Militärkrankenwärter. ... Freiwillige Krankenpfleger können auch als Begleitpersonal Verwendung finden auf Lazarett- und Krankenzügen.(S. 405) ... Das weibliche Pflegepersonal (kathol. Ordensschwestern, evangel. Diakonissen, Rotkreuzschwestern, Johanniterschwestern u.s.w.) übernimmt die Pflege hauptsächlich in den Lazaretten des Inlandes, bisweilen auf Lazarettzügen und in Kriegslazaretten, selten in Etappen- oder Feldlazaretten. Auf dem Kriegsschauplatze überwiegt das männliche, im Inlande das weibliche Lazarettpersonal. ... Um über das Tun und Treiben der freiwilligen Krankenpflege im Kriege klar zu werden, wollen wir Prof. Billroth über den Krieg von 1870 aus eigener Anschauung berichten lassen. (S. 405).

Anmerkungen:
Die Krankenpflege ist nach Ruppert ein moderner Beruf, der seine unangefochtene Stellung im Frieden, v.a. aber auch im Krieg hat. In der Abgrenzung gegenüber der Vergangenheit und doch letztendlich genau auf diese bezogen, ist es die Kombination von *tiefstem Mitgefühl* und *höchstem sittlichem Ernst*, der diesem Beruf einen Weg weist, mit den neuen Anforderungen der Zeit umgehen zu können. Die *freiwillige Krankenpflege* im Krieg, seit der Mitte des 19. Jahrhunderts ein wichtiges Thema auch für die Krankenpflege, erfordere nun nach Rupprecht von den Beteiligten Mut, Gehorsam und Kenntnis der bestehenden Einrichtungen – soldatische Tugenden also. Im Rückbezug auf Billroth[26] und den deutsch-französischen Krieg definierte

[26] „In Weissenburg hatte ich eine gewisse Antipathie gegen die freiwillige weibliche Krankenpflege bekommen. Viele Frauen von Weissenburg nahmen sich der Verwundeten gleich von Anfang an in der liebevollsten Weise an, brachten ihnen zu essen und kühlten die Wunden mit kalten Umschlägen. Sobald aber eine geregelte Lagerung und Behandlung der Verwundeten durch die Schwestern eingeführt war, konnte ich es nicht mehr dulden, dass die Verbände beliebig von freiwilligen Pflegerinnen aufgemacht, und so reichlich und so oft mit Wasser begossen wurden, dass die Kranken in wenigen Minuten ganz nass lagen; ... ich mußte also ein Machtgebot ergehen lassen, Besuchsstunden einführen und das Anrühren der Verbände streng verbieten.
In Mannheim war diese wilde Krankenpflege von Anfang an verboten. ... Wer wirklich in den Lazaretten mitarbeiten wollte, hatte sich beim Comité zu melden und wurde für den Fall des Bedarfs durch dieses einem Lazarett zugewiesen und von dessen Oberpflegerin zu einem ganz bestimmten Dienst verwandt, wobei sich die Betreffende genau an die Hausordnung, respective Barackenordnung zu fügen hatte." (Theodor Billroth, Chirurgische Briefe aus den Kriegs-Lazaretten in Weissenburg und Mannheim 1872. Ein Beitrag zu den wichtigsten Abschnitten der Kriegschirurgie, mit besonderer Berücksichtigung auf Statistik, Berlin 1872).

er die Aufgaben der freiwilligen Pfleger und Pflegerinnen in der Kriegskrankenpflege.[27]

23. Ed. Freiherr von der Goltz, Der Dienst der Frau in der christlichen Kirche. Geschichtlicher Überblick mit einer Sammlung von Urkunden. Potsdam 1905

Auszug aus der Schrift: Die Diakonissin oder Leben und Wirken der Dienerinnen der Kirche für Lehre, Erziehung und Krankenpflege Herausgegeben von Graf Adalbert von der Recke-Volmerstein 1835.

Zuruf
Schwestern, reichet euch die Hände,
Weiht euch froh dem Dienst des Herrn!
Daß Er euch zu helfen sende,
Bittet Ihn und folget gern.
Botinnen der Christenliebe,
Geht zu lehren, zu erzieh'n,
Geht zu trösten, wo sich trübe
Schatten um die Kranken zieh'n.

---

[27] *Zur Diskussion:* „Die Bedeutung des Massenheeres dokumentierte eindrucksvoll Preußen-Deutschlands Sieg von 1870/71 über Frankreich, der ... als Sieg der numerischen Überlegenheit der besseren Ausbildung dank der allgemeinen Wehrpflicht galt. ... Von nun an kämpften nicht mehr nur Armeen gegeneinander, sondern Nationen mit ihren gesamten materiellen und geistigen Ressourcen, wobei ein Sieg die Vernichtung auch dieser Ressourcen voraussetze. Kriege mußten in Zukunft entweder schnell entschieden oder bis zur Erschöpfung geführt werden." (Rolf Wortmann, Das Bild vom Krieg vor 1914, in: Rolf Spilker, Bernd Ullrich (Hg.), Der Tod als Maschinist. Der industrialisierte Krieg 1914-1918, Bramsche 1998, S. 23).

Lieblich ist's, in Frieden leben,
Süßer, Frieden zu verleih'n,
Himmlisch, Licht und Labsal geben,
Leidenden ein Engel sein.

Kind und Greis, das Heer der Armen
Zeugt am Thron, was ihr getan.
Die Erbarmung bringt Erbarmen,
Führt den Retter himmelan! (S. 185).

Anmerkungen:
Wenn Freiherr von der Goltz im Jahre 1905 einen geschichtlichen Rückblick über den *Dienst der Frau in der christlichen Kirche* veröffentlicht – und damit ist für ihn die Geschichte der evangelischen Kirche gemeint – dann stellt das Gedicht, das im Jahre 1835 erstmals erschienen ist einen Rückbezug und keine Abwendung von der Tradition der Krankenpflege als Dienst am Nächsten dar. Erkennbar wird so, dass diese Tradition in der Ordenspflege eine Strukturlinie ist, die sich bis in das 20. Jahrhundert hineinzieht. Die Metapher des *Engels*, der Schwester als *Botin der Nächstenliebe*, die ihren Lohn in der Erfüllung ihrer Aufgaben als barmherzige Samariterin, als *Dienst am Herrn* begreift, läßt exemplarisch erfassen, dass auch der Pflegeberuf durchaus in diese Tradition der karitativen Hilfe als Berufung eingebunden bleibt.

24. Marie Cauer, Weibliche Krankenpflege – auch ein bürgerlicher Beruf. Gesammelte Aufsätze, Leipzig 1906

Vorwort.
Auf diese Weise spiegeln die Aufsätze ein Stück Entwicklung wieder, welche die Berufsverhältnisse in den letzten Jahren genommen haben. Da diese Verhältnisse gegenwärtig stark im Fluß sind, neue Bedürfnisse nach Befriedigung, neue Bestrebungen nach Gestaltung drängen, in allen Reformver-

suchen noch Unsicherheit herrscht, so ist es vielleicht nicht ganz wertlos im Vorliegenden ein Bild von den Erfahrungen, die uns die letzten Jahre auf diesem Gebiete brachten, festzuhalten. (III)...

‚Weibliche Krankenpflege auch ein bürgerlicher Beruf' habe ich sie (die gesammelten Aufsätze, B. P.-K.) genannt und habe dadurch andeuten wollen, daß diese neu entstehende Form der Krankenpflege neben der durch kirchliche Gemeinschaften (nicht etwa statt ihrer) nötig, und daher berechtigt ist. ... Die Aufsätze weisen darauf hin, daß Krankenpflegeberuf und Nonnentum durchaus nicht identisch sind, suchen die Begriffe gegeneinander abzugrenzen und die Forderungen zu formulieren, welche erfüllt werden müssen, wenn die Krankenpflege als bürgerlicher Beruf eine gedeihliche Entwicklung nehmen soll. Zugleich aber möchten sie dem Vorurteil entgegen treten, als sei die Arbeit der Berufspflegerin, weil eine bezahlte, notwendig eine minderwertige, nur auf materiellen Lohn abzielende. Sie möchten zeigen, daß für die bürgerliche Pflegerin nicht minder als für die kirchliche Schwester, Hülfsbereitschaft, Hingebung, Menschenliebe die treibenden Kräfte sein müssen, wenn sie ihren Beruf wahrhaft erfüllen will, und daß diese Kräfte auch ihr nur aus der Quelle einer lebendigen Religiosität fließen können. (S. IV).I.

Zur Reform der Krankenpflege.
Aus: ‚Die Frauenbewegung' herausgegeben von Minna Cauer,
Jahrgang VII, Nr. 19 und 20. 1901/02.
Kranke hat es ohne Zweifel zu allen Zeiten gegeben, dennoch ist die Krankenpflege als Beruf eine ganz moderne Sache. (S. 1). ...

Berufsmäßige Krankenpflegerinnen gebildeten Standes gab es bis vor wenigen Jahrzehnten überhaupt nicht, hingegen wurden in manchen Krankenhäusern ... Wärterinnen aus dem Dienstbotenstande herangebildet, die je nach eigenem Charakter und Umständen, vor allem je nach Eigenart der Ärzte und Oberwärterinnen, denen die Leitung der Ausbildung und ihres Dienstes zufiel, oft vorzügliche, zuverlässige Gehilfinnen von bescheidenem, gewissenhaftem Sinn, oft auch mehr oder wenig rohe, nur durch Zwang und Aufsicht bei Pflicht und Ordnung gehaltene Lohnarbeiterinnen waren....

Der sozialen Entwicklung gemäß mehrte sich die Zahl der nicht heiratenden auf einen selbständigen Beruf angewiesenen Frauen . ... So war es nur natürlich, daß man auf die Idee kam, die Krankenpflege auch außerhalb religiöser Gemeinschaften, als bürgerlichen Beruf der höheren Stände zugänglich zu machen (S. 2). ...

Das Viktoriahaus in Berlin, ihre eigenste und mit stets gleichem Interesse gepflegte Schöpfung, war eine der ersten Stätten, an denen in Deutschland die Krankenpflege abgelöst von ihrer religiösen Grundlage, gelehrt und ausgeübt wurde. ... Sie haben (Vereine und Häuser, B. P.-K.), wenngleich sie sonst natürlich manche Verschiedenheit aufweisen, das gemeinsame Charakteristikum, daß sie die Krankenpflege als Beruf aufgefaßt sehen wollen. Sie lehren und vermitteln diese ganz bestimmte praktische Arbeit jeder Frau, die sich nach Charakter, Fähigkeit und Bildung dazu qualifiziert, unbekümmert darum, aus welcher Gesinnung heraus sie sich dieser Arbeit widmet. ...

Im Zusammenhang mit solcher Auffassung steht es, daß das Verhältnis der einzelnen Pflegerin zum Hause oder Verbande ein beiderseits kündbares ist. Es beruht auf gegenseitigen praktischen Leistungen und löst sich, sobald einer der beiden Teile nicht mehr seine Rechnung dabei findet. Erst seit diese neuen Gemeinschaften der sogenannten ‚weltlichen Schwestern' ins Leben getreten sind, kann man von der Krankenpflege als von einem Berufe reden. ...

All diesen Vereinen gegenüber erheben sich allmählich immer lauter ganz bestimmte Vorwürfe. Die hauptsächlichsten sind wohl: (S. 3) eine gewisse kritische Überhebung den ärztlichen Verordnungen gegenüber; Mangel an schlichtem Ernst der Auffassung; und endlich der Umstand, daß in vielen weltlichen Vereinen Frauen in größerem Umfange als sonst üblich und in größerem als es nach Ansicht der Ärzte im Interesse der Sache wie der beteiligten Personen liegt, für die Männerpflege verwandt werden.

Soviel muß zugegeben werden: *Die weltlichen Schwestern* stehen in einigen Punkten wirklich den religiösen nach, und gegenüber den alten Wärterinnen aus dem Dienstbotenstande haben sie vom Standpunkte der Ärzte aus den Nachteil, daß der einzelnen Pflegerin nicht gekündigt werden kann. Doch sind die gegenwärtigen Mißstände Folgeerscheinungen einer Übergangsperiode, in der sich der Beruf befindet, und werden verschwinden, wenn er die Kraft hat, sich in gesunder Weise weiter zu entwickeln. (S. 4) ...

Und damit kommen wir zu den positiven Vorschlägen zur Umgestaltung der Krankenpflege, auf die unsere Kritik an den bestehenden Formen uns führt.

Wer den vorstehenden Erörterungen bis hierher gefolgt ist, wird vielleicht erwarten, daß sie darauf hinauslaufen, die weltlichen Vereine ganz zu verdammen und die Rücksicht zu den kirchlichen zu predigen. So ists nicht gemeint. Wohl dem Mädchen, das imstande ist, aus ungeteilter Überzeugung Diakonisse zu werden. Aber nichts Gutes kann entstehen, wo der Eintritt in eine religiöse Gemeinschaft ohne die dafür erforderliche Herzensstellung nur aus äußeren Rücksichten erfolgt. Weit lieber weltliche Schwester als unwahres Diakonissentum.

Übrigens sind sehr wohl Vereine denkbar, die ohne auf religiöser Grundlage zu ruhen eine bestimmte Weltanschauung, eine speziell gerichtete Gesinnung, vielleicht die Tradition eines edlen Stifters oder einer andern starken Persönlichkeit ausbilden und festhalten. ... Die meisten weltlichen Schwesternhäuser sind und bleiben seelenlose Körper. ... Kein inneres Band verknüpft die Schwestern mit dem Mutterhause. ... So sind derartige Vereine in erster Linie Schulen, und dagegen ist auch nichts einzuwenden. ... Nur sollen sie, was in der Tat schon besteht, auch im Prinzip anerkennen. Sie sollen die Ausbildung von Pflegerinnen zu ihrer einzigen Aufgabe machen und nicht prätendieren, etwas zu sein, was sie ihrem Wesen nach nie sein können. (S. 7).

Der Staat müßte den besagten Schulen das Recht erteilen, nach einem vereinbarten Plane Pflegerinnen auszubilden und sie nach Ablauf einer für alle gleichmäßig festzusetzenden Zeit zu prüfen und mit einem Diplom auszustatten. Die also staatlich konzessionierte Pflegerin ist frei zu arbeiten, sich anstellen zu lassen, wo sie will, ebenso wie eine staatlich geprüfte Lehrerin frei ist. Dementsprechend können Ärzte und Krankenhäuser anstellen, wen sie wollen, ebenso wie die Lehrerinnen, die der Direktor einer Schule anstellt, aus jedem beliebigen Seminar hervorgegangen sein können. Die Besoldung der einzelnen Stellen müßte dem Grade der Verantwortlichkeit, die sie auferlegen, sowie dem Maße der Anstrengung, die sie fordern, entsprechen. (S. 8).

Anmerkungen:
Der 1906 veröffentlichte Sammelband enthält Aufsätze, die Marie Cauer von 1901 bis 1906 (Quelle 26-28) in verschiedenen Zeitschriften veröffentlicht hat. Es handelt sich um eine zentrale Quellensammlung, dokumentiert sie doch das Themenspektrum einer Pflegeforschung, das sich zwar einerseits in ihren Forderungen in den politischen Rahmen der bürgerlichen Frauenbewegung einbindet, andererseits jedoch darüber hinaus originäre Analysen der inneren Struktur dieses Berufes vornimmt. Ziel dieser Sammlung ist es, folgt man ihren eigenen Worten, einen Überblick zu geben über die Erfahrungen, die mit der Krankenpflege als weiblicher Beruf in den vergangenen Jahren gemacht worden sind. Generell geht sie davon aus, dass Krankenpflege ein bürgerlicher Beruf ist, der nicht mit dem *Nonnentum* identisch ist, aber hinsichtlich seiner ideellen Grundlegung durchaus Parallelen aufweist. Der in Auszügen wiedergegebene Aufsatz *Zur Reform der Krankenpflege*, der 1901/02 in der Zeitschrift *Die Frauenbewegung* erschienen ist, definiert die Krankenpflege als einen *modernen* und damit neuen Beruf, der erst dann als solcher zu existieren beginnt seit es weltliche Schwestern gibt. Der Rückblick auf die eigene Geschichte dient dazu, ein Geschichtsbewußtsein zu entwickeln, das geprägt ist von einer generell positiven Tendenz zur Modernisierung. Die zeitgenössische Phase wird als Übergang gesehen. Dieser Blick auf die eigene Geschichte kann durch die Quellen auf seinen Realitätsgehalt hin überprüft werden. In der Auseinandersetzung mit den gegenüber der weltlichen Pflege geäußerten Vorwürfen steht für Cauer die weltliche Pflegerinnen auch außerhalb der Mutterhausorganisation als eine Art Garant für den Fortschritt dann, wenn aus der Kritik am Bestehenden Reformvorschläge gemacht werden können. Sie plädiert für eine staatlich konzessionierte Pflegerin, die von den Arbeitgebern entsprechend ihrer Stellung besoldet wird.

25. Der Beruf der Krankenpflegerin in Deutschland. Gedanken über eine notwendige Reform, aus: ‚Die Krankenpflege', herausgegeben von Martin Mendelsohn, Band I, Heft 8, S. 745-756. 1901/02. (S. 9)

In England ist die Krankenpflege in den Händen von Schwesternschaften gewesen, weder von kirchlichen noch von weltlichen; hingegen ist sie als bürgerlicher Beruf, und zwar als solcher für gebildete Frauen, längst vorzüglich entwickelt und organisiert. Die englischen Verhältnisse sind daher wohl geeignet, für die deutsche Krankenpflege in ihrem Ringen mit einer beirrenden Tradition und nach einer eigenen lebensfähigen Daseinsform als ermutigendes Beispiel zu dienen. ...

Die Ausbildung dieses Nachwuchses (an Pflegerinnen, B. P.-K.) ist natürlich sehr wichtig; das Recht zur Ausübung des Berufes steht in engem Zusammenhang mit ihr. Die Grundlage einer guten Ausbildung ist die genügende Dauer; in der jetzt dafür üblichen Frist von einem halben oder ganzen Jahre lassen sich zwar die notwendigen praktischen Griffe erlernen, auch ein leidlich genügendes Maß theoretischer Kenntnisse erwerben, aber eine Erziehung, die den ganzen Menschen anfaßt und durchbildet, ist in dieser kurzen Zeit unmöglich. (S. 13). ...

Eine Ausbildungszeit von mindesten drei Jahren sollte zur Regel werden. Diese drei Jahre sind in einem Hospital zuzubringen, die ersten Monate davon womöglich mit Küchen- und Hausarbeit: vom zweiten Jahre ab kann den Schülerinnen schon verhältnismäßig selbständige Pflegearbeit überwiesen und auch, um den Zugang zum Beruf nicht pekuniär zu erschweren, ein gewisses Gehalt gezahlt werden. ... Um das Bewußtsein des Lernens in ihnen lebendig zu halten, würde es nützlich sein, auch den theoretischen Unterricht über die ganzen drei Jahre auszudehnen; ... Der Unterricht umfasse neben dem notwendigen Maße von Fachkenntnissen auch die Grundbegriffe der Krankenküche; ebenso Anweisungen zur Herstellung von Kissen, Polstern und sonstigen für den Komfort des Kranken in Betracht kommenden Gegenständen; die einfachsten Tatsachen der Chemie mit direktem Hinweis auf ihre Bedeutung für die Küche und für die Reinigung und schonende Desinfektion von Wäsche und Gerätschaften. Aber auch die Kenntnisse, deren die Pflegerinnen zur Wahrung ihrer persönlichen und beruflichen Interessen bedürfen, sollen ihnen vermittelt werden, und endlich dürfen einige Elemente einer allgemeineren Bildung nicht fehlen, vornehmlich solche, die den Blick weiten, und die Fähigkeit erhöhen, sich in die Lage anderer Menschen zu versetzen. ... Zur Ausbildung und Diplomierung von Pflegerinnen ist jedes Hospital mit einer gewissen Mindestzahl von Betten berechtigt. (S. 17)

Eine gute Pflegerin muß überall selbst Hand anlegen, muß geschickt sein in dem, was sie anfaßt, und vor allen Dingen erfinderisch, um das Wesentliche der Vorrichtungen, die sie in Vollkommenheit nicht haben kann, zu erfassen und mit einfachen Mitteln herzustellen. ... Zum Zweck der äußeren Erkennung der Zulassung wird mit dem Diplom zugleich ein Abzeichen, etwa in Form einer der Oberkleidung anzuheftenden Medaille, erworben. ... Dieses Zeichen muß von den Behörden anerkannt, und seine Nachahmung, Abtretung an andere oder unbefugte Benutzung strafrechtlich verfolgt werden. ... Zu solchen gesetzlich geschützten äußeren Kennzeichen ist die Form der Medaille derjenigen einer ganzen Uniform oder Schwesterntracht aus praktischen wie aus ästhetischen Gründen vorzuziehen. ... Diese Kleidung ... soll nicht das Kennzeichen der Zugehörigkeit zu einer bestimmten Gesellschaft, einem Verein sein, nicht eine Art Ordens- oder Nonnengewand, sondern lediglich ein Anzug, wie er aus praktischen Gründen für die Arbeit vorgeschrieben, und aus Rücksicht der Bequemlichkeit auch außerhalb der Arbeit erlaubt ist. – Eine zweite ebenso äußerliche aber ebenso wichtige Frage wie die des Kleides, ist die des (S. 18) Namens oder Titels. Es ist schade, daß das Wort ‚Pflegerin' sich nicht wie etwa das englische ‚nurse' zur Anrede eignet. Der jetzt allgemein übliche Ausdruck ‚Schwester' wird in der Hälfte der Fälle zu Unrecht angewandt. (S. 19). ...

Dem in Deutschland noch neuen bürgerlichen Beruf der gebildeten Krankenpflegerin eine seinem Wesen gemäße freie Form zu schaffen, erscheint mir als die nächste Vorbedingung für das Erwachsen eines tüchtigen, den Anforderungen der Gegenwart genügenden Pflegerinnenstandes. (S. 20).

Anmerkungen:
Im Vergleich mit England[28] wird die Entwicklung der Pflege als bürgerlicher Beruf in Deutschland als defizitär begriffen. Zentral, um dieses Defizit zu beseitigen, sei die angemessene Ausbildung des Nachwuches in einer mindestens drei Jahre dauernden Ausbildungszeit. Genaue Vorstellungen über den Verlauf dieser Ausbildung verweisen auf reale Mängel. Die Berufsbezeichnung der diplomierten Pflegerinn sollte, so die Forderung, geschützt sein.

[28] „In keinem anderen Land haben die geschulten Pflegerinnen in ihrer Arbeit für gesetzliche Grundlagen so lange Jahre mit den Entstellungen und Feindseligkeiten der nicht zum Fach gehörigen, eigene Interessen vertretenden Krankenpflege-Presse zu kämpfen gehabt. Wenn die Geschichte des Kampfes für die Krankenpflege-Organisationen im Vereinigten Königreich der Krankenpflegerinnen anderer Nationen dazu dient sehen zu lernen, wo ihre Stärke und ihre Schwäche liegt, von wo die Opposition unfehlbar kommen wird und welches Maß von Zähigkeit, Mut und Opferwilligkeit jene brauchen, welche die Aufgabe, die Frauen zu organisieren in die Hand nehmen, so wird dies Kapitel der Krankenpflege-Geschichte nicht vergebens geschrieben sein." (Lavinia L. Dock, hg. und teilweise geschrieben, übersetzt von Agnes Karll, Geschichte der Krankenpflege von Urzeiten bis jetzt unter besonderer Berücksichtigung der Arbeit der letzten dreissig Jahre, Band III, Berlin 1913, S. 74/75, vgl. auch Quelle 36).
„Der Kampf um die Organisation. Wir wenden uns nun wieder rückwärts, um den Spuren der Bewegung für Selbstorganisation und wirtschaftliche Selbständigkeit zu folgen, in welcher die Pflegerinnen Groß-Britanniens die Führung übernahmen. Wir haben ihren Lauf durch die Jahrhunderte verfolgt ...; wir haben das Ebben und Fluten der nach freieren Formen strebenden religiösen Vereinigungen gesehen und den Höhepunkt des Wechsels der Zeiten in Miss Nightingale's Schöpfung eines weltlichen Berufes für die Frauen durch die Schulung für die Krankenpflege beobachtet. Aber so großartig Miss Nightingale's Werk war, schloß es doch nicht den begeisternden Gedanken der Selbstverwaltung in genossenschaftlicher, freiwilliger, demokratischer Vereinigung in sich. Das sollte das Werk und die Freiheit ihrer Nachfolgerinnen sein, die nacheinander verzweifelt darum zu kämpfen hatten und um ihrer Ideale willen Schmach und Schimpf auf sich ziehen mußten." (ebenda, S. 37/38).

26. Die Muße im Leben der Pflegerin. Ihre Bedeutung und ihre Verwendung, aus: ‚Die Krankenpflege' herausgegeben von Martin Mendelsohn, Band I, Heft 11, S. 1036-1048. 1901/02

Das erste Erfordernis, um einem geistigen Leben der Pflegerinnen aufzuhelfen, ist demnach Zeit, viel Zeit, viel viel mehr freie Zeit als sie jetzt genießen, soviel Zeit, daß sie nicht mehr von dem unerbittlichen Schlafbedürfnis des jugendlichen Körpers, mit verschlungen wird, sondern zu beliebiger Verwendung verfügbar bleibt, mit eine Wort also: Muße. (S. 22). ... Jeder, der den ganzen Tag in einer bestimmten Richtung angespannt gewesen ist, bedarf hinterher einer gewissen Befreiung, eines lösenden, entbindenden Elementes; die Wage, die einseitig belastet ist, bedarf eines Gegengewichtes, ehe das Zünglein sich auf den Ruhepunkt einstellt. (S. 25). ...

Wo es irgend ausführbar ist, sollte jeder Pflegerin ihre eigenes Zimmer zugewiesen werden, das außer der notwendigsten Ausstattung einer Schlafkammer auch einen Sitzplatz mit Tisch enthält, und das genügend gelüftet, beleuchtet und geheizt werden kann, um zu jeder Jahreszeit benutzbar zu sein. (S. 27) ...

Freie Zeit ist zwar das erste und notwendigste Erfordernis für eine außerdienstliche Beschäftigung, ein geeigneter Aufenthaltsort kommt als zweite unumgängliche Vorbedingung dazu; aber mit beidem ist doch noch nicht mehr als die Möglichkeit gewonnen, nicht die Sache selbst, und auch diese bedarf dringend der Förderung. (S. 28). ... Worauf es ankommt ist nur, ihr die nötige Abwechslung und Erfrischung zu verschaffen, und alles, was dazu im Familienkreise nicht zu gering ist, ist es auch nicht für die Pflegerin. (S. 30).

Anmerkungen:
Quelle 26-28 lassen sich im Zusammenhang betrachten. Sie verweisen darauf, dass Ansätze einer Pflegeforschung zu Beginn des 20. Jahrhunderts vorhanden waren. Ein Zimmer für sich allein und genug Zeit, um die Freizeit auch als Muße und nicht nur zum Schlafen zu benutzten, das sind Forderungen, die auf eine kürzere Arbeitszeit und eine individuelle Erholung zielen. Es wäre die Frage zu stellen, welche Vorstellungen zu diesem Thema in der Gegenwart bestehen.

27. IV. Der Mensch in der Pflegerin, aus: ‚Neue Bahnen', herausgegeben von Elisabeth Krukenberg, Band XXXVIII, Nr. 2, S. 17-42. 1903

Man schaffe einen Stand von Pflegerinnen, die den Ernst ihrer Aufgabe verstehen, die Kopf und Herz auf dem rechten Fleck haben, die von Liebe zu ihrem Beruf und für die Menschen erfüllt sind, und man braucht ihnen hinsichtlich ihrer Privatinteressen keine Schranken aufzuerlegen, sie werden sie in sich tragen. Grade ein breiteres, freier gestaltetes Privatleben würde aber für Heranbildung eines solchen Pflegerinnenstandes eine der notwendigen Vorbedingungen sein. (S. 36) ...

Ein sehr brauchbarer Gehilfe im Krankenzimmer ist der Humor. Er kommt gleich hinter der Geduld. Und Geduld ohne einen Zusatz von Humor hat leicht etwas zu viel vom Element des *Duldens* in sich, um noch schmackhaft zu sein. ... Ein gesunder, fröhlicher Humor hingegen, der an den gesunden Sinn des anderer appelliert, ist oft wahrhaft erlösend für Pflegerin und Patienten und befreit letzeren von seinen eigenen Launen und Schrullen. (S. 40)

Anmerkungen:
Humor in der Pflege ist notwendig, um *Geduld* nicht in ein für Pflegende und Patient unerträgliches *Dulden* einmünden zu lassen. Das ist auch ein aktuelles Thema im Rahmen der Pflegeforschung. Wenngleich also diese Anmerkungen zu Beginn des 20. Jahrhunderts nicht Pflegeforschung genannt wurden, so lassen sie sich doch unter diesem Begriff erfassen. Im Blick auf die Geschichte erscheint es also notwendig zu registrieren, dass ähnliche Themen und gleiche Inhalte in einem anderen Kontext erfaßt werden können.

28. VII., Außerdienstliche Pflichten der Pflegerin, aus: ‚Deutsche Krankenpflege-Zeitung', herausgegeben von Dr. Paul Jacobsohn. Jahrgang VIII. Nr. 20 und 21. Seite 305-309 und 323-326. 1905

Nur da, wo jeder einzelne Arbeiter das Wohl des Ganzen höher stellt als sein eigenes, wo er seinen Teil an den gewaltigen Aufgaben eines großen Gemeinwesens wie eine eigene Pflicht empfindet, nur da wird es gelingen, die Versuchung der Nachlässigkeit und Bequemlichkeit, die in jedem Menschen liegt, wirksam zu bekämpfen (S. 62). ...

Den wenigsten Schwestern kommt es in den Sinn, das, was in bezug auf ihre Kranken ihnen eine ganz alltägliche Weisheit ist, auch auf sich selbst anzuwenden. Sie sind von einer staunenswerten Sorglosigkeit. ... Für die (S. 68) Berufspflegerin gehört die Fürsorge für Alter und Krankheit zu den Pflichten der Selbsterhaltung. ... Eine vermehrte Bürge hat durch die Selbstfürsorge, die ihr zufällt, allerdings die Berufspflegerin zu tragen, aber dafür liegt ja auch der Druck des täglichen Arbeitslebens etwas weniger schwer auf ihr, als auf ihrer geistlichen Schwester, ist die ‚eigene Plage' jeden Tages eine beschränktere, und läßt ihr eher Spielraum über die Gegenwart hinauszudenken. (S. 69). ...

Aus den Schwesternkreisen selbst müssen doch schließlich die Anregungen zu allen Fortschritten hervorgehen; die Schwesternkreise haben zu beobachten und die Tatsachen zu sammeln, auf Grund deren Pläne überhaupt erst entworfen werden können; sie müssen mit selbständigem Interesse jede Stufe ihrer Entwicklung begleiten. Denn nur das Bewußtsein, eine breite Schar Gleichgesinnter hinter sich zu haben, gibt den Bewegungen der Führer Nachdruck, und nur die lebendige Fühlung mit den wirklichen Bedürfnissen sichert ihren Schritten die gerade Richtung. Deshalb ist die Forderung an die Schwestern, sich um die allgemeinen Angelegenheiten ihres Standes zu kümmern, unabweisbar, sie ist ein Bestandteil der Pflichten jeder Einzelnen gegen sich selbst, die hier sich zu einer Pflicht gegen die Gesamtheit des Standes erweitern (S. 70).

Anmerkungen:
Selbstfürsorge ist notwendig um den Beruf der Krankenpflege in angemessener Weise ausüben zu können – und *Selbstfürsorge* meint in diesem Text auch, sich um berufspolitische Fragen zu kümmern. In diesem Kontext greift die historische Definition über die aktuelle hinaus und läßt erkennen, dass eindimensionales Fortschrittsdenken oft nicht greift.

29. Den Schwestern, Otto Promber, Dresden, o.J.

Den Schwestern

Euch Stillen von heute und gestern –
Schwestern,
Euch Immerbereiten
Zu allen Stunden
Der schwersten Zeiten –
Sei dieses Sträußlein gebunden!
In schlichtem Gewand
Geht ihr durchs Leben,
Doch eure Hand
Kann Perlen geben
Der herrlichsten Liebe ...
Wem nichts mehr bliebe –:
Dem Ärmsten der Armen
Gibt eure Güte
Trost und Erbarmen
Aus tiefstem Gemüte.

Anmerkungen:
Ebenso wie in der Quelle 23 wird in diesem Gedicht das Bild einer Krankenschwester erkennbar, die in der Tradition der christlichen Nächstenliebe wirkt und arbeitet. Es erscheint sinnvoll, die Parallelen herauszuarbeiten

um diese Strukturlinie zu verfolgen (evtl. ergänzen durch Gedicht aus Zeitschrift 1970er Jahre). Die Metaphern können in ihrem heutigen Bedeutungsgehalt erschlossen werden. Erkennbar wird an diesem Beispiel auch, wie Tradition und Fortschritt zeitgleich zusammenwirken.

30. Dornenpfade de Barmherzigkeit. Aus Schwester Gerda's Tagebuch. Herausgegeben von Schwester Henriette Arendt. Mit einer Einführung von Schwester Agnes Karll der Vorsitzenden der Berufsorganisation der Krankenpflegerinnen Deutschlands, Stuttgart und Leipzig 1909

Den 14. Mai 1896.
Heute hat sich der schreckliche Examensakt abgespielt. Frau Oberin war zugegen. Es war nur bedauerlich, daß sie keine Maus und neben ihr kein Loch war, sonst wäre sie sicher hineingekrochen. Bei Professor L. ging es noch einigermaßen, aber bei Herrn Sanitätsrat M. ganz schlecht, was auch bei den eigentümlichen Fragen, die er stellte, gar nicht anders möglich war, zum Beispiel wurde ich gefragt: „Wie füllt man einen Strohsack?" „Wie legt man einen Thermometer ein? Direkt in die Achselhöhle?" und auf meine Antwort „ja" hieß es: „Nein, man hebt zuerst das Hemd auf."

Die Zeugnisse erhalten wir erst, nachdem wir vier Jahre laut Statut dem Verein angehört haben. Ausschlaggebend sind die Stationszeugnisse der Assistenzärzte, und da ich von unserm Assistenzarzt ein sehr gutes haben soll und selbst (S. 31) Herr Rat sich Frau Oberin gegenüber sehr günstig über mich geäußert hat, so hoffe ich trotz des Durchfalls im theoretischen Examen noch eine tüchtige Krankenpflegerin zu werden.

Den 11. Juli 1896.
Ich bin in diesen Tagen entsetzlich nervös gewesen, drei Nachtwachen in einer Woche, der Abschied von der Männerstation, all das machte mich ganz verwirrt. Zu alledem hatte ich einen Krach mit Frau Oberin, infolgedessen ich sogar kündigte. Sie hatte abends in meiner Abwesenheit gesagt, sie vermute, daß ich eine Liebelei mit dem Assistenten der Männerstation

habe, Schwester Anna möchte in ihrer Abwesenheit nur gut aufpassen; wenn es sich bestätige, ‚fliege ich sofort heraus'. Ich war sehr erregt, ging zwei (S. 36) Tage herum, ohne ein Wort zu sprechen. Dann begab ich mich in ihr Zimmer, um ihr zu sagen, daß ich unter diesen Umständen, mit dem Bewußtsein, daß ich ausspioniert werde, unmöglich im Verein bleiben könne. Sie war gleichfalls sehr erregt, nahm alles zurück, was sie gesagt hatte, unter dem Vorwande, sie habe nur vermutet, daß von seiner Seite ein Interesse vorläge. Sie habe eine Liebelei verhindern wollen, da ich für ihn viel zu schade sei. Sie erklärte sich bereit, mir vor allen Schwestern Genugtuung zu geben, was auch geschah, und jetzt sind wir die besten Freunde.

Auf der chirurgischen Frauenstation gefällt es mir nicht sehr. Trotzdem habe ich mich schon so ziemlich eingelebt. Wir haben fast nur Patientinnen, die operiert worden sind, namentlich Nieren- und Unterleibsoperationen. Man hat eigentlich nur darauf zu achten, daß sie ruhig bleiben und Diät halten. ... Vormittags bin ich jetzt fast immer im Verbandssaal beschäftigt, wo hauptsächlich Ambulante hinkommen. (S. 38). ... Am 1. August komme ich für drei Monate nach dem Operationssaal, und dann erhalte ich die letzten drei Monate eigne Station, die eigentliche Probe auf Tüchtigkeit. In die Außenwelt komme ich jetzt nur sehr wenig, ich nehme meinen fünften Tag gar nicht wahr, es lockt mich nicht sehr ins Freie. ...

Im Heim gibt es nichts Neues. Die Schwestern leben zurzeit ganz verträglich. Ich bin eigentlich bei allen meiner Lustigkeit wegen sehr beliebt; wirklich verkehren tue ich mit Henriette und Martha. ... Frau Oberin ist von ihrer Reise zurück. Wir sind einige Male aneinander geraten. Sie findet mein Benehmen den Aerzten gegenüber nicht demutvoll genug, obwohl sich von diesen wohl niemand über mich beschwert hat, höchstens kann es der rothaarige Apotheker getan haben, der alle Schwestern behandelt, als ob sie seine Dienstboten seien. ... Die Schwestern mögen sie im Grunde nicht, aber sie wagen es nie, ihr zu widersprechen, aus Furcht, daß sie dann nach einer besonders schweren Station verbannt werden, eine sehr unangenehme Privatpflege zuerteilt bekommen oder daß Frau Oberin sie beim Vorstande schlecht macht. Das versteht sie meisterhaft. ...

Auch mit der Gehaltsaufbesserung kann sie eine Schwester (S. 39) zurückstellen. Wir erhalten nach dem ersten Vierteljahr zehn Mark Monatsgehalt, nach einem halben Jahr zwanzig Mark bei freier Station, Kleidung und Wäsche. Wenn eine Schwester sich *nicht genügend Mühe gibt,* kann sie auf einige Monate in der niedrigeren Gehaltsklasse zurückgehalten werden. In den Diakonissenhäusern erhalten die Schwestern unter sonst gleichen Bedingungen nur drei Mark monatlich – das nennt man dann nicht Gehalt, sondern nur Taschengeld. Aus diesem Grunde betrachten sich die Diakonissinnen, die nicht für Lohn, sondern nur *um Christi willen* Kranke pflegen, aber auch für unendlich höher stehend als andre Schwestern. Die katholischen Schwestern erhalten nicht einmal Taschengeld. Bei ihnen werden die kleinen Bedürfnisse für das alltägliche Leben vom Mutterhaus bestritten, und sie arbeiten nicht *um Christi willen,* sondern um einen *Thron im Jenseits* zu erobern (S. 40).

Den 8. November 1897, Nervenheilanstalt.
So weit also ist es mit mir gekommen. Irrenanstalt. Von Professor M., der ersten Kapazität auf psychologischem Gebiet, für „reif" erklärt. Aber der Humor hat mich noch nicht verlassen und der Verstand auch nicht, und so will ich denn mein bißchen Grips zusammennehmen und von meinem Bett aus schildern, wie das gekommen ist.

Seit vier Tagen bin ich hier hinter vergitterten Fenstern unter ständiger Wache. Es sind gerade vierzehn Tage her, mein Uebel wurde immer ärger. Ich konnte mich vor Schwäche kaum noch auf den Füßen halten, wollte aber meine ganze Kraft daran setzen, um die mir noch zum Kursus fehlenden Tage Operationsdienst zu absolvieren. Ich wollte doch wenigstens endlich das Zeugnis als „geprüfte Krankenpflegerin" erhalten, nachdem ich so viele Hindernisse überwunden hatte. So stand ich denn mit Todesverachtung den ganzen Tag im Operations- und Verbandsaal. Abends gegen 7 Uhr, als ich mit Schwester Thekla und Anna im Verbandsaal beschäftigt war, wird mir plötzlich ganz schwindlig. „Um Himmels willen, was ist Ihnen denn?" fragte Schwester Anna, „Sie sind ja kreideweiß im Gesicht." Und da schießt (S. 89) mir plötzlich das Blut aus der Nase, daß Kleid und Schürze ganz bedeckt wurden, und ich falle der Länge nach auf den Boden. Was dann geschah, weiß ich nicht genau. Die Schwestern hoben mich wohl auf und legten mich auf den Verbandstisch, und Schwester Thekla lief nach dem Arzt. Ich hatte das Gefühl, als ob ich wieder in der Spree läge, den Kopf unter Wasser, und fing an, verzweifelt mit Händen und Füßen um mich zu schlagen. „Vier Mann konnten sie kaum bändigen", sagte später der Assistenzarzt dem Professor. Dann starrte ich immer ins Licht und dachte an die Sonne. Lange habe ich so gelegen, dann brachten sie mich auf die Kinderstation, aber ich war so verzweifelt, daß ich wieder zu toben anfing. Ich wollte meine noch fehlenden Tage absolvieren, ich wollte fort oder einen Revolver nehmen oder ein Ende machen, oder Morphium. Entweder arbeiten oder diese jämmerliche Existenz vernichten! (S. 90)

Schwesternheim, den 29. Mai 1898
Zu Hause sind jetzt Schwester Anna, Elvira und Erika. Schwester Anna und Charlotte hatten heute bei Tisch einen großen Streit „wegen religiöser Dinge", infolgedessen Schwester Anna tief beleidigt ist. Vorgestern schon war Schwester Anna tief empört, daß Schwester Charlotte nicht daran glaubt, daß Christus Gott ist, daß er von einer reinen Jungfrau geboren und von den Toten wieder auferstanden sei, und heute sagte Schwester Charlotte, sie finde es schrecklich, daß in der Kirche die reichen Leute ihren Stand hätten, die Armen dagegen, nachdem sie die ganze Woche gearbeitet, nicht mal in der Kirche sitzen könnten, sondern während des ganzen Gottesdienstes stehen oder knien müßten. Sie machte diese Bemerkung, nachdem Schwester Anna erzählt hatte, daß ihr eine Bekannte gestattet habe, in der Zwölf-Apostel-Kirche auf einem ihrer Plätze zu sitzen. Schwester Anna ist wütend. In der Kirche ist ihrer Meinung nach alles ideal, und sie findet es empörend von Schwester Charlotte, ganz laut solche „sozialdemokratische" Ideen zu äußern.(S. 135).

Wöchnerinnenheim, den 19. September 1898.
Am 14. September abends beendete ich die Pflege bei Herrn Bechstein, und am 15. D.M. bin ich im Wöchnerinnenheim eingetreten, um einen Monat die Wochen-, besonders Säuglingspflege zu erlernen.

Das Haus mit Garten ist von einer unheimlichen Größe, steht jedoch fast ganz leer. Drei Säle mit je fünf Betten sind mit Wöchnerinnen und den dazugehörigen Säuglingen belegt. Durchschnittlich werden jeden Monat dreißig Frauen entbunden, oft noch mehr. Im Januar dieses Jahres zweiundfünfzig. Die Aufnahme erfolgt unentgeltlich und soll nur unbemittelten Frauen, nicht Mädchen, gewährt werden. Eine Hebamme, Fräulein Winter, ist stets im Hause, entbindet die Frauen und lehrt und beaufsichtigt die Wärterinnen. Der Arzt kommt zweimal täglich zur Visite und wird in besonderen Fällen telefonisch herbeigerufen. (S. 151) ...

Sehr unangenehm ist es, daß ich mit den vier Wärterinnen, die auch alle nur zum Lernen auf je drei Monate (unentgeltlich, während ich für Verpflegung fünfzig Mark monatlich zahle) hier sind, in einem Zimmer schlafen und auch zusammen essen muß. Es sind einfache, ungebildete Frauen und Mädchen ohne jede Manieren, aber sie sind alle freundlich zu mir, und wenn ich etwas lernen will, muß ich mich eben darein fügen. Da ich bezahle, brauche ich keinerlei Hausarbeit zu machen, sondern habe einstweilen nur die Kinder und später noch die Frauen zu besorgen. Es ist wenig Arbeit.

Nachts wachen abwechselnd die Wärterinnen, ich werde wohl auch noch das Vergnügen haben. Das ist das Angenehmste von diesem Institut. Da darf man am Tage vorher von 2 Uhr mittags bis 9 Uhr abends schlafen beziehungsweise ausgehen und am folgenden Morgen von 6 bis 2 Uhr.

Heute hat der theoretische Unterricht begonnen. Vorläufig hat der vortragende Arzt nur einen längeren Vortrag über die Verantwortlichkeit und über die „Lebewesen, die man erst fünfhundermal mikroskopisch vergrößern muß, um sie zu sehen", gehalten. Er drückt sich sehr primitiv (S. 152) aus (S. 153).

Kreiskrankenhaus (Isolierstation), den 2. Dezember 1900, 11 Uhr abends.
Motto: Der Mensch wird alt
Wie eine Kuh
Und lernt noch immer
Neues zu.
Es ist einfach unglaublich, was der Mensch alles erlebt. Gestern vormittag war ich mit Werner in der Nationalgalerie, von dort zu Mittag bei Tante Mathilde und gegen Abend trat ich die erste Nachtwache hier im Krankenhaus an, die ich wohl in meinem ganzen Leben nicht vergessen werde. Das Krankenhaus ist erst vor wenigen Monaten eröffnet worden. Als Stationsschwestern sind auf Veranlassung des Landrates Johanniterinnen angestellt, die jedoch bei den Aerzten sehr unbeliebt sind. Sie werden von diesen als absolut untüchtig geschildert, und es herrscht ein sehr unerquickli-

ches Verhältnis zwischen Aerzten und Schwestern.(S. 254) ... Es sollen auch zu wenig Kräfte angestellt sein, und zur Aushilfe werden dann aus unserm Schwesternhaus Schwestern zu vier Mark pro Tag geholt. Es handelt sich hauptsächlich um Nachtwachen ..... Ich trat nun gestern den Dienst für ganz bestimmte Zeit an und war sehr gespannt auf alles. Es war eine gräßliche Nacht und alles so kompliziert wie eine Novelle von Edgar Allen Poe. Als ich am Abend hinkam, begleitet von Schwester Ruth, zeigte sie mir die fünf Zimmer zu zwei Betten, die ich zu bewachen hatte, Erwachsene und Kinder, zwei Diphtherie- und fünf Scharlachfälle. Unter andern eine vierundzwanzigjährige Frau mit Scharlach, Temperatur 40,5, im Delirium. Als Doktor Kern erschien, ein noch ganz junger Mensch, war er offenbar schlechter Laune und schlug von vornherein einen unhöflichen Ton an. Ich sagte, daß die Frau zweifellos toben würde und daß ich, da ich in mehrere Zimmer gehen und unter anderm auch auf ein einjähriges Kind aufpassen müßte, kaum eine Verantwortung übernehmen könnte. „So," entgegnete er spöttisch, „Sie scheinen etwas furchtsam zu sein; aber wenn Sie solche Sache nicht verstehen, hätten Sie sie nicht annehmen sollen. Ich werde doch deswegen nicht etwa die Nacht hierbleiben." „Gegen 1 Uhr fing die Frau an zu toben und wollte aus dem Bett heraus. Versuchte ich in Güte, sie zurückzuhalten, so wurde es nur schlimmer. ... Ich klingelte nach dem Arzt, niemand kam. Da die Frau aber (S. 255) immer mehr tobte, mit wildrollenden Augen und geballten Fäusten im höchsten Stadium des Deliriums, so lief ich schnell über den Korridor in das Zimmer der Tagschwester Veronika und bat sie, mir zu Hilfe zu kommen. Als ich zurückstürzte, steht die Frau bereits nackt im Korridor, im Begriff, die Gartentür zu öffnen. Ich stürze mich auf sie und es gelingt mir mit Hilfe von Schwester Veronika, den Tobsuchtsgriff anzuwenden und die Frau auf die Knie zu werfen. Ich warf ihr eine Decke über und hielt sie am Boden fest. Sie begann mörderisch um Hilfe zu schreien: „Hilfe, Polizei!" Das ganze Krankenhaus wird alarmiert, und Doktor Kern und noch ein Arzt stürzen herbei. Ersterer, noch geladener als vorher, packt die Frau, trägt sie ins Bett und schimpft laut, daß ich sie habe nackend herauslaufen lassen. Dann telefoniert er nach der Oberin des Krankenhauses. Ehe diese erscheint, sagt er zu mir: „Entschuldigen Sie, daß ich vorher etwas heftig war, und bitte, beziehen Sie das, was jetzt folgt, keineswegs auf sich, sondern nehmen Sie es ganz unpersönlich, es gilt den Zuständen hier im Hause, aber nicht Ihnen." Frau Oberin erscheint. Sie ist eine sehr sympathische ältere Dame, mit ernstem, aber freundlichem Gesicht. Er geht wütend auf sie zu. „Frau Oberin, ich muß Sie doch sehr ersuchen, dafür zu sorgen, daß hier zuverlässige Personen arbeiten. Ich komme hierher, finde eine schwerkranke Frau nackend auf der Erde und zwei Schwestern auf ihr kniend. Sie müssen zugegen, daß das keine Wirtschaft ist." Frau Oberin antwortete nicht, obgleich er sie mit wütenden Blicken durchbohrte. Ich wollte sprechen, aber sie nahm mich bei der Hand und ebenso die Schwester Veronika und sagte: „Sie brauchen sich gar nicht zu entschuldigen. Ich weiß, daß Sie keine Schuld haben; die Sache gilt nicht Ihnen, sondern bezieht sich auf ganz etwas anderes." – „Ja," meinte (S. 256) Schwester Veronika, „das gilt uns Schwestern; Doktor Kern sucht beständig uns etwas nachzusagen." Ich weinte heftig vor Empörung. Währenddem hörten wir im Zimmer der Kranken, die von Doktor Kern und dem andern Assistenzarzt gehalten wurde und unaufhörlich schrie, ein schreckliches Geklirr. Frau Oberin ging hinein, kam sogleich wieder und sagte ruhig, aber triumphierend: „es war die Fensterscheibe; nun, ich denke, wenn zwei Aerzte die Frau halten und sie schlägt trotzdem mit ihrem Arm durch die Scheiben, so brauchen Sie auch nicht eine Silbe der Entschuldigung zu sagen." (S. 257).

Den 20. December 1900
Im Krankenhaus und auch bei uns im Schwesternheim wird jetzt auf Weihnachten gerüstet, besonders im Krankenhaus wird es sehr fein werden. Das verstehen die Johanniterinnen aus dem FF: Weihnachtsbäume schmücken, Bescherungen veranstalten, Choräle singen. Na – ist ja auch was wert. In unserm Schwesternheim gefällt es mir immer besser. Schwester Ruth ist eine sehr liebe Frau, so voll Interesse und Verständnis, auch für die Schwächeren der lieben Schwestern, dabei ein ganz merkwürdiger Mensch, hochgebildet, sehr musikalisch, innerlich leidenschaftlich, äußerlich kalt, interessiert sich für alle schönen Wissenschaften und Künste, wollte auch in ihrer Jugend die Sterne vom Himmel holen, dann morphiumsüchtiger Mann, Vermögen durchgebracht, schwere Kämpfe, Mutterfreuden, Scheidung, Resignation. Und jetzt ist sie Oberin eines Schwesternhauses, massiert von einer Mark aufwärts, kocht und lebt nur für die

Schwestern, denen sie das Leben wirklich behaglich macht. Auf alles, wozu ihr Herz sie treibt, muß sie verzichten. Daß doch alle solche gescheiterten Existenzen Schwester werden! ... Natürlich sind unsre Schwestern auch nicht alle Engel, obwohl sie so ziemlich die Elite der freien Schwestern sind. (S. 267). ... In weniger hohem Grade unsympathisch ist Schwester Eustachia, eine ehemalige Kaiserswerther Diakonissin, die in ihrer freien Zeit für elsässische Käseblättchen schreibt. Sie hat etwas so Lauerndes, Heimtückisches, ist furchtbar neidisch. – Sehr nett sind Schwester Margarete, Elvira und Toni, die ja alle drei schon im „Roten Kreuz" waren (S. 268).

Schwesternheim, den 14. October 1901.
Seit elf Tagen bin ich hier, unendlich glücklich, Werner wieder gesehen zu haben und „zu Hause" zu sein, denn hier fühle ich mich wirklich zu Hause. Schwester Ruth ist so teilnahmsvoll, und ihre Mutter ist ebenfalls so lieb mit den Schwestern. Ganz anders wie im „Roten-Kreuz"-Heim, wo jede kranke Schwester als „hysterisch" bezeichnet und so lange schikaniert wurde, bis sie es im „Heim" nicht mehr aushielt und trotz heftiger Schmerzen, trotz Fieber und Schwäche sich aufraffte, um in Pflege zu gehen, „der Not gehorchend, nicht dem eigenen Triebe." Der „Anker" teilt mit ..., daß er mir die geforderten zweihundertfünfundzwanzig Mark bewilligt. Ich werde dieselben sofort Papa senden und sehen, möglichst schnell eine Pflege anzunehmen, damit ich Schwester Ruth die schuldige Quartalsmiete von fünfundsiebzig Mark und die bereits für elf Tage schuldige Verpflegung von 1,25 DM pro Tag abbezahlen kann. (S. 292).

Den 12. Mai 1903.
Es war aber – ich konnte mir das nicht verhehlen – ein Berufswechsel, vor dem ich nun stand. Denn soviel war mir sicher, wenn ich die Krankenpflege jetzt aufgab, dann würde ich nicht mehr dazu zurückkehren. ... Was hatte mir dieser Beruf gebracht? Wenn ich zurückblicke (S. 319) und wenn ich an meinen jetzigen Zustand denke, so muß ich sagen: Enttäuschung und Not.

Enttäuschung war es. Denn hatte ich leisten können, was ich mir damals, als ich mit Begeisterung den Beruf ergriff, vorgenommen hatte? Hatte ich wirklich der leidenden Menschheit eine barmherzige Helferin, eine

Schwester sein können? Ich erinnere mich all der Pflegen, welche ich gehabt hatte. Wie wenig waren darunter, bei welchen auch mein Herz hatte mittun können. In den allermeisten Fällen hatte ich Dienste geleistet für Geld, wie eine bezahlte Magd. ... Die Pfleglinge waren zum größten Teil wohlhabend und bezahlten was sie wollten und brauchten. ... Ich mußte mir selbst Brot und Leben verdienen. Ich konnte nicht selbstlos und edel sein. Ich mußte verdienen, sonst ging es mir selbst an den Hals und dann war es ganz zu Ende mit jeglichen Liebesdiensten. So erwies sich also der Schwesternberuf so nüchtern wie jeder andere, der auf Geld ausgeht und ausgehen muß. Auf der Schattenseite des Lebens mußte man sich mit des Lebens elendsten Erbärmlichkeit herumschlagen.

Das Schlimmste aber war, daß ich mich in meinem Schwesternberuf so einsam und verlassen fühlten mußte. Der Beruf überstieg meine Körper- und Nervenkraft, das spürte ich wohl. (S. 320)

Anmerkungen:
Diese Quelle nimmt für die 2. Phase der Berufskonstruktion eine Schlüsselrolle ein. Sie läßt sich an den Anfang einer Unterrichtseinheit stellen und kann im Rückgriff auf andere Quellen und zusätzliche Informationen aus der Sekundärliteratur die auftretenden Fragen und Probleme im Zusammenhang erfassen. Die Quellenauszüge sind so gehalten, dass für jeden der angeführten Eintragungen eine Gruppe bzw. auch einzelne Personen eine Station im Leben der *Schwester Gerda* übernehmen können. So läßt sich in einem ersten Schritt der Zeitraum von 1896, der mit dem *Examensakt* beginnt bis zum Jahre 1903, der mit dem Ausstieg aus dem Beruf endet, nachzeichnen. Jeder der Ausschnitte ist zudem unter einem anderen thematischen Schwerpunkt zu betrachten. So lassen sich in der Konfrontation dieses (fiktiven) Tagebuches mit ergänzenden Materialien zentrale Aspekte des Berufes der Krankenpflege an der Wende vom 19. zum 20. Jahrhundert erarbeiten. Da diese Quelle als (fiktives) Tagebuch in einer romanhaften Form geschrieben ist, ist die scheinbare Nähe und das Verständnis, der eigene Zugriff auf die Thematik also, zunächst einmal unproblematisch. In einer quellenkritischen Analyse muß methodisch darauf geachtet werden, dieses Verhältnis von Nähe um die Dimension der wissenschaftlichen Di-

stanz zu bereichern[29]. Die Frage nach dem Wahrheitsgehalt einer Quelle läßt sich exemplarisch bearbeiten und auf andere Quellentexte übertragen. Deutlich wird, dass die historische Wirklichkeit immer nur in einzelnen Facetten rekonstruiert werden kann und nur in der Rekonstruktion, die aus der eigenen reflektierten Fragehaltung erwächst, Erkenntnisse gewonnen werden können. Der Begriff der *Barmherzigkeit* als zentrale Metapher zur Beschreibung von widersprüchlichen Erfahrungen in der Pflege erweist sich als eine leitende Kategorie der Analyse.

[29] Durch das Vorwort von Agnes Karll bindet sich diese Quelle in einen spezifischen zeitgenössischen Argumentationskontext ein. Damit ließe sich ihr berufspolitischer Stellenwert bestimmen, keineswegs aber der Grad der Authentizität erfassen. „Die mitgeteilten Tatsachen haben den Wert absoluter Wahrheit. Trotz der öfteren Betonung ihrer lebhaften Phantasie hat die Verfasserin die eigenen und fremden Erlebnisse nirgends übertrieben, nur selten die Düsterkeit des Bildes durch einen verklärenden Schleier gemildert. ... Ich muß dem aber gegenüberstellen, daß natürlich die Erfahrungen junger Schwestern in der Ausbildungszeit, was den allgemeinen Ton anlangt, sehr häufig erfreulichere sind und daß man auch in der Berliner Privatpflege neben den geschilderten Kreisen mit breitesten Schichten zu rechnen hat, deren Gesinnung diese immer mehr aufreibende Tätigkeit zu einer außerordentlich beglückenden macht, wie ich aus langjähriger Erfahrung weiß. ... Wir Pflegerinnen müssen uns selbst unsere Ethik, unsere Ideale und Ziele schaffen, niemand kann uns diese geben. Wir selbst müssen aus unseren Reihen die Oberinnen entwickeln, die geeignete Lehrerinnen und Beraterinnen der kommenden Pflegeorganisation sind. Wir selbst müssen gemeinsam an der äußeren Gestaltung unseres Lebens, der Sicherung unserer Zukunft arbeiten, in dem wir uns mit den angegebenen Möglichkeiten vertraut machen und dafür sorgen, daß die für uns in den Fürsorgegesetzen bestehenden Lücken gefüllt werden. ... Wir müssen es unmöglich machen, daß jemand, wie die Schwester Gerda, mit elendem Körper in einer Tätigkeit wie der Privatpflege zu bleiben gezwungen ist. ... Wir müssen, um wirklich helfen zu können, die nötigen Beziehungen zu allen Behörden und sozialen Einrichtungen finden. Wir müssen Staat und Kommunen überzeugen, daß es ihre Pflicht ist, der Entwicklung der Krankenpflegeschulen mindestens gleiche Aufmerksamkeit und Mittel zuzuwenden, wie anderen Fachschulen. Wir müssen alle Kreise interessieren, damit sie uns zu unseren Rechten, aber auch zur Erfüllung unserer Pflichten im weitesten Maße helfen. Dafür das Verständnis zu erwecken, werden die Schilderungen dieses Tagebuches mithelfen. (ebenda, S. 13/14)

31. Friedrich Zimmer, Ein Frauendienstjahr in der Krankenpflege, Berlin-Zehlendorf 1909

Wollen wir einen Frauendienst entsprechend dem Militärdienst der Männer, so kann dieser (6/7) nur ein Dienst in öffentlichen Angelegenheiten und für öffentliche Zwecke sein. Wie jener, muß er Notständen des Vaterlandes abzuhelfen dienen – das ist sein objektiver Zweck – und ebenso jenen entsprechend muß er zu gemeinnützigem Denken und Empfinden erziehen – das ist sein subjektiver Zweck. ... Rein körperlich (9) hat ein solches Freiwilligenjahr in der Krankenpflege die Bedeutung einer gründlichen Badekur. ... Etwas Neues ist für die meisten die Notwendigkeit, sich als dienendes Glied in einem großen Ganzen fühlen und geben zu müssen. ... So lernt man Unterordnung und bekommt doch auch wieder Selbstgefühl, und in und mit beiden entwickelt sich echte kameradschaftliche Gesinnung. ... Und dann und vor allem der Dienst an den Kranken! (10) ... Nichts wirkt mehr als solche gesegnete Tätigkeit zu innerer, insonderheit auch religiöser Erziehung. Hier merkt man die eigene Ohnmacht, aber erfährt auch das Glück selbstlosen Dienens. Segnend wird man gesegnet. ...
Das Freiwilligenjahr hat eine dreifache Bedeutung; es ist
eine Kraftprobe bezüglich der körperlichen Leistungsfähigkeit,
eine Schule der Erziehung und
eine Einführung in den Beruf der Krankenpflege. (S. 13)

Anmerkungen:
Die Diskussion über das *Freiwilligenjahr* in der Krankenpflege ist eine Strukturlinie, die auf Lösungsansätze der Berufsfindung und Behebung des *Schwesternmangels* verweist. Wenn Friedrich Zimmer[30] als Gründer das Frauendienstjahr in der Krankenpflege mit dem Militärdienst der Männer vergleicht, so greift er damit eine Metapher geschlechtsspezifischer Ord-

[30] Friedrich Zimmer, geb. 1855, Dozent in Bonn, Königsberg, Pfarrer im Diakonie-Mutterhaus *Zur Barmherzigkeit* in Königsberg, Direktorat des Predigerseminars in Herborn, gründete am 11.4.1894 in Elberfeld den *Verein zur Sicherstellung von Dienstleistungen der evangelischen Diakonie*, später *Evangelischer Diakonieverein* genannt, dessen Direktor er von 1897-1906 war, gest. 1919.

nungsmodelle auf, die in ihrem Kern auf Prinzipien staatsbürgerlicher Erziehung im Deutschen Kaiserreich verweist und letztendlich auch grundlegend ist für nationalsozialistische Ideologeme. Scheinbar widersprüchliche Verhaltensmuster (z.B. Kameradschaft in der Unterordnung zur Förderung des Selbstgefühls) werden in ihrem jeweiligen Bedeutungsgehalt für Mann und Frau aufgeschlüsselt.

32. Charlotte von Caemmerer, Die Entwicklung der Krankenpflege zum bürgerlichen Beruf, in: Schriften des Schlesischen Frauenverbandes, herausgegeben von Marie Wegner, Heft IV. Die soziale Lager der Krankenpflegerinnen. Haus- und Wöchnerinnenpflege. Samariterkurse, Breslau 1911, S. 28-36

Ein klares Bild der Berufsverhältnisse der Krankenpflegerinnen läßt sich nur auf Grund der geschichtlichen Entwicklung geben. Die Krankenpflege ist der älteste Frauenberuf. Sie hat eine Geschichte, auf die wir mit Stolz zurückblicken; aber durch diese historischen Überlieferungen haften unserem Beruf eine Fülle von Vorurteilen an, gegen die wir einen harten Kampf führen. S. 28) ...

Die Übergangszeit, in der wir uns jetzt befinden, ist natürlich die ungünstigste für die Schwestern. In den wenigen Jahren des Bestehens der Berufsorganisation sind schon 30000 Mk. an Unterstützungen für kranke Schwestern, die mittellos dastanden, ausgezahlt worden. Für die vielen Schwestern, deren Zukunft unversorgt ist, hoffen wir gemeinsam mit anderen weiblichen Fach Verbänden (S. 35) Altersheime zu gründen. Wir sind überzeugt, daß Wohltätigkeit nur für die Übergangszeit in Betracht kommen sollte, und daß unsere Organisation sich so entwickeln muß, daß wirtschaftliche Selbständigkeit der einzelnen Mitglieder erreicht wird. Zunächst gilt es unsere Berufsverhältnisse mit Hilfe von Statistiken klar zu legen und die Öffentlichkeit für unsere Bestrebungen zu interessieren. Daß die Frauenbewegung uns hierbei so hilfreich die Hand bietet, begrüßen wir mir grosser Freude. Wir sind durchdrungen davon, daß wir nur mit Unterstützung der Frauenbewegung unser Ziel erreichen können. Durch die Frauenvereine hoffen wir vor allem auch die Persönlichkeiten zu gewinnen, die wir in unserem Beruf so nötig brauchen, gebildete, warmherzige Frauen, die in der Krankenpflege ihren Lebensberuf finden. (S. 36).

Anmerkungen:
Der geschichtliche Rückblick wird zu einer unverzichtbaren Kategorie, um in der Krankenpflege ein Bewußtsein über den eigenen Standort zu finden. Wenn Charlotte von Caemmerer die Krankenpflege als den *ältesten Frauenberuf* bezeichnet, setzt sie damit zukunftsträchtige Standards und begründet ein Paradigma, das sich bis in die Gegenwart hinein als feste Konstruktion hält. Ebenso ist der Begriff der *Übergangszeit* leitend, um den Blick auf eine bessere Zukunft richten und damit Perspektiven entwickeln zu können. Drittens erscheint der Zusammenhang von Krankenpflege und bürgerlicher Frauenbewegung[31] als politische Perspektive, die den Berufskampf in eine bestimmte ideologische Richtung lenkt. In diesem Zusammenhang lassen sich wesentliche Ziele der Frauenbewegung nachzeichnen, die auf der Grundlage eines bürgerlichen Frauenbildes den Kampf um Bildung und Arbeit in das Zentrum ihrer Forderungen gestellt haben. Herauszuarbeiten wäre, dass diese Forderungen sich nicht außerhalb der gesellschaftlichen Normen bewegen, sondern dazu beitragen das herrschende Frauenbild zu stabilisieren.

[31] Vgl. hierzu im Überblick, Rosemarie Nave-Herz, Die Geschichte der Frauenbewegung in Deutschland, Bonn 1993; Ute Gerhard, Unerhört. Die Geschichte der deutschen Frauenbewegung, Reinbek bei Hamburg 1990.

33. Anna von Zimmermann, Was heißt Schwester sein? Beiträge zur ethischen Berufserziehung, Berlin 1912 (4. Auflage 1925)

Einleitung.
Krankenpflege begreift alle Dienste in sich, die dem Kranken Linderung seiner Leiden bringen, seine Bedürfnisse befriedigen, ihm eine Umgebung schaffen, die seinem Zustand förderlich ist, ihm zu geeigneter Ernährung verhelfen durch Überwachung oder Zubereitung derselben und ihn seelisch aufrichten. (S. 1) ...

Was heißt Schwester sein?
Schwester sein heißt Helferin ihres leidenden Nächsten sein, nach dem Gebote der Liebe, die durch Christi Sterben für die Brüder, alle die seinen Namen tragen, zu Schwestern und Brüdern zusammengeschlossen hat, auf daß *einer trage des andern Last.* Galat. 6,2.

Sie ist eine Helferin nicht nur in leiblicher Beziehung durch geschickte Handreichung (das leistet auch eine gewissenhafte (S. 16) Wärterin), sondern durch tieferen Einfluß: das Wirken ihrer ganzen Persönlichkeit in ihrer Berufserfüllung, wenn sie den wahren Idealismus auf ethischem Gebiet zu verkörpern und damit die hohe Idee des Schwesternberufes zur Anschauung zu bringen sucht. ... Die Schwester soll es verstehen oder lernen können, sich in das Seelenleben ihrer Schutzbefohlenen hineinzudenken, sich (S. 17) ihren Gemütsstimmungen anzupassen, ihnen nachzugehen, Seelenkräfte wachzurufen und zu stärken, die gegen die zermalmende Herrschaft körperlicher Leiden ankämpfen, und sie geduldig ertragen lehren.

Dazu braucht sie eigenes, lebendiges Gottvertrauen, großes Feingefühl, gewisse Lebenserfahrung und Reife, das Vermögen, sich von der eigenen Person loslösen zu können. ... Selbstzucht soll sie üben lernen, die sich als Selbstbeherrschung offenbart. ... Die Krone des Charakters ist der Gehorsam gegen das Pflichtgefühl. (S. 18). ...

Es werden große Ansprüche an sie gestellt, manch' hohe und schöne Eigenschaft wird von ihr gefordert. Sie alle kommen zum Ausdruck und gipfeln in der Liebe und Treue. Die Liebe spricht aus der Selbstlosigkeit, Aufopferung, Selbstbeherrschung, Freundlichkeit, dem Takt, der Ruhe, Geduld, Sanftheit und Verträglichkeit. Die Treue äußert sich als Gemeinsinn, Loyalität, Gehorsam, Pflichtgefühl, Wahrhaftigkeit, Verschwiegenheit, Gewissenhaftigkeit, der Sauberkeit, Ordnung und Pünktlichkeit – der Zuverlässigkeit. (S. 19) ...

Erst unter dem Leiden und Qualen derer, denen sie helfen darf, erwacht in der Schwester voll und wächst die Erkenntnis, welchen Dank sie ihrem himmlischen Vater für ihre Gesundheit und den vollen Gebrauch ihrer Glieder schuldet, das gibt ihr auch in der traurigen Umgebung ein dankbares Frohgefühl, eine innere Freudigkeit, eine Heiterkeit und Fröhlichkeit in all' der ernsten Arbeit, die dem niedergedrückten Kranken das Wohltuende an der Schwester ist, weil es ihm die entschwundene Hoffnung auf bessere Tage wieder näher bringt. ... Liebe, Güte und Milde soll im Schwesternblick zu lesen sein, der den hilfsbedürftigen Kranken umfängt und sein Vertrauen weckt, das zum Heilfaktor wird. (S. 21). ...

Bescheiden im Auftreten, doch sicher und bestimmt, bleibe sie im Hintergrunde, wo es nottut; gewandt, aufmerksam und ruhig bewege sie sich, wo es am Platz ist, auch im Vordergrunde, bleibe dabei aber immer anspruchslos, ohne ihre Person zur Geltung bringen zu wollen. (S. 23).

Unerläßliche Eigenschaften für die Pflegetätigkeit.
Die Forderungen, die auf dem Krankensaal, der Lehrstätte an die angehende Schwester gestellt werden, sind: Furchtlosigkeit, die sich auf Gottvertrauen gründet, Gehorsam, Wahrhaftigkeit, Aufmerksamkeit, Pünktlichkeit, Ordnungsliebe, Sauberkeit, Zuverlässigkeit und Geduld, mit einem Wort, treueste Pflichterfüllung (S. 37), die sich aus ernstem Pflichtbewußtsein ergibt. (S. 38).

Wie der Feldherr mit seinen Truppen, arbeitet der Arzt mit seinen ihm unterstellten Schwestern. Ohne Feldherr ist die Arbeit der Truppen ziellos. Ohne Truppen die Arbeit des (S. 39) Feldherrn erfolglos. Beide sind wichtige und doch getrennte Gebiete, zwischen denen der Gehorsam das verbindende Glied bildet. (S. 40). ...

Bedingungsloser Gehorsam ist Pflicht, doch darf er nicht blind sein. ... Um intelligenten Gehorsam zu erreichen wird neben die praktische Ausbildung die theoretische gestellt, die den Schwestern das Verständnis für Ursache und Wirkung erschließt. (S. 41). ...

Wer nicht wahr und gewissenhaft ist, gehört als unzuverlässig nicht ans Krankenbett, und ist zur Krankenpflege unbrauchbar. (S. 43) ... Wo Wahrhaftigkeit herrscht, ist Zuverlässigkeit vorhanden, und zuverlässige Leute sind aufmerksam und pünktlich. So entwickelt sich eine gute Eigenschaft mit Selbstverständlichkeit aus der anderen. (S. 43).

Neben die Furchtlosigkeit hat die weibliche Tapferkeit... die Geduld zu treten. ... Echte Geduld setzt stets voraus eine große Überlegenheit des Verstandes, gereifte Lebenserfahrung und eine ungewöhnliche Willenskraft; denn geduldig sein heißt: sich überwinden; heißt ertragen können Menschen, Umstände, Leiden, Sorge, Arbeit! (S. 46). ...

Das Verhalten der Schwester zu ihren Pflegebefohlenen gehe von dem Grundsatz aus: „Übest du Barmherzigkeit, so tue es mit Lust!" Gegen das Widerstreben der meisten Kranken, sich in Krankenhausbehandlung zu begeben, wirkt am überzeugendsten die liebevolle Aufnahme des Kranken von seiten der Schwester und des Wartepersonals. Ein mürrisches Gesicht, wenn gerade viel vorliegt oder die eben blank geputzte Wanne wieder in Gebrauch genommen werden muß, sollte er nie zu sehen bekommen. Die Schwester sei stets freundlich, aber nie vertraulich, ruhig, leise und doch flink. Die Art der Schwester, ihre Kranken zu umgeben, muß schon an sich beruhigend wirken, ihre Nähe allein kann ihm ein Trost werden, wenn er die liebende Sorge fühlt. Sie muß suchen, seine Wünsche zu erraten. Trotz aller Arbeit darf sie nicht jagen und hetzen, überall anstoßen. Für jeden Kranken, mit dem sie beschäftigt ist, muß sie die nötige Zeit finden, ihm immer den Eindruck geben, daß sie Zeit für ihn hat, sonst glaubt er sich schlecht versorgt. Ein freundlicher Blick, ein herzliches Wort im Vorübergehen, ist oft schon ein Beweis, daß sie sich mit ihm beschäftigt, wenn sie anderweit zu tun hat. Auch seelisch soll die Schwester bestrebt sein, ihrem Kranken etwas zu sein, ihn Anteilnahme fühlen lassen. Sorgen, die ihn drücken und sein Allgemeinbefinden beeinflussen, sollte sie zu teilen suchen, ihn ablenken durch Unterhaltung oder leichte Beschäftigung, wenn das Befinden es gestattet. Unterhaltungen über Krankheit sind zu vermeiden, aber mancher Kranke empfindet Teilnahme an seinen Berufsinteressen, ein anderer an seinen Familienverhältnissen, angenehm und dankbar. Bei Unterhaltungen ist immer der körperliche Zustand im Auge zu behalten und Ermüdung zu vermeiden, die sich durch Blaßwerden, Gähnen, Zurücklehnen des Patienten bemerkbar macht. Ebenso sind bei ersten Ausgängen Kranker und beim Essen, Unterhaltungen als ermüdend zu unterlassen.

Geschenk von Kranken oder deren Angehörigen für ihre Pflegedienste anzunehmen ist Genossenschaftsschwestern nicht gestattet. Es soll damit festgelegt werden, daß die Schwestern ihre Dienste ohne eventuell zu erwartende Belohnung und nicht um (68) derselben willen dort besser oder lieber ausüben, sondern daß sie sie überall ohne Ansehen der Person als ihre Nächstenpflicht tun. Sie pflegen mit dem Bewußtsein, mit aller Aufopferung die Gebenden zu sein, das ist der beglückende Unterschied zwischen erwerbsmäßiger und berufsmäßiger Krankenpflege. ...

Wenn am Kranken direkt nichts zu tun ist, lerne die Schülerin den Patienten auf seinen Zustand hin beobachten, um kurzen, klaren, sachgemäßen Krankenbericht geben zu können, in den nur Fakta, nicht eigene Ansichten aufzunehmen sind. Richtige Krankenbeobachtung und daraus folgender Krankenbericht gehören mit zu den schwierigsten Aufgaben der heute geforderten Ausbildung in der Krankenpflege, die eine weit umfassendere geworden ist, als sie es vor Jahren war. Systematische Krankenbeobachtung kann nur durch tägliche, unermüdliche Übung am Krankenbett erlernt werden, indem die Schwester alle ihre Sinne in den Dienst des Kranken stellt und ein offenes Auge für die Umgebung des Kranken behält. Sie tut gut daran, sich für den Anfang eines Schemas zu bedienen, bis sie lernt, Wichtiges vom Unwichtigen zu trennen und ihr jede Veränderung am Kranken (S. 69) und Unzulässiges in der Krankenumgebung sofort ins Auge springen. ...

Sie versorge ihre Kranken, wie sie in gleichem Fall ihre Lieben oder sich selbst versorgt sehen möchte. Jede Pflegehandlung soll so dezent gemacht werden, daß sie weder das Zartgefühl der Kranken, noch das der Schwester zu verletzen braucht. ... Nie darf das Zartgefühl durch gewohnheitsmäßige Pflegehandlungen abstumpfen.(S. 70).

Anmerkungen:
Unter dem Stichwort der *Barmherzigkeit mit Lust* wird erkennbar, in welcher Form eine Konsolidierung des Berufskampfes in der Verknüpfung von Tradition und Fortschritt im zeitgenössischen Denken möglich ist. Anna

von Zimmermann[32] als Oberin der Rot-Kreuz-Schwesternschaft verwendet explizit den Begriff der *Schwester,* um innerhalb der christlichen Tradition, auf der Grundlage eines Tugendkanons die Aufgaben und Pflichten der Pflegenden zu definieren. Zentral ist der Begriff des *Gehorsams,* der allerdings nicht blind sondern *intelligent* sein soll. Eine angemessen ausgebildete und erfahrene Schwester ist es, die ihren Pflichten in der angemessenen aufopfernden Weise nachkommen kann. Nicht als unversöhnliche Gegensätze, sondern als notwendige Ergänzungen werden diese Komponenten einer weiblichen Leidensfähigkeit vor dem Hintergrund einer verstandesmäßigen Einsicht formuliert und entsprechen so in nahezu idealer Weise dem bürgerlichen Frauenbild. Erneut ist es die *Krankenbeobachtung,* die in einem *kurzen, klaren und sachgemäßen Krankenbericht* ihren Ausdruck findet und einen Schwerpunkt in der Ausbildung bildet. Dieses Problem ist bis in die Gegenwart nicht gelöst und verweist somit auf eine konstante Strukturlinie. Der Begriff des *Zartgefühls,* der nicht durch *gewohnheitsmäßige Pflegehandlungen* abgestumpft werden dürfe, ist als eine Kategorie zur Kennzeichnung der Pflegeinhalte anzusehen.

34. Anna von Zimmermann, Pflichten und Rechte der Oberin, Berlin 1913

Die Oberin als Persönlichkeit.
Oberin ist die erste unter vielen Gleichartigen, die in geschlossenen Reihen des gleichen Weges ziehen, zu gemeinsamem, großem Ziel. Sie ist Führerin, Mittelpunkt, Hüterin einer großen Schar. Sie ist in ihrem höchsten Amt berufliche Mutter (S. 1). ...

---

[32] Anna von Zimmermann, geb. 1863, Oberin der Rotkreuzschwesternschaft des Albertzweigvereins in Leipzig, stand der 1817 gegründeten *Oberinnen-Vereinigung im Deutschen Roten Kreuz* von 1926 bis 1935 vor, gest. 1944.

An ihren Aufgaben soll sich die Oberin stetig entwickeln. Das Streben nach eignem geistigen Fortschreiten, nach innerer Vervollkommnung darf sie nie aus den Augen lassen.

Man kann anderen nur etwas sein, wenn man selbst etwas geworden ist, nach der Richtung geworden vor allem, nach der man seine Anforderungen an andere zu stellen hat. (S. 2) ...

Auf Gott gestützt, das höchste Berufsideal als Leitstern ungetrübt vor Augen, muß die Oberin von warmer Berufsbegeisterung getragen sein, die nicht das Verflackern des Strohfeuers zeigt, sondern die stetige Glut des Herdfeuers, das weithin wärmt, zu sich heranzieht, und um sich vereint. Selbstlose Liebe aus warmem Herzen muß sie als Wegzehrung austeilen können an alle, die des gleiches Weges ziehen. Gerechtigkeit sei ihr Schild gegen Angriffe und Gefahren im Berufsleben. So ist die Oberin wohl ausgerüstet für ihren dornenvollen Berufspfad (S. 6).

Der Werdegang der Oberin.
Erst die vollentwickelte Schwester wird erkennen lassen, ob sie zur Oberin geboren ist oder nicht. Es gehören bestimmte Fähigkeiten und Anlagen zu diesem Amt, die im Menschen begründet liegen müssen, wenn sie auch oft erst während der Krankenpflegetätigkeit in den Vordergrund und deutlich zutage treten. Umsicht, Einsicht, Organisations- und Dispositionsfähigkeit, Energie, geistiges Übergewicht, reiches Gemüt, Lebenserfahrung, innere Reife und ein gesunder Körper. (S. 17) ...

Die zukünftige Oberin fange als Lehrschwester an, damit sie die Schwierigkeiten der Lehrschwestern kennt, die Anstrengung von vereinter praktischer und theoretischer Arbeit einschätzen kann. (S. 20) ... Sie arbeite nicht nur in dem Haus, aus dem sie hervorgegangen ist, wenn sie leitende Arbeit als Ziel im Auge hat, sondern an verschiedenen bestorganisierten Anstalten. Sie beschäftige sich nach Möglichkeit theoretisch, auch nach abgelegter staatlicher Schwesterprüfung, um die nötigen Kenntnisse für den Unterricht zu sammeln. ... Hat sie genügende Sprachkenntnisse und eine abgeschlossene ausreichende 3-4jährige Ausbildung in der Krankenpflege, um genügende Urteilsfähigkeit zu besitzen, dann sehe sie sich womöglich außer Landes um, wie ihre Berufsgenossinnen es machen, worin sie voraus, worin sie rückständig sind (S. 21) ... Sie wird gut daran tun, in anderen

Ländern die verschiedene Art des theoretischen Unterrichts, der Einrichtung von Lehr- und Vorbereitungsstunden zu prüfen, ebenso das System der Ermöglichung von Freistunden. (S. 22). ...

Hat man eine so weitreichende praktische wie theoretische allgemeine Grundlage erworben, wird es den heutigen Anforderungen an Fachausbildung entsprechen, eine abschließende Spezialausbildung folgen zu lassen, in der alle einschlägigen Gebiete zur Behandlung gelangen. Es gibt bereits seit dem Jahre 1902 eine Oberinnenschule vom Roten Kreuz, früher im Roten Kreuz in München, jetzt beim Anscharhaus in Kiel, mit Kursen von halbjähriger Dauer unter Voraussetzung höherer Schul- und Allgemeinbildung und mindestens zweijähriger, praktischer Vorbildung, nach einem bestimmten Lehrplan mit abschließender Prüfung vor einer Prüfungskommission. Der Prüfung sollte die Oberinnenanstellung nicht sofort folgen. (S. 24). ...

Die Frauenhochschule in Leipzig hat 1912 Fortbildungskurse für Krankenpflegeschwestern eingerichtet, die solchen Schwestern, die leitende Stellungen anstreben, eine Ausbildung nach einem bestimmten Studienplan mit abschließender Prüfung innerhalb 4 Semestern ermöglichen. Sie will den Schwestern auch für soziale Arbeit die nötigen Grundlagen schaffen. Die praktische Ausbildung soll 5 Jahre dauern. Kürzere Beteiligung an den Kursen ohne Examen ist zulässig. Das von den Schwestern mit dieser Einrichtung Gebotene ist von den Interessenten dankbar zu begrüßen. ...

Die Theorie allein ist in dem Krankenpflegeberuf für Schwester und Oberin der Rahmen ohne Bild. Eine tadellose häusliche Erziehung wird die Oberin als wertvollste Grundlage mitzubringen haben. (S. 25). ..Überall muß sie geschickt vermitteln, dem Recht zum Sieg verhelfen, den eigenen Sieg möglichst wenig in Erscheinung treten lassen, diplomatisch Schwierigkeiten umgehen. (S. 27).

Die Oberin als Mutter.

Die Mütterlichkeit ist der Boden, auf dem die Beziehungen der Oberin zu ihren Schwestern ihre Wurzelkraft findet. Angeborene Mütterlichkeit eines rechten, warmen Frauenherzens ist es, die sie das Verständnis für alle lehrt, die sich ihr anvertrauen, durch die sie allen zur wahren Mutter werden, Mutterlosen die Mutter ersetzen kann. (S. 30). ... Dienende Fürsorge soll die

Oberin ihren Schwestern widmen, um dienende Liebe in ihnen für ihre Pflegebefohlenen zu wecken, als natürliches inneres Bedürfnis.(S. 32) ... Sei es Kranken-, sei es Mutterhaus oder Schwesternheim, einen Mittelpunkt, einen Brennpunkt müssen die Schwestern haben – die Mutter, die Oberin. (S. 33).

Die Oberin als Erzieherin.
Gesittung und Gewohnheit ist der Anfang der Erziehung. Selbständigkeit ihr Ziel. (S. 52) ... Nur wer der Willkür seiner Stimmungen und Launen nicht unterworfen ist und jederzeit über ihnen zu stehen vermag, ist unabhängig, nur dem eigenen Willen untertan, frei. ... Dieser Wurzel der Weisheit bedarf die Oberin besonders, hierin liegt die Vorbedingung für ihr Erziehungsamt. Selbstbeherrschung ist die Erziehung zur Selbständigkeit, sie bildet die Grundlage aller inneren Entwicklung, alles sittlichen Lebens, das eine freiwillige Kraftbetätigung ist. (S. 54). ...

Ein gesundes Seelenleben wird die Gesundheit des Körpers unterstützen, nein umgekehrt; ist also bei der Erziehung nicht außer acht zu lassen. Gesundheit ist der größte Reichtum. Zur Erhaltung gesunden Seelenlebens ist es wichtig, sich nicht zu viel mit sich selbst zu beschäftigten, zu grübeln, zu träumen, sondern seine Aufgaben mit voller Hingebung anzupacken. (S. 55)...

Befriedigende Tätigkeit, reines, selbstloses, edles Streben wirken belebend, stählend auf Seele und Körper, wie die Sonne, die selbst Bakterien unschädlich macht. Arbeit und Streben sind imstande, Unzufriedenheit und Selbstsucht zu vernichten, Müßiggang fördert sie. Schaffenskraft und Schaffensfreude bringt Harmonie, die sich schon äußerlich im ganzen Wesen, selbst im Gesichtsausdruck ausprägt und wohltuend von der Umgebung empfunden wird, anziehend auf sie wirkt und sie gewinnt ohne Worte. (S. 56).

Aufmerksamkeit, Pünktlichkeit, die richtige Anpassung und das stetige Aushalten in der Arbeitsgemeinschaft, die Beharrlichkeit in der Verfolgung des gesteckten Ziels, die Energie, die nicht nachläßt, bis sie ihr Arbeitsgebiet und sich selbst in ihm beherrscht, sind die grundlegenden Eigenschaften, auf denen die Brauchbarkeit und der Erfolg in jeder Arbeit und besonders in der Krankenpflegetätigkeit beruht. (S. 57).

Die Oberin als Lehrerin.
Durch den Unterricht soll die Berufsbildung und Allgemeinbildung gefördert werden. Die Fähigkeiten sollen entwickelt werden, die praktischen und ethischen Berufsaufgaben zu verstehen und zu lösen. (S. 85)....

Guter Unterricht vermittelt Kenntnisse. Die Unterrichtsfächer sind nur Bildungsmittel für den Geist, wie die Nahrungsmittel für den Leib. Nur die Kenntnisse können von außen beigebracht werden, nicht Bildung. Die Bildung entsteht erst durch Gestaltung einer eigenen inneren Welt, durch Wachstum des inneren Menschen. (S. 86). ...

Der Schwesternunterricht zerfällt in einen theoretischen und praktischen Teil. Der theoretische Unterricht umfaßt die Berufsfächer und deren Hilfsfächer; außerdem die Pflichtenlehre, die Ethik und Bibelkunde. Beteiligt sind der Arzt, die Oberin, der Seelsorger und die leitenden Stationsschwestern. Der Unterricht aller muß richtig ineinandergreifen. Der theoretische Unterricht liegt zum größten Teile in den Händen des Arztes.

Die Oberin übernimmt meist nur einzelne Gebiete davon. Sie sollte aber, wo es zu ermöglichen ist, dem theoretischen Unterricht des Arztes beiwohnen, um zu seiner Entlastung die Vorbereitungsstunden überwachen, mit den Schülerinnen repetieren zu können, wodurch es für den Arzt möglich wird, ein größeres Pensum zu erledigen. (S. 89). ...

Die Oberin in der Verwaltung.
Die mütterlichen und erzieherischen Aufgaben der Oberin werden dort (in den großen städtischen Kliniken, B. P.-K.) ihre Haupttätigkeit bilden. Dazu kommt Buchführung über den Schwesterndienst; Berichte an die Verwaltung, Urlaubsregelung und Stationsbesetzung in Fühlung mit dem Chefarzt, Nachtwachenregelung sind ihr Teil. Kontrollen der Nachtwachen, Aufsicht während der Mahlzeiten, Begutachtung des Speisezettels für die Schwestern, wöchentliche Wägung der Schwestern und Listenführung darüber werden resp. der Oberschwester zufallen. Tägliche (S. 106) Berichterstattung der Stationsschwestern hat sie entgegenzunehmen, Konferenzen mit dem Chefarzt und der Verwaltung werden ihre Zeit beanspruchen. Mitunter auch die Inventarübergaben an die Schwestern. Das weibliche Dienstpersonal wird ihr unterstellt sein, Arbeit und Urlaub wird von ihr bemessen werden.

Sie wird Sorge zu tragen haben, daß ihre Verpflegung ausreichend, ihre Schlafräume gesund und gut erhalten sind. Durch wöchentliche, gemeinsame Nähabende für das Dienstpersonal zur Instandhaltung ihrer Sachen mit abwechselndem Vorlesen oder Singen, wo es nicht stört, kann guter Einfluß ausgeübt, das herumstehen mit dem männlichen Wartepersonal eingeschränkt werden. ... Sie braucht in der Verwaltung schnellen Überblick, um überall den Kernpunkt zu erfassen, gleich im Bilde zu sein. Frauen haben für Kleinigkeiten einen scharfen Blick, übersehen weniger, schätzen praktische Arbeit richtig ein, (S. 107) können daher anstellen (S. 108). ...

Die Oberin neben dem Arzt.
Die Arbeit des Arztes und der Oberin im Krankenhausbetrieb bieten so viel Berührungspunkte, daß nur ein richtiges Hand in Hand arbeiten ersprießliche Resultate ergeben wird.(S. 114). ...

Harmonie zwischen Arzt und Oberin wirkt anfeuernd, belebend auf die Arbeit der Schwestern, schafft einen einheitlichen Zug. Disharmonie wirkt niederdrückend, lähmend, durch Parteinahme zersplitternd. (S. 121) ...

Sie stützen und helfen einander, überwinden ihre Schwierigkeiten Seite an Seite. Sie geben einander, was sie sich schulden, Achtung und Rücksicht. Es kann keines dem andern etwas nehmen, weil jedes an seinem Platz etwas Ganzes ist. (S. 122).

Die Oberin neben dem Seelsorger.
Oberin und Seelsorger, die zu vier Händen auf dem feinsten Instrument, der Seele ihrer Pflegebefohlenen zu spielen haben, werden besonders aufeinander eingestimmt sein müssen, in gleichem Takt zu bleiben haben, wenn Harmonie und Rhythmus in ihrer Weise erklingen soll. (S. 123). ...

Wahre Frömmigkeit wirkt stets fördernd auf sittliches Streben und jedes Wachstum sittlichen Lebens verstärkt das religiöse. (S. 124) Wenn die Erfüllung der ethischen Berufsaufgaben dem Schwesternleben Licht gibt, so fehlt ihm ohne Religiosität die lebendige, erhaltende Wärme.

Rechte Lebenswärme durchdringt das Berufsleben erst, wenn die Seele ihren Anker im einzigen, wahrhaftigen Grund des Lebens, ihren Gott, versenkt hat. (S. 125). ...

Die Oberin im Vorstand.
Gegenseitiges Vertrauen und Harmonie müssen die Grundlagen des Verhältnisses von Vorstand und Oberin bilden. (S.129) ...

Zu den Pflichten der Oberin und zu ihren Vorzügen gehört die Beherrschung der äußeren Politik in (S. 132) ihrem Arbeitsreich und der inneren Politik in ihrem Vorstand. Sie muß auch Diplomatin sein, sie darf nicht weltfremd sein. Je gewandter sie ist, um so weniger wird sie anstoßen. Immer korrekt, stelle sie sich möglichst nie in den Vordergrund, behalte aber ihr Ziel stets fest im Auge, um zu erreichen, was sie erstrebt. ... Den ermüdenden Teil ihrer Arbeit, über Einzelheiten ihrer Tätigkeit, schon Erledigtes, eingehend Bericht zu erstatten, hat sie nachzukommen, um dem Vorstand lebendige Fühlung zur Arbeit der Schwestern jederzeit zu ermöglichen (S. 133) ...

Wichtig ist es, daß ihr ausreichender und mehrmaliger Erholungsurlaub im Jahr gewährleistet wird. ... Für ihre ausgiebige Invaliditäts- und Altersversorgung ist entsprechende Fürsorge zu treffen. ... Eine rege Teilnahme an beruflichen Kongressen, auch über die eigene Organisation hinaus, um sich den weiten Blick zu wahren, wird sie über die beruflichen Forderungen der Neuzeit auf dem Laufenden halten. (S. 135).

Anmerkungen:
Das Anforderungsprofil der Oberin, die sich in ihrer Funktion als *Mutter, Erzieherin* und *Lehrerin*, gegenüber den Schwestern, als *Mutter und Erzieherin* in der Verwaltung, als harmonisierende Mittlerin in der Beziehung zum Arzt, Seelsorger und gegenüber dem Vorstand in ihrer Leitungsfunktion behauptet, steht im Mittelpunkt der Ausführungen Anna von Zimmermanns. Der Begriff der *Mütterlichkeit als Beruf*[33] kommt in diesem Berufsbild

[33] *Zur Diskussion*: „Ins Zentrum dieser *spezifisch weiblichen Kräfte* stellten sie (die *Gemäßigten* in der Bürgerlichen Frauenbewegung, B. P.-K.) die Mütterlichkeit als Inbegriff der erzieherischen, hegenden und pflegenden Potenzen der Frau, ihre Fähigkeit zu gefühlvoller Emotionalität und Wärme. Mütterlichkeit ist also nicht identisch mit leiblicher Mutterschaft. Nicht nur die Mutter ist mütterlich, sondern die Frau schlechthin. Mit der Mütterlichkeit als Kern des spezifischen Wesens der Frau griff die bürgerliche Frauenbewegung ein Frauenbild auf, das sich im Laufe des 19. Jahrhunderts allererst herausgebildet hatte (110). ... Gegen

deutlich zum Ausdruck. Auch sie muß einen *dornenvollen Berufspfad* gehen und die Schwierigkeiten, die aus ihrer Mittlerrolle erwachsen, intelligent und warmherzig lösen. Ihre vornehmliche Aufgabe ist es, die widersprüchlichen Inhalte, Personen und Institutionen auf der Grundlage ihrer intelligenten und d.h. diplomatisch umgesetzten beruflichen Mutterrolle zu bewältigen. Sie wird in diesem Lehrbuch zur Inkarnation der Vermittlung selbst. Das Berufsprofil der Oberin kann in seinen einzelnen Bestandteilen aufgelistet werden. Dieses zeitgenössische Modell kann aktuellen Bedarfsanalysen der Qualitätssicherung im Managementbereich für Leitungspersonen gegenübergestellt werden.

die auflösenden und zersetzenden Folgen der Industrialisierung immer weiterer Lebensbereiche, gegen die Verallgemeinerbarkeit sachlicher und technischer Rationalität sollte das weibliche Prinzip der Mütterlichkeit einen Schutzwall von Wärme, Emotionalität und sozialer Ganzheit aufrichten: Mütterlichkeit als Kritik der (männlichen) kapitalistischen Prinzipien von Konkurrenz, Eigennutz, Spezialisierung und Bürokratisierung. Während ursprünglich also die Mütterlichkeit als spezifisches Wesen der Frau dazu gedient hatte, deren gesellschaftlichen Wirkungskreis zu beschränken, greift die bürgerliche Frauenbewegung (114) das zu diesem Zweck entwickelte Frauenbild auf, um Mütterlichkeit aus den engen Fesseln der privaten Familien zu befreien und in der gesamten Gesellschaft zur Geltung zu bringen. ... Die gesellschaftliche Arbeit der Frau – auch die Berufsarbeit – wurde nunmehr konsequent verstanden als Instrument zur Verwirklichung ihrer kulturellen Mission (115), zur Durchsetzung von Mütterlichkeit auch jenseits des engen Kreises der Familie." (Christoph Sachße, Mütterlichkeit als Beruf. Sozialarbeit, Sozialreform und Frauenbewegung 1871-1929, Frankfurt am Main 1986).

35. Fritz Rathmann, Die berufliche und freiwillige Krankenpflege der Frau. Ein Ueberblick über die zur Zeit bestehenden Einrichtungen in beruflicher und freiwilliger Krankenpflege und die modernen Bestrebungen für ein Frauendienstjahr in der Kranken- und Gemeindepflege, Leipzig 1913

Allgemeiner Teil

Der Beruf

Es läßt sich nicht verkennen, dass die Krankenpflege mehr und mehr Beruf wird, zur Lebensaufgabe im Sinne der Versorgung. (S. 1). ... Von ärztlicher Seite muss festgestellt werden, dass auch Berufsschwestern Vorzügliches leisten können und ebenso zuverlässig arbeiten wie die anderen. Sie als Schwestern zweiten Ranges zu betrachten, ist nicht angängig.

Die Krankenpflege bei ihrer immensen Ausdehnung ist heutzutage ein Beruf wie jeder andere geworden. Er unterscheidet sich von den anderen Erwerbszweigen nur dadurch, dass er bei nicht immer ausreichender Bezahlung ein gerüttelt Mass körperlicher Arbeit verlangt, wenig freie Zeit bietet und auch an die moralische Leistungsfähigkeit hohe Anforderungen stellt.

Als Entgelt muss man erstens die innere Befriedigung der guten Tat ansehen, zweitens eine gewisse gehobene soziale Stellung, die jede Gesellschaftsklasse der Schwester unbedingt und unwillkürlich zuerkennt. (S. 2). Inwieweit sie es versteht, sich diese gesellschaftliche Stellung zu bewahren, hängt von ihr ab.

Wen nennt man eigentlich Schwester?

Nach fachmännischer Auffassung versteht man unter Schwestern diejenigen Krankenpflegerinnen, die nach einer gründlichen Ausbildung in technischer und ethischer Beziehung in einem Mutterhaus oder einer Schwesternschaft zusammengefasst sind, die ihnen nach aussen Ansehen und Schutz, nach innen Zusammenhang und Sicherheit geben soll.

Unter Pflegerinnen versteht man dagegen solche Krankenpflegepersonen, die, ohne einem Mutterhaus anzugehören, auf eigene Rechnung pflegen. ... Als dritte Kategorie kommen noch die Wärterinnen. Manche Krankenhäuser stellen solche als Hilfen für die Stationsschwestern an. ... die

Ausbildung erfolgt meist nur praktisch, indem Frauen und Mädchen als Hilfswärterinnen eintreten, erlernen sie Handgriffe und alles nötige zum Krankenpflegeberuf und rücken, wenn sie tüchtig erscheinen, zu Oberwärterinnen auf (zumal in Irrenanstalten). Eine Anzahl von Krankenhäusern hat auch Wärterinnenschulen eingerichtet, so die Charité in Berlin, die Irrenanstalt in Treptow a.d. Rega u.v.m. Die Kurse dauern meist 3 Monate bei mässigem Honorar. (S. 4). ...

Die Erwerbsverhältnisse

Sind ... nicht immer glänzend. Es fehlt allerdings ein geeignetes Vergleichsobjekt, da die Arbeit der Schwester eine ganz eigenartige ist, wie sie kein anderer Beruf aufweist. (S. 5). ... Man hat daher mit einem gewissen Recht die Krankenpflegepersonen als Stiefkinder der Sozialpolitik bezeichnet.

Arbeitsverhältnisse

Sieht man die Statuten und Schwesternordnungen durch, so muss man sich wundern, dass sie so wenig bestimmte Angaben über freie Zeit, Erholungspausen usw. bringen. Zwar wird überall ein Urlaub zugesichert, bei vielen aber diese Zusage durch das so beliebte Wort ‚tunlichst' oder ‚nach Möglichkeit' abgeschwächt. ... Selten finden wir allerdings auch präzise Angaben über Dienststunden, über Schlafwachen, Nachtwachen (S. 7) und über Ruhepausen nach ihnen. ... Der Tagesdienst währt oft über 1 Stunden, ohne genügende Pausen. Ein Spaziergang ist für viele ein grosses Ereignis. ... Man muss sich nicht verhehlen, dass der Dienst der Schwester eigentlich von früh bis spät fortdauert, und dass auch die Zeit für die Mahlzeiten häufig recht knapp bemessen ist. ... In dasselbe Kapitel schlägt auch hinein die Arbeitsteilung. Wir finden nur in sehr wenigen Statuten die Bemerkung, dass die Schwester von gewöhnlichen Hausarbeiten befreit sei und für die groben Arbeiten Dienstmädchen gehalten würden. (S. 8).

Pflegepersonal, das dauernd überlastet wird, wird nervös, ungeduldig und unwirsch zu den Kranken und wird nie und nimmer dazu beitragen, das Vertrauen des Publikums zum Krankenhaus zu stärken und die Frequenz zu heben. (S. 10).

Über die Erkrankungen der Schwestern bestehen seltsamerweise keine genauen Statistiken. (S. 12).

Ausbildung
Während man früher sich staatlicherseits um die Ausbildung gar nicht kümmerte, sondern es den einzelnen Verbänden überliess, die Lehrschwestern anzulernen, wie es ihnen gutdünkte, ist im Jahre 1906 eine Prüfung für die Schwestern eingeführt worden, die sich staatlich geprüfte Krankenpflegerin nennen wollen. ... Auf Grund derselben sind an vielen Krankenanstalten sog. Krankenpflegeschulen gegründet, deren staatliche Anerkennung von Erfüllung gewisser Vorbedingungen abhängt. Die Ausbildung an diesen Krankenpflegeschulen dauert zum mindesten 1 Jahr. Der Abschluss ist eine staatliche Prüfung, die eine besondere Kommission abnimmt. ... Hat die Krankenpflegerin die Prüfung bestanden, so erhält sie darüber ein Zeugnis (Ausweis) nach vorgeschriebenem (S. 13) Muster und hat das Recht, sich staatlich anerkannte Krankenpflegeperson zu nennen. (S. 14).

Berufsfreudigkeit (S. 23)
Es wird viel geklagt über die Fahnenflucht, über ständigen Wechsel, und wenn man die Jahresberichte der einzelnen Mutterhäuser durchliest, so muss man staunen über den großen Prozentsatz ausgebildeter Kräfte, der sehr bald wieder aus dem Beruf ausscheidet.

Woran liegt das? Sicherlich einerseits an den Schwestern selbst. Viele sind gekommen, ohne recht zu wissen, was eigentlich der Schwesternberuf für Anforderungen stellt. ... Andererseits sind aber auch die Schwesternschaften nicht frei von jeder Schuld zu sprechen. Allerdings muss eine feste Organisation bestehen und man kann nicht jedes Traumgebilde einer neuen Lehrschwester erfüllen, aber man muss das Leben im Mutterhaus so gestalten, dass es tatsächlich das Elternhaus in gewissem Sinne ersetzt. (24). ...

Unter den Vorschlägen, die zur Hebung der Berufsfreudigkeit gemacht sind, möchte ich nur die erwähnen, die meines Erachtens diskutabel und durchführbar sind. In erster Linie soll das Mutterhaus bzw. auch das Krankenhaus Tageräume haben, in denen man sich wohl fühlen kann, es soll eine gute Bibliothek zur Verfügung stehen, jede Schwester soll ein eigenes Zimmer haben, für die Schwestern in den Krankenhäusern sollen eigene

Badegelegenheiten vorhanden sein, es soll genaue Diensteinteilung bestehen, dazu gehören auch bestimmte Vorschriften über Nachtwachen, Schlafwachen und Ruhepausen nach denselben.

Wegfallen sollen sämtliche Konkurrenzklausel, das Schweigegebot, die Zeugnisverweigerung. Die Mutterhäuser sollen auf ihr Kündigungsrecht den Schwestern gegenüber nach bestimmter Zeit verzichten.

Eingeführt sollen werden Fortbildungskurse der Schwestern, Hochschulkurse für Oberinnen, nach Möglichkeit ein bestimmter Wechsel zwischen Gemeinde- und Krankenhausarbeit, ein staatlicher Schutz der Schwesterntracht und Unfallversicherung. (S. 25).

Anmerkungen:
Die Krankenpflege ist, so die umfassende Bilanzierung Rathmanns, ein *Beruf wie jeder andere* geworden. Er definiert erstmals eindeutig den Unterschied zwischen Schwestern, Pflegerinnen und Wärterinnen und verleiht damit einer realen Entwicklung Ausdruck. Einen Unterschied zu anderen Berufen sieht er lediglich in der unangemessenen Bezahlung, der überlangen Arbeitszeit und den überaus hohen Anforderungen, die er an die körperliche und moralische Leistungsfähigkeit gestellt werden. Als *Stiefkinder der Sozialpolitik* seien ihre Erwerbsverhältnisse *nicht immer glänzend,* ihre Arbeitsverhältnisse durchgängig zu kritisieren, so dass es nicht erstaunlich sei, das die *Berufsfreudigkeit* äußerst niedrig und die *Fahnenflucht,* d.h. der frühzeitige Berufsausstieg, vergleichsweise hoch sei. Ein thematischer Bezug zur Gegenwart bietet sich an, wobei in diesem Falle auf die Unterschiede Bezug genommen werden sollte. Es wäre die Frage zu stellen, warum sich trotz einer Verbesserung der Erwerbsverhältnisse ähnliche Strukturen gehalten haben. Für die Zukunft entwirft Rathmann ein Dreiebenenmodell zur Verbesserung der Lebens- und Arbeitssituation der Krankenpflegerinnen.

- Die Einführung von Fortbildungskursen für Schwestern, Hochschulkursen für Oberinnen, ein Wechsel zwischen Gemeinde- und Krankenpflege, ein staatlicher Schutz der Schwesterntracht und eine Unfallversicherung soll dazu beitragen, den äußeren Rahmen der Krankenpflege abzusichern.

- Umstrukturierungen innerhalb des Berufsfeldes wie genaue Diensteinteilungen, Vorschriften über Nacht- und Schlafwachen sowie Ruhepausen sollen die Willkür unberechenbarer Arbeitsverhältnisse beenden
- und drittens soll eine Verbesserung der privaten Lebenssituation der Schwestern in den Mutterhäusern und Krankenhäusern z.B. durch die Einrichtung von Tagesräumen, Bibliotheken, eigenen Zimmer und Badegelegenheiten erreicht werden, damit sie in ihrer Freizeit Energien gewinnen, um sich den Anforderungen ihres anstrengenden Berufes ausgeruht und zufrieden stellen zu können.

36. Lavinia L. Dock, Geschichte der Krankenpflege. Von Urzeiten bis jetzt mit besonderer Berücksichtigung der Arbeit der letzten dreissig Jahre, herausgegeben und teilweise geschrieben von Lavinia L. Dock, R.N., Mitglied des Nurses' Settlement, New York, Sekretärin des Weltbundes, Graduierte der Krankenpflege-Schule des Bellevue Hospitals New York, übersetzt von Schwester Agnes Karll, Ehrenpräsidentin des Pflegerinnen-Weltbundes , Vorsitzende der Berufsorganisation der Krankenpflegerinnen Deutschlands, Ehrenmitglied des Oberinnen-Verbandes und des National-Verbandes von Großbritannien und Irland, sowie des Bellevue-Alumnae-Vereins, Berlin 1913. Band III

Kapitel V.
Die freien Schwestern in Deutschland.
Beim Beginn des neuen Jahrhunderts deuteten alle Anzeichen auf das Kommen einer Wandlung in der deutschen Krankenpflege hin. Die Vereine ... waren nicht imstande, den Anforderungen der Krankenhausarbeit in ausreichender Weise zu genügen und doch erfolgte eine dauernde Abwanderung von Krankenpflegerinnen aus ihren Toren. Hunderte von Krankenpflegerinnen verließen die Diakonissen-, die Roten-Kreuz- Häuser und die Krankenpflege-Vereine, hauptsächlich von der Notwendigkeit getrieben, einen reichlicheren Lebensunterhalt zu erwerben, aber teilweise auch sich

auflehnend gegen ein willkürlich eingeengtes Dasein und Verkümmern der Persönlichkeit und versuchten, verlassen und isoliert, auf dem Arbeitsmarkt hin- und hergeschleuderte (S. 424) Atome, sich durch Privatpflege oder in festen Stellungen durchzubringen. Man nannte sie die ‚freien' oder die ‚wilden' Schwestern. Tatsächlich waren sie Pioniere der Auflehnung gegen unbezahlte Frauenarbeit. Sie hatten für den bloßen Unterhalt schwer gearbeitet. Die Mutterhäuser sahen darin so sehr die natürliche Ordnung, daß ihnen weder Gedanke kam, etwas daran zu verändern, noch hätten sie gewußt, wie sie das anfangen sollten. Das vor den Schwestern liegende Problem war, im Wettbewerb mit den, teilweise durch Wohlthätigkeit und Stiftungen unterhaltenen Mutterhäusern, welche den Preis für die Krankenpflege auf ein für wirtschaftlich selbständige Arbeitskräfte unmögliches Minimum festgesetzt hatten, zum Unterhalt genügende Einnahmen zu erlangen. (S. 425)

Was sie (Schwester Agnes Karll, B. P.-K.) bis jetzt getan hat, soll mit ihren eignen Worten berichtet werden:

Der Beginn des neuen Jahrhunderts bedeutete für unsern Beruf einen Wendepunkt. Das Publikum wurde durch eine Reihe von Vorkommnissen ... darauf aufmerksam gemacht, daß sich der Übergang von der kirchlichen und charitativen (S. 428) Krankenpflege zur beruflichen vollzogen hatte, ohne daß dies recht beachtet war, und daß neben den Vorzügen dieser Wandlung, die allein den Mangel an Krankenpflegerinnen beseitigen konnte, sich Mißstände entwickelten, denen man hätte vorbeugen müssen, um zu verhüten, daß der edelste, weiblichste Beruf in den Schmutz gezerrt werden konnte (S. 429). ...

Da (S. 431) sprach in der Korrespondenz über evtl. Änderungen des Antragsentwurfes Frau Krukenberg auch aus, ‚die einzige praktische Abhilfe für alle Mißstände sei Selbstorganisation.' (S. 430). ... Dann kam die Anmeldung auf dem Amtsgericht zur Eintragung. Ein Weg erst vergebens! Alle 5 Mitglieder des Vorstandes müssen zu einer bestimmten Vormittagsstunde auf dem Amtsgericht in der Jüdenstraße erscheinen. Nach eingehender Prüfung der Satzungen erfolgt am 20. Januar die Entscheidung, daß die Eintragung nicht zulässig sei, da man das schon geplante Bureau als ‚wirtschaftlichen Geschäftsbetrieb' anzusehen habe. Man verwies uns daher auf den Weg der Verleihung zur Erlangung der Korporationsrechte, uns naturgemäß der sympathischere, da er für unsere Stellung nach außen eine ganz andere Bedeutung haben mußte. ... Nach Erledigung dieser ersten öffentlichen Schritte galt es, unsern Beziehungskreis zu erweitern. Mit dem Vorsitz betraute man mich, ... (S. 436). Zur praktischen Mitarbeit außer den Vorstandssitzungen hatte natürlich keine der Vielbeschäftigten Zeit. Soweit ich sie nicht allein bewältigen konnte, mußte ich mir freiwillige Hilfe suchen. Das provisorische Bureau entwickelte seine Tätigkeit in der kleinen Wohnung Ansbacher Straße 2, die ich seit 16 Jahren mit 4 Schwestern teile. ... Das war ein Kommen und Gehen, Telephonieren und eifriges Schaffen! 191 Postsachen gingen schon im 1. Monat ein, mußten erledigt werden, wozu es meistens erst nach 10 Uhr abends ruhig genug war. ... Die Anfänge der Stellenvermittlung waren schon da. Adressenlisten wurden nun angelegt. Die Einladungen auf Leimplatten hektographiert, kuvertiert, adressiert, frankiert. Mühsame Arbeit bei wenig Hilfe und Übung, da es immerhin schon Hunderte waren (S. 437) ... Bis zum 1. Juli war die Korrespondenz so angewachsen, daß am 15. August 1903 eine zweite Bureauschwester für die Korrespondenz angestellt wurde (S. 440). ... Im Juli 1903 schloß sich unsere erste Ortsgruppe unter der Führung von Schw. Christine Esser an, ein Privatpflegeinstitut in Frankfurt a. M., das sie gegründet hatte und dessen Oberin sie bis zu ihrem 1905 erfolgten Tode blieb. ... Auch die Begründerin des Stuttgarter Hiflspflegerinnenvereins Frl. Paula Steinthal suchte schon 1903 Fühlung mit uns. (S. 441). ...In den Vorständen der Ortsgruppen wird uns die Mitwirkung von Ärzten und Damen willkommen sein, sobald die Betreffenden unserer Auffassung unserer Berufsverhältnisse mit genügendem Verständnis gegenüberstehen. ...

Selbständigkeit ohne Verantwortlichkeit gibt es nicht, das muß sich jede einzelne von uns dauernd vor Augen halten und ihrer Pflichten gegen unseren selbstgeschaffenen Fachverband eingedenk sein. Nur das Zusammenwirken aller Glieder eines Fachverbandes kann denselben in den Stand setzen, seine volle Wirksamkeit zum Heil des ganzen Kreises zu entfalten. ... Für jeden anderen Beruf entwickelt sich bald ein Maßstab des Könnens, während man, solange die Krankenpflege in Deutschland das Monopol der religiösen und charitativen Genossenschaften (S. 442) war, sehr häufig die Wichtigkeit der Fachkenntnisse ganz übersah, sondern die religiösen Auffassungen und Pflichten in den Vordergrund rückte, was naturgemäß zu

Kollisionen mit berechtigten wissenschaftlichen und hygienischen Forderungen führen muß. ... Vor allem müssen wir dahin streben, daß uns das bei der besseren technischen Ausbildung nicht nur für die Zukunft vorenthalten wird, was wir am nöthigsten für unseren Beruf brauchen, und was sich durch Gesetzesformeln schlecht festlegen läßt: eine ethische Vertiefung.(S. 443) ... Nur die Krankenhäuser können uns die Grundlagen für unseren Beruf schaffen. So war es natürlich von großer Bedeutung, die Fühlung mit ihnen bald herzustellen. Der zunehmende Schwesternmangel war die Wurzel alles Entgegenkommens, das nur zu oft von Mißtrauen gegen unsere Einrichtung beeinträchtigt und aufgehoben wurde. (S. 444). ...

Von größter Tragweite erschien es uns in den ersten Arbeitsjahren, daß schon im Januar 1905 die Stadt Düsseldorf, zunächst unverbindlich, Verhandlungen mit uns anknüpfte für die Besetzung seiner zu bauenden Krankenanstalten, die zugleich eine Akademie für praktische Medizin werden sollten. ... Im Juli 1905 fand die erste offizielle Konferenz zwischen Dr. Greve, dem Beigeordneten der Stadt Düsseldorf, Professor Witzel und seinem Oberarzt und mir im Düsseldorfer Rathaus statt, in der die Grundzüge für die Anstellungsbedingungen festgelegt wurden. Die Ausbildungskurse für die Pflegerinnenschule wurden auf 2 Jahre festgelegt, entgegen dem, in dem schon vorhandenen Gesetzesentwurf für die staatliche Prüfungsordnung vorgesehenen einen Jahr. (Der zweijährige Kurs wurde allerdings nicht eingeführt, sondern nur ein einjähriger, wie überall). Die als Probezeit für die anzustellenden Schwestern eingerichtete sogenannte ‚Passage' von 4 Wochen im Friedrich-Wilhelmstift in Bonn für alle sich zur späteren Anstellung in Düsseldorf meldenden Schwestern war für unsern Schwesternkreis eine nicht zu unterschätzende Gelegenheit ihren Gesichtskreis zu erweitern, Kenntnisse aufzufrischen, oder jedenfalls einen Einblick in ein anderes Arbeitsgebiet zu bekommen. (S. 447).

Anmerkungen:
Die Gründung der Berufsorganisation der Krankenpflegerinnen Deutschlands (B.O.K.D.) am 11.1.1902 durch Agnes Karll[34] nimmt im Geschichts-

[34] Agnes (Caroline Pauline) Karll, geb. 25.3.1868, Ausbildung als Erzieherin, Arbeit als Hauslehrerin, 1887 Ausbildung als Rotkreuzschwester, seit 1891 freibe-

bewußtsein der Krankenpflege in der Gegenwart eine zentrale Rolle ein[35]. Als *Pioniere der Auflehnung gegen unbezahlte Frauenarbeit* wurden die *freien*

rufliche Arbeit als Privatpflegerin, gründete am 11.1.1902 den B.O.K.D., initiierte 1912 einen zweijährigen Fortbildungskursus für Krankenschwestern an der Frauenhochschule in Leipzig, gest. 12.2.1927. Vgl. im Überblick, Anna Sticker, Agnes Karll. Die Reformerin der deutschen Krankenpflege, Wuppertal 1977.

[35] *Diskussion:*

1. „Durch Agnes Karll wurden die Bestrebungen um eine fachliche und menschlich hochstehende Krankenpflege stärker als zuvor im Zusammenhang mit den wirtschaftlichen und arbeitsrechtlichen Bedingungen für die Pflegenden gesehen." (Anna-Paula Kruse, Die Krankenpflegeausbildung seit der Mitte des 19. Jahrhunderts, Stuttgart 1987, S. 66/67).
2. „Engagierte in der freien Krankenpflege tätige Frauen betrieben mit Hilfe der bürgerlichen Frauenbewegung die Gründung einer Berufsorganisation zum Schutz und zur Wahrnehmung der Interessen dieser nichtorganisierten Krankenpflegerinnen. Nach Überwindung zahlreicher bürokratischer und juristischer Hindernisse gelingt es ... Agnes Karll und Mitarbeiterinnen im Jahre 1903 die Berufsorganisation der Krankenpflegerinnen Deutschlands zu gründen. Ziel des B.O.K.D. ist es, die soziale und wirtschaftliche Stellung ihrer Mitglieder zu heben, sowie die Berufsausbildung und –fortbildung zu ermöglichen bzw. zu verbessern. (Eva-Cornelia Hummel, Krankenpflege im Umbruch (1876-1914). Ein Beitrag zum Problem der Berufsfindung *Krankenpflege*, Freiburg im Breisgau 1986 (Freiburger Forschungen zur Medizingeschichte), s. 172).
3. „Mit der Gründung des B.O.K.D. schlossen sich erstmals Pflegerinnen zu einem Fachverband zusammen, die ohne Bindung an das Mutterhaus Krankenpflege als einen Erwerbsberuf ausübten. Für seine Mitglieder konnte der Verband wesentliche Verbesserungen erreichen. Er trug außerdem dazu bei, die öffentliche Aufmerksamkeit auf die Verhältnisse in der Krankenpflege zu richten und förderte ihre gesellschaftliche Wahrnehmung als qualifizierte Tätigkeit. ... Den Reformerinnen fehlte allerdings ein klares Berufsverständnis. Weder lösten sie die Krankenpflege tatsächlich aus ihrem religiös-karitativen Zusammenhang, was in der Beibehaltung der Anrede *Schwester* zum Ausdruck kommt, noch tasteten sie das Hierarchieverhältnis zwischen Medizin und Krankenpflege an. ... Für den Beruf Krankenpflege bedeutete darüber hinaus seine Deklaration als dezidiert weibliche Tätigkeit, daß seine konstituierenden Strukturen nicht aufgehoben, sondern im Gegenteil erneut zementiert wurden." (Magdalene Rübenstahl, *Wilde Schwestern*. Krankenpfle-

oder *wilden* Schwestern zum Symbol für den Fortschritt auch außerhalb Deutschlands. Für die Quellensammlung wurde ein historisierender Blickwinkel aus dem Jahre 1913 auf das Jahr 1902 gewählt, wie es in der amerikanischen Darstellung der Geschichte der Krankenpflege von Lavinia Dock wiedergegeben wird. Damit wird der Aspekt der Historisierung im Rückblick methodisch betont. Da dieser Themenkomplex in der Sekundärliteratur vergleichsweise gut erforscht ist, schien es geraten, diesen Blickwinkel von außen auf die deutsche Entwicklung unter Rückbezug auf die eigenen Ausführungen von Agnes Karll in diese Quellensammlung aufzunehmen. So lassen sich mit Hilfe dieser Quelle zwei historische Blickwinkel rekonstruieren, zum einen, wie Lavinia Dock die deutsche Bewegung einschätzt und zum andern, wie Agnes Karll diese Entstehungszeit aus der Retrospektive für diesen internationalen Rahmen beschreibt. Neben der generellen Einschätzung, dass erst mit der freien Krankenpflege die Krankenpflege als Beruf denkbar geworden ist und der Erkenntnis, dass nur die Selbstorganisation eine *praktische Abhilfe für alle Mißstände* sein könne, ist der Quellentext methodisch als Ergänzung zu den bereits bekannten Quellentexten reizvoll, bietet er doch einen alltagsgeschichtlichen Zugriff auf die konkreten Schwierigkeiten, die den Gründerinnen des B.O.K.D. als Frauen aus der Verbandgründung entstanden.

gereform um 1900, Frankfurt am Main 1994, S. 125). (vgl. auch Anmerkung Quelle 30).

37. Unterrichtsbuch für die weibliche Krankenpflege. Im Auftrage des Zentralkomitees des Preußischen Landesvereins vom Roten Kreuz bearbeitet von Dr. Körting, Generalarzt a.D. mit dem Range als Generalmajor. Mitglied des gen. Zentralkomitees und des Hauptvorstandes es Vaterländischen Frauenvereins, Berlin 1913 (1. Auflage 1907)

Die Stellung des weiblichen Pflegepersonals in der Kriegskrankenpflege.

§ 1. *Pflege kranker Männer durch Frauen.*
Die von den kirchlichen und weltlichen Verbänden ausgebildeten Berufskrankenpfleger und –pflegerinnen sind nicht zahlreich genug, um dem Friedensbedürfnis zu genügen. Im Kriege werden sie in erster Linie in den Heilanstalten auf dem Kriegsschauplatze gebraucht werden. Daher müssen in der Heimat freiwillige Pflegekräfte eintreten; zu einem großen Teil weibliche. Denn abgesehen davon, daß die männlichen Pflegekräfte an vielen Stellen gebraucht werden, an denen weibliche nicht verwendbar sind, z.B. beim Krankentransport oder bei gröberen Einrichtungsarbeiten usw., ist auch die Frau durch Charakter wie Geschicklichkeit mehr für das Werk der Barmherzigkeit geeignet als der Mann. Es handelt sich in der Kriegstätigkeit ausschließlich um die Pflege von kranken Männern. Dazu gehört Rüstigkeit und Umsicht, aber noch viel mehr sittliche Kraft. (S. 1). ...

§ 5 *Einteilung und Ausbildung.*
Die freiwilligen Krankenpflegerinnen zerfallen in:

Schwestern. Ihre Ausbildung ist eine einjährige und schließt mit der Prüfung vor einem Regierungsvertreter. Nachdem die Prüfung bestanden ist, wird der Schwester die staatliche Anerkennung als Krankenpflegerin erteilt.

Hilfsschwestern. Sie müssen in einer Krankenanstalt mindestens sechs Monate theoretisch und praktisch ausgebildet sein und die Abschlußprüfung bestanden haben. Danach erhalten sie den Ausweis als Hilfsschwester vom Roten Kreuz.

Helferinnen. Sie werden ... bis 6 Wochen lang in der Krankenpflege ausgebildet und haben ebenfalls eine Abschlußprüfung zu bestehen. Danach wird ihnen der Ausweis als ‚Helferin vom Roten Kreuz' erteilt (S. 6). ...

Abschnitt
Der Krankenpflegedienst im Lazarett.
Krankenpflegepersonal, Unterbringung der Kranken, Krankenpflege und -wartung.
Krankenpflegepersonal und Krankenwachtdienst.

§ 170. Dienst des Krankenpflegepersonals.
Dem Krankenpflegepersonal liegt die Erhaltung der Ordnung und Reinlichkeit in den Krankenstuben, die Wartung und Pflege der Kranken, deren Lagerung, Reinigung, Versorgung mit den verordneten Speisen und Getränken, endlich die Unterstützung der Schwerkranken beim Essen und Trinken und bei sonstigen Bedürfnissen ob. Es muß ferner die Darreichung von Arzneien, die Zubereitung von Umschlägen und Bädern und die Unterstützung der Kranken (S. 170) beim Baden ausführen, Nachtwachen bei Schwerkranken übernehmen und überhaupt jede Hilfe leisten, die zur Erleichterung des Zustandes der Kranken beitragen kann.

Die Krankenpflegerin darf sich vor keiner Handreichung ekeln und muß den Kranken genau beobachten lernen (S. 171).

Anmerkungen:
1913, also kurz vor dem Ausbruch des Zweiten Weltkrieges, erscheint das Lehrbuch Körtings in einer zweiten Auflage (1. Auflage 1907). Es enthält genaue Anweisungen über den Einsatz, die Pflichten und die Aufgaben der weiblichen freiwilligen und der Berufskrankenpflege im Krieg. In der Tradition von Billroth (1870) und Rupprecht (1890, Quelle 22) stellt Körting (1907 bzw. 1913) spezifische konkrete Handlungsanweisungen für den Einsatz von Frauen in der Kriegskrankenpflege[36] vor. An dieser Stelle ließe sich zum einen auf der Grundlage ergänzender Sekundärliteratur der im Krieg

---

[36] Vgl. im Überblick, Regina Schulte, Die Schwester des kranken Kriegers. Krankenpflege im Ersten Weltkrieg als Forschungsproblem, in: BIOS, Heft 1, 1994, S. 81-100.

entstandene zeitgenössische innerberufliche Konflikt zwischen den Berufskrankenschwestern und den freiwilligen Krankenpflegerinnen bzw. –helferinnen diskutieren. Zum andern ließe sich generell die Frage stellen, welchen Beitrag der Erste und Zweite Weltkrieg für die Bestimmung der beruflichen Identität der Krankenschwester hatte[37].

38. Charlotte von Caemmerer, Berufskampf der Krankenpflegerin in Krieg und Frieden, München und Leipzig 1915

II. Berufsausbildung.
Die Bedingungen, unter denen die Krankenpflegerinnen in deutschen Krankenhäusern arbeiten, sind sehr verschieden; aber etwas haben alle religiösen, caritativen und weltlichen Häuser in Deutschland gemein: die mangelhafte und vor allem zu kurze Ausbildung!

Durch Bundesratsbeschluß vom 22. März 1906 ist eine fakultative staatliche Prüfung für Krankenpflegepersonen nach einjähriger Ausbildung in vom Staate anerkannten Krankenpflegeschulen eingeführt worden. Wie für die 5000 Sanitätssoldaten und wenigen Tausend anderen männlichen Krankenpfleger setzt man für die 75000 Frauen auch nur ein Ausbildungsjahr an, obgleich sie außer der Männerpflege die Frauen- und Kinderpflege, die Krankenküche und Verwaltungsarbeit erlernen müssen (S. 26). ... Die Prüfung ist eine mündliche und eine praktische. Die mündliche Prüfung erstreckt sich auf: Bau und Verrichtungen des menschlichen Körpers, allgemeine Lehre von den Erkrankungen und ihren Erscheinungen, Einrichtungen in Krankenräumen, Krankenwartung, Krankenernährung, Krankenbeobachtung, Hilfeleistung bei der Krankenuntersuchung und –behandlung, Hilfeleistung bei plötzlich auftretenden Leiden, Pflege bei ansteckenden

[37] Vgl. Herbert Grundhewer, Die Kriegskrankenpflege und das Bild der Krankenschwester im 19. und frühen 20. Jahrhundert, in: Johanna Bleeker, Heinz-Peter Schmiedebach (Hg.), Medizin und Krieg. Vom Dilemma der Heilberufe 1865 bis 1985, Frankfurt am Main 1987, S. 135-152.

Krankheiten, Zeichen des eingetretenen Todes, Verpflichtungen des Krankenpflegers in bezug auf allgemeines Verhalten und, für weibliche Prüflinge, die wichtigsten Grundsätze der Säuglingspflege (S. 27). ...

In der Prüfungsordnung heißt es nun allerdings, daß das Examen nach einer Ausbildung von mindestens einem Jahr gemacht werden dürfe; es steht also jedem Krankenhause frei, die Ausbildungszeit zu verlängern. ... Mit der Verlängerung der Zeit allein ist aber nur wenig geholfen, die Hauptsache ist ihre Anwendung für die Ausbildung. ... Die Krankenhausverwaltung sieht in der Schülerin in erster Linie eine billige Arbeitskraft. Die Schülerin erhält ihre Ausbildung kostenlos, und man fühlt sich ihr deshalb nicht sonderlich verpflichtet. Sie erhält freie Station, freie Wohnung und meist (S. 29) ein Taschengeld von 10-20 Mk. monatlich. Dafür verlangt man eine 10-12stündige Arbeitszeit und überbürdet die jungen Mädchen mit schwerer Hausarbeit und verantwortungsvoller Pflegetätigkeit. Die Unterrichtsstunden werden meist gegen Abend erteilt, wenn die Schülerin so müde ist, daß sie nichts mehr auffassen kann. Das große Pensum des Lehrstoffes wird in zwei Wochenstunden erledigt. Den Unterricht geben angestrengt arbeitende Anstaltsärzte, in der Regel ohne ein Honorar dafür zu erhalten. In den meisten Anstalten fehlt die Beteiligung weiblicher Lehrkräfte ganz. ... Die Oberschwestern und Stationsschwestern sind in den deutschen Krankenhäusern durch eine zu hohe Patientenzahl, die auf die einzelnen Pflegekräfte fällt, so angestrengt tätig, daß es ihnen beim besten Willen an Zeit und Kraft fehlt, die Schülerinnen genügend anzulernen. ... So hängt es von der mehr oder minder großen Geschicklichkeit der Schülerin ab, ob sie etwas lernt oder nicht. Ein regelmäßiger Wechsel der Schülerinnen auf verschiedenen Stationen nach einem bestimmten Plan ist bis jetzt noch nicht eingerichtet. (S. 30). ...

Arbeitszeit.

Von den im Jahre 1912 an die 3000 Mitglieder der Berufsorganisation der Krankenpflegerinnen Deutschlands ausgeschickten Arbeitsstatistikbogen habe ich 2260 bearbeitet (S. 42). Die übrigen mußten ausscheiden, weil sie entweder ungenügend beantwortet waren oder die betreffenden Krankenpflegerinnen infolge Stellenwechsels kein zusammenhängendes Bild ihrer

Jahresarbeitszeit geben konnten. Von den 2260 bearbeiteten Fragebogen ist die Frage nach der Arbeitszeit auf 834 Bogen unbeantwortet geblieben.

Arbeitsstd.	bis 7	7-8	8-9	9-10	10-11	11-12	12-13	13-14	14-15	15-16	über 16	%
Amtliche Statistik	1,1	4,4	13,1	24,3	24,1	22	8,8	1,5	0,7			100
Berufsorganisation	1,9	3,5	2,7	8,9	27,3	27,8	12,7	9,6	4	0,9	1	100

Caemmerer, Berufskampf, a.a.O., S. 42

1258 Krankenpflegerinnen nach Arbeitsgebieten und Dauer der Arbeitszeit gruppiert

Tägl. Arbeitszeit abzgl. Pausen	Labor, Büro, Sprechstd.		Fürsorge		Gemeinde		Krankenhaus		Sanatorium u. Heilstätt.		Privatklinik		Privatpflege		Irrenanstalt		Gesamtzahl	
Stunden	Abs.	%		%		%		%		%		%		%		%		%
bis 8	23	57,5	32	42,7	5	10,8	5	0,9	3	1,6	6	2,7	—	—	—	—	74	5,9
über 8 bis 9	10	25,0	9	12,0	4	9/1	9	1,8	9	4 / 7	6	2,7	6	4,1	—	—	53	4,2
9 – 10	3	7,5	22	29,3	13	28,2	54	10,4	26	13,5	16	7,3	17	11,6	—	—	151	12,0
10 – 11	2	5/0	8	10 / 7	14	30,4	243	46,7	37	19,2	53	24,1	24	16,4	3	15,8	384	30,5
11 – 12	2	5,0	4	5,3	7	15,2	145	27,9	53	27/6	63	28,6	46	31,5	2	10,5	322	25,6
12 – 13	—	—	—	—	2	4,3	50	9,6	38	19,8	38	17,3	35	24,0	3	153	166	13,2
13 – 14	—	—	—	—	1	2,0	9	1,8	20	10,4	25	11,4	11	7,6	3	15,8	69	5,5
14 – 15							5	0,9	6	3,2	13	5,9	7	4,8	3	153	34	2,7
15 – 16															5	26,3	5	0,4
Gesamtzahl	40	100	75	100	46	100	520	100	119,2	100	220	100	146	100	19	100	125,8	100

Caemmerer, Berufskampf, a.a.O. S. 46

Einzelne dienstfreie Tage von 1684 Krankenpflegerinnen nach Arbeitsgebieten gruppiert																		
	Irrenanstalt		Bureau		Gemeinde		Fürsorge		Krankenhaus		Sanatorium		Privatklinik		Familienstellung		Gesamtzahl	
Keine	13	59,0	26	52,0	132	74,6	47	43/1	363	59,4	210	80,7	256	79,2	111	84,1	1158	68,8
Bis 12	L	4,6	8	16/0	26.	14/7	8	7,4	220	36,0	29	11,2	38	11,8	11	83	341	20,2
12-18	L	4,6	—	—	3	1/7	3	2,8	10	1,7	5	1,9	4	1,2	4	3,0	30	13
18-24	2	9,0	I	2,0	2	1/1	2	1,7	3	0/5	1	0,4	8	2,5	4	3,0	23	1,4
24-30	3	13,6	2	4,0	3	1,7	3	2,8	3	Oft	4	1/5	6	1,9	1	0,8	25	13
30-36							2	1,7	2	0,3	—	—	6	1,9	1	0,8	11	0,6
36-42	I	4,6	I	2,0	2	1,1	7	6,6	4	0,6	1	0,4	1	0,3	—	—	17	1,0
42-48	—	—	I	2,0	1	0/6	2	1/7	1	0,2	1	0,4	1	0,3	—	—	7	0,4
48-54	I	4,6	6	12,0	5	23	18	16,5	4	0,6	3	1/2	1	03	—	—	38	23
über 54	—	—	5,	10,0	3	.I'7	17	15,7	1	0,2	6	23	2	0,6	—	—	34	2,0
	22	100	50	100	177	100	109	100	611	100	260	100	323	10	132	100	1684	100

Caemmerer, Berufskampf, a.a.O. S. 62

Rechtslage

Die Rechtsverhältnisse der deutschen Krankenpflegerinnen sind außerordentlich ungünstig. In bezug auf den Dienstvertrag untersteht ein Teil des Krankenpflegepersonals der Gewerbeordnung; nur die in privaten Kranken- und Irrenanstalten beschäftigten Pfleger und Pflegerinnen, die Inhaberinnen von Privatpflegeheimen, als selbständige Gewerbetreibende, und deren angestellte Schwestern, als Gewerbegehilfinnen, sind ihr unterstellt. Aber auch für diese Krankenpflegepersonen kommen die wichtigsten Schutzbestimmungen der Gewerbeordnung nicht zur Anwendung (S. 98). ...

Außer der Gewerbeordnung kommt für das Krankenpflegepersonal in seinem Dienstverhältnis das Bürgerliche Gesetzbuch in Frage. Das in den sogenannten öffentlichen und gemeinnützigen Kranken- und Irrenanstalten beschäftigte Pflegepersonal untersteht dem Dienstvertrag des Bürgerlichen Gesetzbuches. ... Auch aus dem Bürgerlichen Gesetzbuch ließe sich ein Schutz gegen die übermäßige Arbeitszeit des Pflegepersonals ableiten (S. 102). ...

In bezug auf die gesetzliche Regelung der Versicherungsfrage ist die Lage des Krankenpflegepersonals immer noch eine unbefriedigende. .... Das Pflegepersonal untersteht der Krankenversicherung, soweit es sich nicht in selbständigen Berufsstellungen befindet; nur Diakonissen, Schulschwestern und ähnliche Personen sind ... (S. 103) von der Versicherung ausgenommen, wenn sie sich aus religiösen oder sittlichen Beweggründen mit Krankenpflege, Unterricht oder anderen ehrenamtlichen Tätigkeiten beschäftigen und als Entgelt nicht mehr als den freien Unterhalt beziehen. ...

Die Krankenversicherung hat durch die Reichsversicherungsordnung ... eine wesentliche Änderung erfahren. ...Deshalb sind die Krankenpflegerinnen heute versicherungspflichtig .... Dagegen sind die Privatpflegerinnen heute weder versicherungspflichtig noch versicherungsberechtigt (S. 105).

Das Geschlechtsproblem in der Krankenpflege.

Daß die Männerpflege durch Frauen auch in Deutschland immer weiter verbreitet wird, kann gar keinem Zweifel unterliegen. Die Krankenpflege ist ein Beruf, für den sich Männer nur in seltenen Ausnahmen wirklich eignen. Sie verlangt zu viele Geduldsproben, für die der Mann seiner Natur nach nicht die nötige Hingabe aufbringen kann. Die Fähigkeit der Frau,

Kranke zu pflegen, liegt in ihrer Mütterlichkeit begründet; deshalb kann der Mann als Krankenpfleger nicht mit der Frau konkurrieren (S. 118).

Anmerkungen:
Charlotte von Caemmerer setzt sich in ihrer wissenschaftlichen Untersuchung, die zugleich eine politische Kampfschrift darstellt, kritisch mit der Realität einer i.E. zu kurzen und inhaltlich mangelhaften Ausbildung in der Krankenpflege auseinander. In einem Vergleich amtlicher Statistiken und Erhebungen, die der B.O.K.D. im Jahre 1912 durchgeführt hat, belegt sie ihre Position. Sie verweist zudem auf Behinderungen, die sich aus der spezifischen Rechtsunsicherheit dieses Berufsfeldes ergeben. Generell vertritt sie den Standpunkt, dass sich Frauen für diesen Beruf aufgrund ihres Geschlechtscharakters besser eignen als Männer. Zwei zentrale Aspekte lassen sich mithilfe dieses Quellenausschnittes bearbeiten:

- Norm und Wirklichkeit sind nicht deckungsgleich. Diskrepanzen ergeben sich aus der Interpretation faktischer Gegebenheiten.
- Statistiken lassen sich entsprechend der jeweiligen Interessenlage interpretieren. Die Ergebnisse sind abhängig von der Fragestellung und den Erhebungsmethoden. Sie bilden nur bedingt die Realität ab und müssen durch qualitative Daten ergänzt und vor dem Hintergrund des jeweiligen Erkenntnisinteresses interpretiert werden.

39. Gerda Feldner, Die Krankenpflegerin, in: Am Scheidewege. Berufsbilder. Sonderreihe der Sammlung belehrender Unterhaltungsschriften begründet und herausgegeben von Hans Vollmer, Band 95, Neu Finkenburg b. Berlin 1928

Die Ausbildung der Krankenpflegerin
Ganz anders, als die Träume und Vorstellungen es malten, zeigt sich das Bild in Wirklichkeit (S. 47). ...Ja, wie anders ist das alles, als es auf den ersten Blick erschien. Da heißt es scheuern und wischen und fegen und putzen tagaus, tagein, wie zu Hause beim großen Reinmachfest und nicht wie

dort in gemächlicher Ruhe, sondern mit Geschwindigkeit und Umsicht. ... Die Verbindung zur persönlichen Pflege des Kranken besteht für sie zunächst, abgesehen von den gelegentlichen Handreichungen, durch die das Putzen und Scheuern eine oft unerwünschte Unterbrechung erfährt, in der Versorgung aller seiner Geschirre, die er zur Ausscheidung benötigt, im Reinigen von Urinflaschen und Steckbecken, von Speigläsern und Brechschalen. ... Das Verteilen des Essens, das Zusammenräumen der Eßgeschirre und Bestecke, die Besorgungen bei der Apotheke, das Zählen der schmutzigen Wäsche, das Einordnen der frischen, kurz, tausend kleine Handreichungen der verschiedensten Art füllen den Tag aus. Die Pausen während der Mahlzeiten, die Freistunden und der Feierabend werden zum Ziel der Sehnsucht, besonders für die müden Füße, die gegen das ununterbrochene (S. 48) Laufen in den langen Korridoren und Sälen streiken möchten. ...

Nun sieht sie selbst ein, daß gerade diese schwere und oft unangenehme Arbeit der rechte Prüfstein für ihre Berufsfreudigkeit war und mit gutem Recht an den Beginn der Ausbildung gelegt wurde (S. 49). ...

In der Erinnerung erscheint dann ein Arbeitstag als Schülerin des zweiten Lehrjahres auf der Station einer solchen Oberschwester im schönsten Lichte: Morgens früh um 6 oder 7 Uhr mit dem Glockenschlage, sauber gekleidet und gekämmt, wird im Dienstzimmer von dem Nachtbericht Kenntnis genommen. Dann tritt die Schülerin mit einem frischen ‚Guten Morgen' in den Krankensaal, wo die Nachtwache die Kranken zumeist schon gewaschen und gekämmt und das Fieber gemessen hat. Zu zweien oder auch allein geht es dann an das Bettenmachen und Überziehen und zum Teil auch schon an die Ausführungen der ärztlichen Verordnungen. Kommt um 7 oder 8 Uhr die Oberschwester, so findet sie vielfach schon den Saal gefegt und gewischt, die Nachtgeschirre weggeräumt, auf den Kurvenblättern die Temperaturen, Pulsschläge und Atemzüge vermerkt und die Kranken in Erwartung ihres ersten Frühstücks.

Während sie schmausen, löst eine Schwester die andere ab zum Frühstück, das nach getaner Morgenarbeit besonders gut schmeckt. Dann folgen die Vorbereitungen für die ärztliche Visite, die Ausführungen der Verordnungen ..., wobei die gewissenhafte Schülerin helfen darf.

Schließlich wird es gegen 9-10 Uhr in den Sälen lautlos still. Der Chefarzt mit seinem Stabe ist da, begleitet von der Oberschwester oder der Stationsschwester, die die Verordnungen entgegennimmt (S. 52). Der hungrige Magen der Kranken fordert kurz danach das zweite Frühstück, das, wie auch die anderen Mahlzeiten, je nach dem Zustande des Patienten, in den verschiedensten ‚Diätformen' verabreicht wird.

Je nachdem die Schülerin nun ... beschäftigt ist, verläuft nun die zweite Hälfte des Vormittags, die in einigen Krankenhäusern von der Vormittagsfreistunde unterbrochen wird. Da gilt es entweder, die Kranken in das Verbandzimmer zu bringen oder aber bei dem Verbandwechsel auf der Abteilung zu helfen, die ersten Vorbereitungen für die zu Operierenden zu treffen oder die vom Operationssaal Zurückkommenden zu überwachen. ...

Haben die Kranken ihr Mittagessen eingenommen und sich zu einem ruhigen Nachmittagsschlummer zurecht gelegt, so kann auch die Schülerin an ihr Mittagessen denken, sobald die Ablösung für sie bereit ist. Da hört sie bei der Mahlzeit, wie es den anderen geht und was für Erfahrungen sie machen. Hat sie am Vormittag keine Freistunde gehabt, so winkt ihr in den Krankenhäusern, wo die Arbeitszeit geregelt ist, nach dem Mittagessen eine ruhige Stunde zur Erholung oder zum Ausgang.

Die Zeit nach dem Kaffee und vor der Nachmittagsvisite ist mit feineren Reinigungsarbeiten und mit der weiteren Ausführung der ärztlichen Verordnungen ausgefüllt. In vielen Fällen ist stündlich zu messen, (S. 53) sind stündlich, ja halbstündlich die Arzneien oder Einspritzungen zu geben. Das bedingt ein gutes Einteilungsvermögen und ein sicheres Gedächtnis.

Dann gilt es, vor und nach dem Abendbrot, die Kranken für die Nacht zu betten, Verbände und Umschläge zu erneuern, dem Kranken Medikamente, besonders Schlafmittel, einzuspritzen oder zum Einnehmen zu reichen und der Oberschwester über den Tagesverlauf zu berichten.

Endlich, zumeist um 8 Uhr abends, winkt die Erholungszeit: in den Mutterhäusern bei Gebet oder Andacht, in den interkonfessionellen Schwesternschaften bei gemeinsamer Unterhaltung oder Musik. Welche Schülerin denkt nicht mit Freuden an die schönen Stunden froher Geselligkeit zurück, an die ersten Fäden von Zuneigung und Freundschaft, die sich zwischen den Mitschwestern knüpften, an die *Frau* oder *Schwester*-Oberin, die als *Seele* der ganzen Gemeinschaft, als Mutter der großen Familie, schon allein durch ihre Anwesenheit den Abend verschönte? (S. 54) ...

Ist sie mit der dienstlichen Arbeit nicht zu sehr überbürdet, wie das auch vorkommen kann, so ist die Nachtwache, besonders die sog. Einzelwache, von denen sehr begehrt, die an dem theoretischen Krankenpflegeunterricht teilnehmen und sich für die staatliche Prüfung vorbereiten müssen. Denn was gibt es nicht alles zu lernen und zu wissen: von dem Bau des Körpers und der normalen Tätigkeit seiner Organe, von Krankheiten und ihrer Verhütung, von Heilmethoden, Medikamenten, von den gesetzlichen Bestimmungen für die Krankenpflegerin. Da gilt es, alte Schulkenntnisse über die Berechnung der Maße und Grade wieder aufzufrischen und auch die Aufzeichnungen von Krankheitsberichten zu üben. Die Unterrichtsstunden liegen (S. 55) zumeist am Nachmittag und werden vom Arzt, einige auch von der Oberin, gegeben. Wie weitet sich da das Gesichtsfeld, und wie vieles, was in der praktischen Arbeit lediglich nach Anregungen oder Beispiel erfahrener Schwestern getan wurde, wird nun verständlich und zeigt sich als Folge einer gesetzmäßigen Notwendigkeit.

Schließlich kommt nach ein bis zwei, auch drei Jahren der große Examenstag heran. Nachmittags finden die praktischen Übungen im Verbinden und in der Ausführung von Verordnungen statt ... , und dann folgt die Nachtwache. ... In der darauffolgenden mündlichen Prüfung hat sie zu zeigen, ob sie dem theoretischen Unterricht mit Verständnis folgen konnte. Je nach dem Eifer, mit dem sie sich ihrer theoretischen und praktischen Ausbildung widmete und den Fähigkeiten, die sie sich dabei erwarb, wird die Zensur ... ausfallen.

Nach bestandener Prüfung gilt sie dann als staatlich anerkannte Krankenpflegerin, und die eigentliche Lehrzeit ist als beendet anzusehen (S. 56).

Die berufliche Tätigkeit der Krankenpflegerin

Übung macht den Meister, so heißt es. In der Krankenpflege macht sie die schöpferische Persönlichkeit sogar zum Künstler. ... Folgen wir nun der ausgebildeten Schwester auf ihrem Wege zur Künstlerschaft (S. 58). ... ‚Unsere Schwester' ist sie im Saal geworden. Ihr Wort gilt; sie hat die kleinen Machtbefugnisse in der Hand. Der Saal spiegelt ihren Geist und ihre Persönlichkeit wieder. ... Sie kann jetzt Verantwortung tragen, und die ihr anvertraut sind, fühlen es aus der Ruhe und Sicherheit, mit der sie ihre Arbeit bewältigt.

Doch betrachten wir nun die Gebiete ihrer Tätigkeit und Weiterbildung im großen Krankenhaus etwa näher. Fest eingeteilt ist zumeist ihre Arbeitszeit, und festgelegt sind die Erholungsstunden. Die Schwester weiß im voraus, wieviel Taschengeld oder Gehalt sie beziehen wird, wie für sie im Krankheitsfalle oder im Falle der Erwerbslosigkeit durch Mutterhaus oder Schwesternschaft gesorgt wird (S. 59). ...

Wichtig ist für sie vor allem, daß sie längere Zeit im Verbandszimmer und Operationssaal tätig gewesen ist. Hier werden in ihr neben den schon in der Darstellung über die Ausbildung geschilderten Eigenschaften der Gewissenhaftigkeit, Ordnung und Sauberkeit, noch ganz besondere Wesenszüge herausgebildet. ... Von keiner wird soviel Ausdauer, Geduld und Selbstbeherrschung verlangt, wie von dieser *rechten Hand* der Ärzte (S. 60). ...

Nicht die Schwestern, die 10 oder 15 Jahre im Beruf stehen, werden erfahrene Schwestern genannt, sondern die Entscheidung, ob sie als solche zu bezeichnen sind, wird nach dem Grade der Entwicklung ihrer Beobachtungsgabe gefällt. .... Und alle Feststellungen, die nun folgen, sind nicht das Ergebnis eines Verhörs, das den Kranken ermüdete und verdroß, sondern Früchte der aufmerksamen Beobachtung und gewissenhaften Schwester. Wohlverstanden, einer gewissenhaften! ... Beobachtung allein tuts indessen auch nicht, sondern es gilt, aus ihr die rechten Folgerungen zu ziehen. Auch heißt es, nicht nach Schema F handeln. Nicht weil Schwester Martha jahraus, jahrein so gearbeitet hat, darf Schwester Edith ebenso verfahren, wie sie. Wo bliebe der Fortschritt in der Welt, wenn wir alle immer den gleichen Trott gehen wollten! (S. 63) ... Wo nützt blinder Gehorsam, wo Überlegung, Berechnung und Einsicht notwendig sind? Eine *gehorsame* Schwester kann am Bett eines Kranken sitzen, ohne zu merken, daß er stirbt, oder sie kann am Morgen *gehorsamst* berichten, daß der Patient gut geschlafen habe, ohne zu wissen, daß er die ganze Zeit hindurch bewusstlos dagelegen hat. *Denkende*, lebendig fühlende Schwestern werden gebraucht, die an dem Ergehen ihres Pfleglings inneren Anteil nehmen. ... Innere Einstellung und Liebe zu den Mitmenschen braucht es, um Kranke richtig pflegen zu können.

Bilder aus der beruflichen und nebenberuflichen Tätigkeit
Die Saalschwester
„Sie werden also morgen auf die Ohrenstation gehen!" „Jawohl, Frau Oberin!" Schwester Jenny wußte, daß die Versetzung eine Auszeichnung sein sollte, weil Oberschwester Klare sie als tüchtige Kraft besonders empfohlen hatte. Aber es fiel ihr doch plötzlich merkwürdig schwer aufs Herz! Morgen fort von der Station, auf der sie nun schon (S. 65) fast ein halbes Jahr gewesen war und ihre Kranken so liebgewonnen hatte!

Als sie in den Saal zurückkam, merkten die Patientinnen sogleich, daß etwas vorgefallen war. „Unsere Schwester hat Kummer", sagte die eine halblaut. Schwester Jenny war froh, daß sie gerade ein Wäschestück zu holen hatte, das noch draußen lag. Sie durfte es sich doch nicht merken lassen, wie weh es ihr ums Herz war.

Aber kaum, daß sie die Tür hinter sich hatte, drängte schon eine Kranke vom Nebensaal zu den andern hinein. „Habt ihr's schon gehört: unsere Schwester geht fort?" Lautlose Stille.

Nicht gespannt und erregt, wie sonst, gingen die Köpfe hoch, als der Professor wenige Augenblicke später mit seinem Stabe zur Visite hereinkam. „Guten Morgen! – Nun, – was ist denn hier los? Das ist ja eine trübe Stimmung, scheint mir!" Er kannte seine Kranken. „Unsere Schwester Jenny geht fort!" bricht es da plötzlich aus einer Ecke hervor. „Gefällt's Ihnen nicht mehr bei uns, Schwester Jenny, daß sie fort wollen?"

Aber die Oberschwester, die bei der Schwester Jenny Tränen aufsteigen sah, antwortete statt ihrer: „Es ist eine Auszeichnung, Herr Professor; Schwester Jenny soll die Operationsschwester auf der Ohrenstation vertreten." Aber trotz dieser Erklärung war die Stimmung im Saal nicht mehr zu retten. Das Essen wollte nicht recht schmecken, der Mittagsschlaf blieb aus und der Besuch, der an diesem Nachmittage fällig war, wurde mit wehmütigem Lächeln begrüßt: „Denk' dir, unsere Schwester Jenny geht fort!" Es war nur gut für Schwester Jenny, daß die Freistunde (S. 66) auf den Nachmittag verlegt worden war. Da konnte sie erst einmal zur Besinnung kommen und sich zusammenreißen.

Während sie fort war, wurde in dem Saal großer Kriegsrat gehalten. Was nur, ja, was nur konnte man tun, um der Schwester Jenny zu zeigen, wie lieb man sie hatte. Etwas kaufen? Nein, das ging nicht; das durfte sie auch nicht annehmen. Aber plötzlich brachte die eine es vor: Sie wollte das geben, was sie als das Liebste im Tischkasten hatte – eine Zeichnung von ihrem Buben! Damit war das Zeichen gegeben, und die beiden Genesenden, die Erlaubnis hatten, aufzustehen, mußten laufen und arbeiten, um die verschiedenen Gaben auf den großen Saaltisch zu stellen: Die Blumen von Müttern, Freunden, Gatten heute als Gruß aus dem Garten gebracht; eine Decke, die noch schnell mit heißer Nadel von zweien zugleich fertiggestickt worden war; ein Waschläppchen, von Kinderhand gehäkelt; ein zerlesenes Testament und wieder Blumen –, Blumen, Blumen! Die kleine Verkäuferin von Tietz, die hinten in der Ecke des Saales lag und sich wegen einer überstandenen Bauchfellentzündung eigentlich nicht rühren sollte, lag über den Nachttisch gebeugt und zeichnete in großen Lackschriftbuchstaben auf die Rückseite einer alten Fiebertabelle, die als Verzierungsschild dienen sollte, die Worte: Unserer lieben, lieben Schwester Jenny zum Abschied und auf Wiedersehen. (S. 67).

Anmerkungen:
Gerda Feldner will in ihrer *belehrenden Unterhaltungsschrift* einen Einblick geben in die *Wirklichkeit* der Ausbildung und beruflichen Tätigkeit der Krankenschwester. Erkennbar wird, dass ihre Sichtweise der *Wirklichkeit* nur eine mögliche Variante ihres eigenen Vermittlungsinteresses ist. Ihr Blick ist geprägt durch ihren Anspruch, den zukünftigen Pflegerinnen in der Berufswahl auch die anstrengenden Seiten des Berufes vor Augen zu führen. Ihre eher feuilletonistische Darstellungsform erinnert an die belehrenden moralischen Wochenschriften des 18. Jahrhunderts. Die einfache und anschauliche Sprache erscheint als eine für Frauen angemessene Form der Wissensvermittlung. Im Vergleich mit Quelle 14 lassen sich in tabellarischer Form idealtypische Tagesabläufe rekonstruieren. Interessant im Rückbezug auf den aktuellen Begriff der Professionalisierung erscheint die Gegenüberstellung der tradierten und modernen Schwesternrolle: nicht die nur gehorsame, aber gedankenlose Schwester, sondern die, die aus der aufmerksamen Beobachtung auch selbständig die angemessenen Schlußfolgerungen ziehen kann, wird ihren Beruf als *Kunst* ausüben können. Entsprechende aktuelle Erkenntnisse der Pflegeforschung sind so in ihrer Traditionslinie zu erfassen. Das wiederum in der idealtypischen Konstruktion

exemplarisch ausgewählte Beispiel der *Saalschwester Jenny* soll diese angemessene innere Einstellung zum Beruf in der Mischung von Gehorsam, Liebe und Professionalität dokumentieren. Es wäre methodisch zu diskutieren, welchen Informationswert dieser Form der Darstellung als eine Art Lehrbeispiel vermitteln kann. In der Konfrontation mit aktuellen Beispielen aus dem Bereich der Trivialliteratur der *Schwestern- oder Arztromane,* evtl. auch der Analyse entsprechender Fernsehserien ließen sich Unterschiede und Gemeinsamkeiten herausarbeiten.

40. Erna Wittich, Die Krankenpflegerin, in: Werden und Wirken, herausgegeben von der Oberinnnen-Vereinigung vom Roten Kreuz, Berlin 1930, S. 21-37

Wie verschieden sind die Arbeiten auf den Krankenstationen oder im Operationssaal, in Sprechstunden und Poliklinik, oder die Pflege im Männersaal als die der Frauen oder gar der Kinder, der Kleinen und Kleinsten unter unseren Patienten! Bestimmt in vielen Anstalten die Spezialisierung der ärztlichen Tätigkeit auch die Krankenpflegerin zur Vertiefung in gerade dieser Pflegeeinstellung, so verlangt die Zusammenarbeit mehrerer Ärzte von der Schwester größere Übersichtsbegabung und schnelle Umstellung. ... Häufig bildet die Krankenpflege den Übergang in andere Berufe, oder die erweiterte Aus- und Fortbildung führt abwechselnd in dieses oder jenes Arbeitsfeld, z.B. als Hebamme, als Säuglings- und Kleinkinderschwester, deren Ausbildung auch staatlich geregelt sind. Krankenpflegerische Vorkenntnisse sind erforderlich bei der Ausbildung zur technischen Assistentin, zur Gesundheitsfürsorgerin. In enger Beziehung stehen diese Berufsgruppen und einen sich in der Hilfestellung am leidenden Menschen, die einzelnen Betätigungsgebiete greifen eng ineinander und setzen ein verständnisvolles Zusammenarbeiten und ein sich gegenseitiges Ergänzen voraus.

Anmerkungen:
Die Krankenpflege ist im Jahre 1930, so zumindest Erna Wittich[38], zu einem spezialisierten Berufsfeld geworden, dass den modernen Anforderungen einer technisierten medizinischen Versorgung entspricht. Diese neuen Anforderungen an die Krankenpflege müssen i.E. auch mit einer veränderten Ausbildung beantwortet werden, die die Qualifikation der *schnellen Umstellung, der größeren Übersichtsbegabung, des verständnisvollen Zusammenarbeitens und der gegenseitigen Ergänzungsfähigkeit* fördern.

41. N.S. Gesundheitsdienst. Einziges Mitteilungsblatt der Reichsarbeitsgemeinschaft der Berufe im sozialen und ärztlichen Dienste e.V. (RAG), Fachgruppe X der Reichszentrale für Gesundheitsführung beim Reichsministerium des Innern, Nr. 11, Nebelung 1934, 2. Jahrgang, S. 241

Gruppe NS-Schwesternschaft
Geschäftsstelle Berlin
Diakonie und Nationalsozialismus
Von Diakonisse Dorothea Bauer, Dresden
Wir leben in einer neuen Zeit, in einer Zeit der Umwälzung, in der abgebaut, umgebaut, eingebaut und aufgebaut wird. Die Diakonie, die in der apostolischen Zeit gegründet wurde, erkennt auch im neuen Dritten Reich ihre Aufgabe und sie ist froh und dankbar, daß sie ihren Dienst ausrichten darf. Die Diakonie hat, ideell betrachtet, viele gemeinsame Gedanken mit dem Nationalsozialismus, die bei ihr schon hundert Jahre praktisch ver-

[38] Erna Wittich, geb. 25.11.1879, 1911 Beginn der Krankenpflegeausbildung im DRK-Mutterhaus Sophienheim in Weimar, Arbeit als Pflegerin in Jena, 1915 Teilnahme an einem Lehrgang der Oberinnenschule in Kiel, 11916-1921 Oberin in Hamburg; 1921-1926 Leitung der Rotkreuzschwesternschaft in Marburg; seit 1927 Leitung der Werner-Schule in Berlin als Fortbildungseinrichtung, 1946 Pensionierung, 1946-1955 Vorsitzende der Oberinnen-Vereinigung im Deutschen Roten Kreuz, gest. 2.4.1962.

wirklicht sind. Ihre Erfahrungen beziehen sich natürlich nicht auf den äußeren Staatsbau, sondern auf den inneren Aufbau des Volkes. Darum will die Diakonie im neuen Staat wie bisher die Volksseele pflegen und erfassen und sittliche Kraft ins Volk hineintragen.

Nationalismus und Sozialismus, beides sind der Diakonie keine Fremdwörter. Immer standen die Diakonie-Mutterhäuser zum Dienst bereit, wenn die Nation das Volk rief. In den Kriegen 66, 70-71 und nicht zuletzt im Weltkriege stellten die Mutterhäuser ein Heer von Schwestern, und ihre Krankenhäuser wurden zu Lazaretten umgestaltet. Wie wurde in den Mutterhäusern von den alten Schwestern, die nicht mehr draußen im Felde oder im Vaterland helfen konnten, fleißig gestrickt, genäht und mit den alten Händen und matten Augen gearbeitet, um so ihre Vaterlandsliebe zu beweisen! Wie schwer haben wir Diakonissen in den vergangenen einundeinhalb Jahrzehnten mit verantwortungsbewußten Männern und Frauen um unser deutsches Volk gekämpft und mit ihm gelitten! ...

Und Sozialismus ist einer der Beweggründe zur Entstehung der Diakonie. Die Liebe zu dem Nächsten, der in Not ist, ohne zu fragen nach Stand und Herkommen, nach Geld und Gut, nach Ursache und Wirkung, soll die Triebkraft ihrer Tätigkeit sein. ... Aus diesem sozialen Moment wächst der Dienstgedanke und die Gemeinschaftspflicht. – Der neue Staat verlangt von jedem Staatsbürger Dienst am Volk, sei es der SA, SS, HJ, in der NSV oder in der NSF .... Diakonie heißt Dienst. Eine Diakonisse ist also eine Dienerin, die bereit sein soll zu jedem Dienst. Dienst zu leisten an Gesunden, Kranken, Blinden, Krüppeln, Jungen und Alten, Armen und Reichen. Ihre Tätigkeit bringt sie in alle Volksschichten und der Volkswirtschaft, sie wird zur Volkserzieherin und zur Pflegerin der Volksgemeinschaft. – Und warum kann die Diakonie das so besonders gut? Weil sie Kinder des Volkes hat, die sie zu dieser Arbeit ausbildet und heranbildet, die von Hause aus schon volksverbunden sind. Die Beseitigung der Klassenunterschiede und des Standesdünkels ist einer der Haupterziehungsmomente. Durch dieselbe Tracht und Lebenshaltung ohne Ansehen der Herkunft hat jede Schwester dieselben Rechte und Pflichten dem Mutterhaus gegenüber. Keine Arbeit soll höher bewertet werden als die andere, nur das Wie der Leistung wird geachtet. Alle Schwestern, ob sie höhere oder Volksschulbildung haben, sollen dieselbe Durchbildung zur Diakonisse haben. (S. 237). ...

So hat die Diakonie seit ihrer Erneuerung vor hundert Jahren schon im Verborgenen im deutschen Vaterland auf nationalsozialistischer Grundlage gearbeitet. Darum begrüßt sie die nationalsozialistische Bewegung mit dankbarem Herzen. Aus diesem Dank heraus wird sie ihr Bestes einsetzen für das neue Reich, in dem sie noch bewußter als bisher ihren schlichten Dienst tun wird, der gegründet ist auf Jesus Christus. Das ist ihr Bestes, was sie zu geben hat. In inniger Verbundenheit ans Jenseits, an Gott, dem sie sich letzte Verantwortung schuldig weiß. So steht die Diakonie, mitten aus dem Volk gewachsen, im Volksleben und im Erleben des Vaterlandes. Ihren Auftrag und ihre Arbeit in dieser Welt sieht sie aber an als einen Dienst dem Herrn Jesus Christus, aus Dank und Liebe für alle persönliche Barmherzigkeit und Gnade, aber auch für alle Barmherzigkeit und Gnade, die Gott ihr in ihrem Volksleben schenkte. ER ist der Herr, der die Geschicke der Völker lenkt, und mit unserer Macht ist nichts getan, wenn ER nicht seinen Segen gibt. –

Für uns bekommen die Geschehnisse dieser Welt durch das Evangelium ihre Bedeutung, und wir tragen die Schicksale dieses Lebens durch die Kraft von oben, und so erhalten unser Leben und unsere Aufgaben ihren tiefsten Sinn. Eine Schwesternschaft mit dieser Lebensauffassung kann dem nationalsozialistischen Staate auch Werte geben. (S. 237).

Anmerkungen:
Die Stellung der beruflichen Krankenpflege im Nationalsozialismus und ihre problematische Funktion im Rahmen der Rassenhygiene ist durch Hilde Steppe u.a[39], vergleichsweise gut erforscht. Entsprechend dokumentierte Quellensammlungen und Auswertungen liegen bereits vor. Auf diese kann zurückgegriffen werden. Im Mittelpunkt der in diesem Band vorgenommenen Quellenauswahl stehen folgende ergänzende Frage: Wie wurde in der evangelischen (Quelle 41)und katholischen Kirche (Quelle 44) die nationalsozialistische Ideologie eingebunden? Welche programmatischen Positionen wurden innerhalb der NS-Schwesternschaft bezogen (Quelle 42)? Welche gesetzlichen Vorgaben schuf das erste reichseinheitliche Kranken-

[39] Vgl. grundlegend, Hilde Steppe (Hg.), Krankenpflege im Nationalsozialismus, Frankfurt am Main 1996 (8. Auflage).

pflegegesetz im Jahre 1938 (Quelle 45)? Wie gestaltete sich der Übergang in die Bundesrepublik Deutschland (Quelle 46, 47)?

Die halboffizielle Verlautbarung der Diakonisse Dorothea Bauer aus dem Jahre 1934 vollzieht eine Argumentation nach, die erfahrbar macht, dass Nationalismus, Sozialismus und Diakonie durchaus in einem funktionalen ideologischen Gerüst miteinander verbunden werden können. Damit ist eine transferierbare Erkenntnis darüber möglich, dass das System des Nationalsozialismus in seiner spezifischen Konstruktion durchaus als Ideologiekonglomerat integrative Funktionen übernehmen konnte und damit eine innere Stabilität gewann.

42. Gruppe NS-Schwesternschaft, Krankenpflege im Sinne des Nationalsozialismus, ebenda, S. 241

Krankenpflege ist kein Beruf, den jeder lernen kann, ist nicht nur eine Summe mechanischer Handlungen, sondern gerade zur Krankenpflege gehört wie zu kaum einem anderen Beruf charakterliche Eignung, Lust und Liebe. ... Daß nur eine charakterlich starke Schwester die Aufgabe erfüllen kann, dem Kranken wirksam zu helfen, ist eine Selbstverständlichkeit. Darum ist die Krankenpflege – recht verstanden – seelische Arbeit. Die Schwester muß unbedingt im Gleichgewicht sein. All ihr Eigenleben, so reich es sein mag, hat sie ganz zurückzustellen. Der Kranke muß für sie im Mittelpunkt ihres Denkens, ihrer Fürsorge stehen. ....

Wer in schwerer Krankheit versagt wird in anderer schwerer Not auch versagen und nie den Weg sehen, der ihm bestimmt ist. Darum ist für unseren Volkskörper nichts so wichtig als rechte Krankenpflege. ...

Erkenntnis ist oft der Weg zur Heilung. Aber Mut, Ausdauer und Zähigkeit der Schwester in engster Zusammenarbeit mit dem Arzt geben erst die Möglichkeit ihn zu beschreiten. Es ist das Ziel des Nationalsozialismus, eine jede in seinem Dienst getane Arbeit so hochwertig zu machen, daß eine nachhaltige Wirkung davon zu spüren ist.

Anmerkungen:
Zentrale Merkmale der Berufskonstruktion der Krankenpflege, wie sie im Deutschen Kaiserreich und in der Weimarer Republik entwickelt worden sind, bilden auch die Grundlage der nationalsozialistischen Auffassung von den Aufgaben und Pflichten einer Krankenschwester. Einzelne tradierte und moderne Bestandteile dieser Berufskonstruktion werden in einer spezifisch neuen Mischung präsentiert. Moderne Elemente, wie die *Hochwertigkeit* der Arbeit werden kombiniert mit traditionellen Bestandteilen des christlichen Tugendkataloges. Eine ideologische Aufwertung der Krankenpflege und der weiblichen Pflegepersonen selbst über den Begriff der *Mütterlichkeit*, ist erkennbar. Krankenpflegerinnen werden jetzt offiziell und folgerichtig nur noch als *Krankenschwestern* bezeichnet. Der Begriff der *nachhaltigen Entwicklung* wird zentral für eine Zukunftsbestimmung der Pflege.

43. N.S. Gesundheitsdienst. Einziges Mitteilungsblatt der Reichsarbeitsgemeinschaft der Berufe im sozialen und ärztlichen Dienste e.V. (RAG), Nr. 10, Gilbhart 1934, 2. Jahrgang

Von der Schwester – für die Schwester
Die Stationsschwester in der Krankenpflegeschule
Von Johanniterschwester Gertrud Kegler,
z.Zt. Frauenstein i. Erzgeb. (Diakonissen-Mutterhaus Dresden)
Wir Stationsschwestern haben ja wenig oder gar nichts mit dem wissenschaftlichen Unterricht der jungen Schwestern zu tun, aber dafür werden sie uns täglich 2 bis 3 Jahre lang hindurch zur praktischen Mitarbeit an die Seite gestellt. Wir sollen sie anleiten, sie fördern nach jeder Richtung, wir sollen ihnen zeigen, wie man d i e n e n kann. Wenn ich das Wort Dienen betone, dann vertrete ich damit nicht etwa irgendeinen schwächlichen Standpunkt, der zu einem dauernden Nachgeben oder zu anderen weichlichen oder gar minderwertigen Eigenschaften führt. Im Gegenteil, ich habe bis jetzt immer wieder gefunden, in jedem Beruf, sei es in der Krankenpfle-

ge oder (S. 210) in einer anderen Aufgabe im Dienst am Volk, können wir nur desto stärker und besser und zielsicherer werden, je besser wir zu dienen verstehen. Und jede Schwester wird ihre Arbeit auf dienendem Wege tausendmal schneller in die Hand bekommen, als auf dem Wege des Herrschenwollens. (S. 211).

Anmerkungen:
Das *Dienen* als Dienst am Volk wird nicht nur für die Krankenschwester zu einer Metapher für die freiwillige Unterordnung unter ein gemeinsames Interesse. Es bietet sich an diesem Beispiel methodisch an, einen begriffsgeschichtlichen Zugriff auf das Wort *Dienen* auch in Abgrenzung zu Begriffen wie *Gehorchen* mit einem historischen Exkurs zu verbinden, um die unterschiedlichen Dimensionen dieses zentralen Denkmodells zu erfassen. In der Diskussion über die Frage, warum Krankenpflegerinnen bereit waren, an den Tötungsaktionen der Nationalsozialisten mitzuwirken, tritt dieser Begriff ebenfalls in den Mittelpunkt. Es geht in diesem Beispiel erst einmal darum, die Funktionsweise der ideologischen Modelle zu verstehen um sie vor diesem Hintergrund auch kritisieren zu können. Vermieden werden sollte eine pauschalisierte Verurteilung auf moralisierender Grundlage.

44. P. H. Reinartz O.S.C., Die Caritasschwester in unserer Zeit, Freiburg i. Br. 1937

1. Die Caritasschwester innerhalb der deutschen Schwesternschaften.
Durch die Gründung des Reichsbundes der Freien Schwestern und Pflegerinnen e.V. am 3. Oktober 1936 hatte die *Reichsfachschaft Deutscher Schwestern und Pflegerinnen* ihren Zweck erfüllt. Die einzelnen freiberuflichen Schwestern, d.h. diejenigen Schwestern, die nicht der NS-Schwesternschaft, dem Roten Kreuz oder einem konfessionellen Schwesternverbande angehören, werden in Zukunft vom *Reichsbund der Freien Schwestern und Pflegerinnen* erfaßt. Es gibt somit in Deutschland fünf große Schwesterngruppen, die

zugleich Schwesternschaften in Spitzenverbänden der freien Wohlfahrtspflege sind:

- Caritasschwestern im Deutschen Caritasverband.
- Diakoniegemeinschaft im Zentralausschuß für Innere Mission der deutschen evangelischen Kirche;
- Schwesternschaft vom Deutschen Roten Kreuz im Deutschen Roten Kreuz;
- NS-Schwesternschaft in der Nationalsozialisten Volkswohlfahrt;
- Reichsbund der Freien Schwestern und Pflegerinnen, direkt unterstellt Hauptamtsleiter Hilgenfeldt als dem Führer der freien Wohlfahrtspflege Deutschlands;

Diese fünf Schwesternschaften haben jetzt eine gemeinsame Vertretung im Fachausschuß für Schwesternwesen in der Arbeitsgemeinschaft der freien Wohlfahrtspflege Deutschlands.(S. 4) ...

Das Berufsideal der Caritasschwester.

- *Religiös gesehen.* Wenn es in unserem Katechismus heißt: „Wir sind auf Erden, um Gott zu erkennen, ihn zu lieben und ihm zu dienen", so ist in dieser Antwort auch gesagt, daß die Ausübung unseres Lebensberufes Gottesdienst sein soll. (S. 15) ...Die christliche Caritas sieht also darin das Ideal der Krankenpflege, in den Kranken und Leidenden Geschwister des Heilandes zu schauen und in ihnen Gott selbst zu dienen. (S. 16) ...
- *Völkisch gesehen* ... Je selbstloser, uneigennütziger und je gewissenhafter eine Pflegerin arbeitet und sich einsetzt, desto mehr gibt sie Zeugnis von der Tüchtigkeit und dem Edelsinn ihres Volkes; sie kommt ja aus dem Volk, sie ist und bleibt ja ein Kind ihres Volkes, sie übernimmt ja eine besondere Aufgabe in der großen Gemeinschaft ihres Volkes. (...) Darum ist die „Schwester" als Vertreterin der helfenden Liebe und als Idealbild der sich hingebenden Liebe im Dienste der Kranken und Leidenden überall im Volke geachtet; ihre Tätigkeit ist ein echter Frauen- und Mutterberuf; (S. 17) sie ist Pflegerin und Hüterin des hohen Gutes der Volksgesundheit. ...
- *Sozial gesehen.* Die Caritasschwester dient dem Volk und dient der Kirche, weil sie ihren Beruf als Gottesdienst auffaßt. (S. 18)

Anmerkungen:
Mithilfe der entsprechenden Sekundärliteratur läßt sich zum einen in der Auseinandersetzung mit der vorliegenden Quelle die Veränderung der Organisationsstruktur in der Krankenpflege im Nationalsozialismus erarbeiten[40]. Dazu bieten sich entsprechende Übersichten als Folienvorlagen an. Deutlich werden sollte, dass die Zentralisierung der Organisation durchaus ein allgemeines Prinzip der staatlichen Kontrolle war, dass eine eindeutige militärische Befehlsstruktur ermöglichte und damit das Führerprinzip festigte. Zum andern wird deutlich, wie es argumentativ möglich war, den katholischen Glauben und die nationalsozialistische Ideologie zumindest argumentativ in seinen Zusammenhang zu stellen. Über die Klammer des Begriffes *Dienen* wird es möglich, Religion, völkische und soziale Sichtweise miteinander zu verknüpfen.

45. Das Gesetz zur Ordnung der Krankenpflege und die Krankenpflegeverordnung nebst Ausführungsbestimmungen, erläutert von Dr. Engel, Oberregierungs- und –medizinalrat, Berlin 1938

Einleitung
Eine Neuordnung der gesetzlichen Grundlage der Krankenpflege ... war im nationalsozialistischen Deutschland aus zwei Gründen notwendig. Ein erster Grund war die Unvollständigkeit und Uneinheitlichkeit der bisherigen auf Vorschriften der einzelnen Länder gegründeten Ordnung. Diese Vorschriften beschränkten sich auf die Regelung eines Ausbildungsganges, dem sich nur der zu unterziehen brauchte, der dies aus Verantwortungsbewußtsein oder in der Erwartung tat, dadurch persönliche Vorteile zu gewinnen. ... Der zweite Grund hängt damit zusammen, daß die nationalsozialistische Revolution wie auf allen Gebieten auch für diese Berufe grund-

[40] Vgl. zu diesem Thema, Hilde Steppe, Krankenpflege ab 1933. Organisation der Krankenpflege, in: Dies. (Hg.), Krankenpflege im Nationalsozialismus, a.a.O., S. 61-66.

legende Umwälzungen zur Folge hatte. Diese wirkten sich auf die Pflegeberufe, namentlich die eigentliche Krankenpflege, um so nachhaltiger aus, als diese schon lange vorher sich in einem Zustand der Krise befanden, der sich vornehmlich in Mangel an Nachwuchs äußerte. ...Demgegenüber trat eine beispiellose Zunahme des Bedarfs an entsprechend geschulten Kräften. Denn neben die mit jedem Aufblühen der Wirtschaft einhergehende allseitige Bedarfssteigerung trat die Ausweitung und Verdichtung der gesundheitlichen Betreuung des gesamten Volks durch zahlreiche Maßnahmen von Partei und Staat .... Es galt daher, nachdrücklicher Werbung für die Krankenpflege, als den im besten Sinne fraulichsten Dienst an der Volksgemeinschaft, den Erfolg zu sichern durch Herbeiführung angemessener Arbeitsverhältnisse, Unterbringung und Entlohnung und vor allem durch Bereitstellung geeigneter Ausbildungsstätten in ausreichender Zahl.

Das Gesetz zur Ordnung der Krankenpflege bietet nun die Möglichkeit, die hier vorliegenden Aufgaben zu lösen.

Gesetz zur Ordnung der Krankenpflege
Vom 28. September 1938.

Die Reichsregierung hat das folgende Gesetz beschlossen, das hiermit verkündet wird:

§ 1.

1. Der Reichsminister des Innern wird ermächtigt, anzuordnen, daß in der Krankenpflege oder als Hilfskräfte in der Gesundheitspflege nur Personen berufsmäßig tätig sein dürfen, die eine Erlaubnis zur Ausübung dieses Berufs haben.
2. Er bestimmt die Voraussetzungen, unter denen die Erlaubnis erteilt wird und zurückgenommen werden kann. Er regelt das Verfahren.

§ 2.

1. Der Reichsminister des Innern kann Bestimmungen über die Ausbildung, die Ausbildungsstätten, die Berufsausübung, die Berufsbezeichnungen und die Berufstrachten der im § 1 bezeichneten Personen treffen.

2. Er trifft Maßnahmen zur Gewinnung und Erhaltung eines für die gesundheitliche Betreuung des gesamten Volkes ausreichenden Nachwuchses an Krankenpflegepersonen und kann zu diesem Zweck den Trägern öffentlicher Krankenanstalten Auflagen machen. ...

Erste Verordnung über die berufsmäßige Ausübung der Krankenpflege und die Errichtung von Krankenpflegeschulen (Krankenpflegeverordnung) Vom 28. September 1938.

Die Erlaubnis zur berufsmäßigen Ausübung der Krankenpflege.

§ 1

1. Wer berufsmäßig die Krankenpflege ausüben will, bedarf dazu der Erlaubnis. ...

§ 2

Die Erlaubnis setzt voraus:

1. den Nachweis, daß der Antragsteller deutschen oder artverwandten Blutes ist
2. politische Zuverlässigkeit
3. guten Leumund,
4. Ablegung der staatlichen Krankenpflegeprüfung. ...

III: Die Berufsausbildung

§ 8

1. Der Lehrgang dauert eineinhalb Jahre.
2. Er hat neben der fachlichen Berufsausbildung eine Einführung in die weltanschaulichen und sittlichen Grundlagen des Berufs und die Erziehung zur regelmäßigen Körperschulung zu vermitteln. ...(S. 10).

VI. Schutz- und Strafbestimmungen.

§ 16

1. Die Berufsbezeichnungen im Krankenpflegeberuf sind „Krankenschwester“ und „Krankenpfleger“. Sie darf nur führen, wer die Erlaubnis zur berufsmäßigen Ausübung der Krankenpflege erhalten hat.
2. Berufstrachten und Berufsabzeichen von Krankenschwestern und Krankenpflegern bedürfen der Genehmigung des Reichsministers des Innern. ...(S. 14).

Zweite Verordnung über die berufsmäßige Ausübung der Krankenpflege und die Errichtung von Krankenpflegeschulen (Ausführungsverordnung) Vom 28. September 1938. ...

§ 1

1. Die Krankenpflege umfaßt:
2. die Pflege von Personen, die an ansteckenden Krankheiten leiden, und zwar sowohl in Anstalten wie in der Wohnung,
3. Die Pflege von sonstigen Kranken, die sich in laufender ärztlicher Behandlung befinden, soweit sie sich nicht auf die allgemeine Körperpflege beschränkt,
4. Hilfsleistungen bei Narkosen, Operationen und sonstigen ärztlichen Verrichtungen,
5. Hilfsleistungen bei der Anwendung von elektrischen und sonstigen Strahlen sowie bei Vornahme von bakteriologischen, serologischen und histologischen Untersuchungen. ... (S. 17)

§ 8

1. Die Ausbildung geschieht vorwiegend praktisch.
2. Dem theoretischen Unterricht ist das amtliche Krankenpflegelehrbuch zugrunde zu legen.
3. Der theoretische Unterricht ist in mindestens 200 Unterrichtsstunden zu erteilen, davon mindestens 100 Stunden durch Ärzte. Mit dem theoretischen Unterricht ist bereits im ersten Halbjahr zu beginnen.

4. Der Unterricht umfaßt folgende Lehrfächer:

- Berufsehre und Berufskunde,
- Weltanschauliche Schulung, Erb- und Rassenkunde, Erb- und Rassenpflege, Bevölkerungspolitik,
- Bau und Verrichtungen des menschlichen Körpers, Gesundheitslehre, allgemeine und persönliche Hygiene,
- Krankheitslehre (Allgemeines, Krankheitserscheinungen, Infektionskrankheiten),
- Ernährung (Grundlagen, Krankenkost),
- Krankenpflege (Versorgung des Kranen und Hilfsleistungen bei der Untersuchung, Ausführung ärztlicher Verordnungen, Hilfsleistungen bei Operationen, erste Hilfe bei Unglücksfällen, Pflege bei übertragbaren Krankheiten, einschließlich Geschlechtskrankheiten, Kenntnis der amtlichen Desinfektionsanweisungen, Pflege Geisteskranker, Pflege Sterbender),
- Volksgesundheitspflege (Wochenpflege, Säuglingspflege, gesundheitliche Vor-, Für- und Nachsorge)... (S. 19).

Anmerkungen:
Der Gesetzestext ist in Auszügen wiedergegeben und mit einem einleitenden Kommentar des Herausgebers versehen. Ergänzend können weitere Kommentare zu den einzelnen Paragraphen herangezogen werden. Aus Gründen der Vergleichbarkeit wurden die Bestimmungen des Gesetzestextes ausgewählt, die sich auf die Berufsbezeichnung, die Berufsausbildung und Inhalte des Berufes beziehen. Wenn Engel einleitend zwei Gründe für die Formulierung eines reichseinheitlichen Gesetzes anführt, dann müssen die Erläuterungen durch Informationen über die Funktionsweise der nationalsozialistischen Herrschaftsstruktur ergänzt werden. Die besonderen Bestimmungen, die eine Erlaubnis zur Berufsausübung voraussetzen (deutsches oder artverwandtes Blut, politische Zuverlässigkeit und guter Leumund) und im Rahmen des theoretischen Unterrichts auftauchen (weltanschauliche Schulung, Erb- und Rassenkunde und –pflege sowie Bevölkerungspolitik) sind ein sichtbarer Ausdruck dieser Struktur.

46. Marie Cauer, Leitfaden für die Berufserziehung in Krankenpflegeschulen, Stuttgart 1947

Da habt ihr euch nun also für einen Beruf entschlossen. Das muß ja jeder junge .Mensch tun, der ins Leben eintritt. Jeder muß sich entschließen, muß eine bestimmte Eingangspforte wählen, die ihm den Zugang zu der großen Gemeinschaft eröffnen soll, einer Gemeinschaft des Gebens und Nehmens. Die Form, in der für jeden einzelnen das Geben und Nehmen vor sich geht, das ist eben der Beruf.

Was aber konnte euch junge, lebensfrohe, erwartungsvolle Menschenkinder bestimmen, gerade diesem Beruf euch zuzuwenden? Vielleicht hat manche von euch sich das selbst nicht ganz klar gemacht. Zu irgend etwas mußte man sich ja entschließen, eine bestimmte Neigung oder Begabung, die in andere Richtung wies, war nicht vorhanden, so folgte man dem Rufe in die Krankenpflege. Was verspricht sie euch? Oder richtiger, was könnt ihr von diesem Berufe euch versprechen? Die erste Antwort wird lauten: sie sichert den Lebensunterhalt. Das muß selbstverständlich der Beruf tun. Denn immer, hatten nur ganz wenige Menschen die Möglichkeit, sich einem Beruf zu widmen, der sie nicht auch ernähren mußte, und vollends heute, wo Deutschland ein armes Land geworden ist, heißt's unerbittlich für jeden: arbeite, damit du essen kannst. Für die Wahl mancher Berufe darf dieser Umstand, daß er den Lebensunterhalt sichert, auch getrost bestimmend sein, weil der Beruf ein mechanischer ist. einer, der bei normalen Körper- und Geisteskräften von jedermann erlernt und ausgeübt werden kann. Die Krankenpflege jedoch setzt eine ganz bestimmte Einstellung, bestimmte seelische Eigenschaften voraus, ohne deren Vorhandensein man wohl die nötigen Kenntnisse und Fertigkeiten erwerben, nicht aber eine echte und rechte Schwester werden kann. Es ist deshalb auch ein schiefer Ausdruck, wenn jemand sagt: ich habe die Krankenpflege *erlernt*. Erlernen läßt sich etwa das Bügeln oder das Frisieren, auch die Stenographie, die Buchführung oder eine fremde Sprache. Denn dies alles sind Dinge, die mit dem Wesenskern des Menschen nichts zu tun haben. Die Krankenpflege hingegen ist nicht wie die angeführten Fächer eine beliebig wählbare Form des Broterwerbes, sie ist ein *Beruf* im wahrsten Wortsinne, eine Tätigkeit, zu der man die innere Berufung haben muß.

Man könnte auch sagen: es gibt viele Tätigkeiten, in denen ein gewissenhafter Mensch, der Tag um Tag treulich seine Schuldigkeit tut, allen Ansprüchen, genügen, ja, sehr Gutes leisten kann, auch dann, wenn die Arbeit an sich ihm keine Freude bedeutet, sogar, wenn er sie ungern tut, sie nur betrachtet als das notwendige Mittel für seinen Broterwerb. In der Krankenpflege aber ist es anders. Diese Aufgabe kann nur derjenige richtig und gut erfüllen, der sie um ihrer selbst willen, aus einem freudigen Herzen heraus angreift.

Worin liegt denn nun das Beglückende dieser Tätigkeit? Dasjenige, um deswillen er diesen Beruf in sich fühlt, ihn liebt? Da stellt vielleicht zuerst sich die Antwort ein: es ist so schön, sich sagen zu können, daß man anderen nützt. Und wenn man junge Mädchen für diesen Beruf gewinnen will, so pflegt man auch gerade hierauf hinzuweisen, und fügt vielleicht noch hinzu, gerade heute, wo wir so von Not und Elend umgeben sind, falle das ins Gewicht. Denn heute sei die Krankenpflege mehr als je volksnotwendig, ihre Vertreter dürfen sich sagen, daß sie eine unentbehrliche, ehrenvolle Aufgabe zu erfüllen haben, und das aus solchem Bewußtsein sich ergebende Hochgefühl sei geeignet, als tragende Kraft über alle Beschwerden des Berufes hinwegzuheben, und für alle Entsagung, die er auferlegt, einen vollen Ersatz zu bieten.

Sicherlich ist ein solches Hochgefühl berechtigt. Es darf jedoch nicht übersehen werden, daß in dieser Beziehung die Krankenpflege nicht etwa eine Sonderstellung einnimmt. Alle Berufsarten, und selbst diejenigen, in denen scheinbar der Einzelne nur für den eignen Erwerb tätig ist, wären gar nicht möglich ohne den höheren Zweck, dem sie gleichzeitig dienen, indem sie einen Teil der Leistungen übernehmen, die zum Bestehen der Gesamtheit erforderlich sind. Mag das früher auch manchem nicht bewußt gewesen sein, so rückt doch die heutige Notzeit es ins Licht. Jedem Mitmenschen ist heute die Erkenntnis zugänglich, daß er nicht nur für sich arbeitet, sondern für die große, so schwer leidende Gemeinschaft, von der er ein Glied ist. Jedem wird diese Erkenntnis helfen, die Lasten, die sein Beruf ihm auferlegt, willig zu tragen. Und irgendwelche Lasten legt ja jeder Beruf auf.

Aber um uns zur Bewältigung der hohen Anforderungen zu befähigen, die speziell die Krankenpflege stellt, zu dem Maße von Selbstverleugnung, das sie verlangt, dazu genügt der Gedanke an die Nützlichkeit denn doch noch nicht. Daß dieser Beruf ganz besonders schwer und entsagungsreich ist, darüber wird es unter allen denen, die ihn aus eigener Erfahrung kennen, kaum einen Zweifel geben. Und es wird gut sein, das auch den .jungen Mädchen gegenüber, die neu in den Beruf eintreten, wahrheitsgemäß zu bekunden. Zwar hat im Laufe der Jahre und Jahrzehnte manches sich gebessert; ein Raubbau wie früher wird heute nicht mehr mit den Kräften der Pflegenden getrieben; die Arbeitszeit ist beschränkt worden; für Wohnung, Schlaf, Kost ist besser gesorgt, auch für freie Zeit und Urlaub – was alles bitter nötig war –, aber trotzdem ist und bleibt der Beruf härter, anspruchsvoller, verlangt mehr Anspannung als andere; die Krankheit pausiert auch am Sonntag nicht, immer ist man gebunden, auch unwillkommene Verrichtungen muß man ausführen; dazu die Botmäßigkeit gegenüber dem Arzt; die Notwendigkeit, unter Umständen Ekel und Grauen zu überwinden, die Bedürfnisse des eigenen Körpers oft und oft zurückzustellen.

Wie ist es aber dann erklärlich, daß trotz all dieser schweren Dinge die weitaus meisten Schwestern so freudig in ihrer Arbeit stehen? Daß sie alle solche Zumutungen ihres Berufes nicht nur klaglos hinnehmen, sondern leuchtenden Auges erklären, mit keinem anderen möchten sie tauschen? Wie ist dieser scheinbare Widerspruch zu lösen? Wo steckt die geheime Zaubermacht, die auf rätselhafte Weise einen Ausgleich herbeiführt? Die alle das Mehr an Leistung aufzuwiegen weiß durch ein ebenso spürbares Mehr an Befriedigung?

Diejenigen Schwestern, die durch religiöse Beweggründe in den Beruf hineingezogen wurden haben natürlich eine Antwort bereit. Sie lautet „Dem Dienste des Herrn ist mein Leben geweiht, und das macht es zu einem glücklichen.“ Aber diese Antwort ist nicht stichhaltig. Denn dieser beglückende *Dienst des Herrn* umfaßt ja sehr mannigfache Formen. (S. 11) ... Die Antwort ist einfach genug: Weil dieser Beruf, wie kein anderer, der Frau eine Wesenserfüllung bedeutet. Im Unterschied zum Manne, der vordringen, besitzen will, strebt die Frau danach, sich hinzugeben. So ist es von der Natur ihnen vorgezeichnet; es spricht sich sogar in der Verschiedenheit gewisser Organe sich aus. ... Hierin, in der harmonischen Übereinstimmung zwischen dem, was die tägliche Pflicht fordert, und dem, was das Herz verlangt, hierin liegt da Glück des Schwesternberufes, liegt das, was trotz der kargen Entlohnung, die er auferlegt, ihm zum schönsten aller weiblichen Berufe macht.

Inhaltsverzeichnis:

Anmerkungen:
1947 erscheint der *Leitfaden für die Berufserziehung in der Krankenpflege* von Marie Cauer in der zweiten Auflage. 1940 wurde dieses Buch erstmals veröffentlicht. In einem Vergleich der Ausgaben wird deutlich, dass lediglich die Absätze zum Thema Rassenhygiene herausgelassen worden sind, während der Passus, der die Krankenpflege als *Dienst am Volk* definiert, beibehalten worden ist. Der Übergang von einem System zum anderen kann, so läßt sich an diesem Beispiel zeigen, in ideologischer Hinsicht relativ problemlos vollzogen werden. Für Minna Cauer bleibt – und das ist eine Traditionslinie, die sich über die politischen Systemgrenzen von Kaiserreich, Weimarer Republik und Nationalsozialismus bis in die bundesrepublikanische Demokratie zieht – der Beruf der Krankenpflege ein besonderer Beruf, zu dem vor allem Frauen sich durch ihre Wesensart berufen fühlen müssen. Über den Nationalsozialismus und seine ideologische Wiederaufbereitung der Wesenhaftigkeit des Weiblichen dringt so das, was an der Wende zum 20. Jahrhundert im Berufskampf der Krankenpflege in den Hintergrund getreten ist, erneut in den Vordergrund. Das Inhaltsverzeichnis des *Leitfadens* liest sich fast wie ein Anspruchskanon, der von den übergeordneten Wertvorstellungen auf der praktischen Ebene konkretisiert wird. Es bietet in seiner knappen, schlagwortartigen Struktur die Möglichkeit, das gesamte Cauersche Modell der beruflichen Alltagsmoral im Übergang der Systemgrenzen in seiner konstanten Struktur zu erfassen. Leben und Werk Minna Cauers (vgl. auch Quelle 21, 24-28) können exemplarisch genutzt werden, um in der biographischen Rekonstruktion Kontinuität und Wandel in der Argumentation vor dem Hintergrund politischer Systemveränderungen zu begreifen. Deutlich wird, dass personelle Kontinuität ein zentrales Strukturmerkmal gesellschaftlicher Entwicklung sein kann. Spezifisch individu-

elle Lösungsansätze müssen reflektiert werden, wenn man verstehen will, wie sich Tradition und Fortschritt real miteinander verknüpfen.

47. Fritz Hoch (Hg.), Vom Dienst der Frau in der Kirche der Gegenwart. Vorträge und Berichte von der Züricher Tagung der internationalen Foederation ‚Diakonia', Zürich 1949

Deutschland
Diakonissen
„Die Güte des Herrn ist's, dass wir nicht gar aus sind; seine Barmherzigkeit hat noch kein Ende, sondern sie ist alle Morgen neu, und deine Treue ist gross" (Klagelieder Jer. 3, 22 – 23). So sprechen wir im Blick auf die Arbeit der Diakonie, in Beugung unter unsere Schuld, in tiefem Dank und in Anbetung für die tausendfach erfahrene, unfassbare Geduld und durch Hilfe Gottes.

Es sind hier vertreten der Verband der freikirchlichen Diakonissen-Mutterhäuser, der deutsche Gemeinschafts-Diakonie-Verband, der Bund deutscher Gemeinschafts-Diakonissenhäuser, der Zehlendorfer-Verband für evangelische Diakonie und der Kaiserswerther-Verband. Sie umschliessen mit den übrigen nicht vertretenen evangelischen Schwesternschaften Deutschlands rund 46 000 Schwestern der Diakonie mit etwa 130 Mutterhäusern und Schwesternverbänden. Zu diesen Verbänden gehören Schwestern aller Kirchen. In ihnen wird die ganze Weite des diakonischen Dienstes in den verschiedenen Formen sichtbar. Dass eine grosse „Diakoniegemeinschaft" alle verbindet, war uns in den vergangenen zwei Jahrzehnten Hilfe und Trost. Manche früher bestehenden Gegensätze sind in der Zeit der Not klein geworden.

Wie sah es nach dem Zusammenbruch unseres Volkes und der Aufteilung in vier Zonen aus?

Durch den Krieg waren völlig zerstört 27 Diakonissen- und Schwesternhäuser, die Heimat von rund 11000 Schwestern; dazu kommen die teilweise zerstörten Häuser. Vom Kaiserswerther Verband z. B. blieben nur 10 von 80 Mutterhäusern unversehrt.

22 Mutterhausgemeinschaften und 3 Diakonie-Seminarien mit zusammen 6500 Schwestern mussten die Flucht ergreifen oder dem Ausweisungsbefehl Folge leisten. Viele Schwestern flohen mit ihren Gemeinden. Einige Mutterhaus-Gemeinden flüchteten, kehrten in zerstörte Gebäude zurück und begannen neu. Andere Mutterhäuser sind noch durch Besetzungsmächte beschlagnahmt. Im ganzen verloren 52 Schwesternschaften ihre Mutterhausheimat. Das baltische Mutterhaus in Bromberg wurde ganz aufgerieben. 553 Schwestern der Diakonie in Deutschland ließen in den Kriegsjahren ihr Leben im Dienst.

Die Aufspaltung Deutschlands hat die Werke der Diakonie auseinandergerissen. Das verursacht mancherlei Nöte; von den 10 Mutterhäusern des Bundes der Gemeinschafts-Diakonissenhäuser haben 3 ihren Sitz in der Ostzone, 2 weitere arbeiten teils im Osten, teils im Westen; der Zehlendorfer-Diakonieverein hat zwei Fünftel seiner Schwestern im Osten, ebenso viele in den Westzonen und die übrigen im Westsektor Berlins, wo auch das Heimathaus ist. Der Deutsche Gemeinschafts-Diakonieverband hat ein Mutterhaus in der Ostzone, die Zentrale und die übrigen Mutterhäuser im Westen. Der Kaiserswerther-Verband hat einen Drittel seiner Schwestern in der Ostzone, zwei Drittel in den Westzonen; die Zentralstelle ist in Berlin, die Weststelle in Kaiserswerth. (S. 54)

Wie steht es mit dem Nachwuchs? ... Einige Zahlen: Ein Verband hatte von 1940-1948 1200 Eintritte, ein anderer im Jahre 450 und ein weiterer im letzten Jahr rund 900 Eintritte. Wir haben (S. 55) erlebt, dass die Eintritte nicht abhängig sind vom äussern Wohlstand der Mutterhäuser, auch nicht von der äussern Form. In einem ganz zerstörten Mutterhaus, das 420 Schwestern umschliesst, leben in einer Baracke 62 junge Schwestern. In einem alten Mutterhaus mit vielen Spuren der Zerstörung traten so viel junge Schwestern ein, wie in etwa zehn Jahren nicht mehr. Diese Jugend ist bereit, wieder in festen Ordnungen zu leben, wie sie in der Mutterhaus-Diakonie gegeben sind. Es kommen auch Aeltere, aus verschiedenen Berufen, wertvolle, berufene Menschen, die oft schon bald helfen können. Weil sie unter dem NS Regime nicht für ein Mutterhaus freigegeben wurden, mussten sie oft lange warten.

Das alles führt die Leitung unserer Häuser hinein in ein ernstes Ringen um eine Neubelebung der Schwesterngemeinschaften vom Worte Gottes her, um eine Ueberprüfung ihrer Ordnungen, ihrer diakonischen Ausbildung und ihrer Einstellung zu den staatlichen Forderungen betreffs Fachausbildung.

Das zahlenmässige Anwachsen soll nicht darüber hinwegtäuschen, dass viele Schwestern durch Überanstrengung, Flucht, schweres Erleben und Hunger, besonders in der Ostzone, früher verbraucht und krank sind. Viele junge Schwestern sind herzkrank und eine erschreckend grosse Zahl ist tuberkulös. Dazu kommen die Spannungen zwischen der Grösse der Not, die nach Hilfe schreit, und der Ohnmacht im Helfen-Können, Spannungen, die auch die Kräfte verzehren.

Gott schenkte fast allen Flüchtlingshäusern eine neue, bescheidene Heimat. Er führte einige in Gebiete, die kirchlich trockenes Wüstenland gewesen waren. Bischöfe unserer Kirche nahmen diese Häuser als Geschenk Gottes, als lebenspendende Quellen (Rieht, 1, 14 – 15), auf. Andere Mutterhausgemeinden schlossen sich an bestehende Häuser an. ... Wir können nur danken dafür und Den anbeten, der hin und wieder den Vorhang ein wenig beiseite schiebt und uns in Seinen Plan mit der Diakonie hineinsehen lässt. Wir möchten auch unsern herzlichsten Dank aussprechen für all euer Vergeben und Mittragen, für alle äussere und innere Hilfe. Wir haben vor allem die Macht der Fürbitte erfahren und bitten, darin nicht nachzulassen, wie wir auch für euch beten. Wir stehen unter dem Eindruck, dass Gott der Diakonie noch eine kurze Gnadenzeit des Wirkens schenke. Für solchen Dienst gebrauchen wir eine neue Ausrüstung durch den Heiligen Geist, damit wir als Diakonie Jesu Christi hineinstossen können in das feindliche Heer von Krankheit und Sünde und Not in Barmherzigkeit und Liebe, um für unseren Herrn und König Christus Jesus einen Weg zu bahnen, auf dem Er zu uns in diese arme, verwirrte Welt kommen kann.

Anmerkungen:
Wie sah es nach dem Zusammenbruch unseres Volkes und der Aufteilung in vier Zonen aus? Und – *wie steht es mit dem Nachwuchs?* Das sind Fragen, die ein Vertreter der Diakonie in Deutschland auf einer Tagung der internationalen Föderation *Diakonia* in einem Vortrag darzustellen versucht. Unter dem

Eingeständnis einer generellen Schuld, unter dem Hinweis darauf, welche Probleme den verschiedenen Verbänden der Diakonie aus dem Zusammenbruch des nationalsozialistischen Systems entstanden sind, geht es dem Vortragenden vornehmlich darum, eine positive Aufbruchstimmung in der *Neubelebung* der Mutterhaus-Diakonie zu beschreiben. Die Jugend, so seine Position, sei bereit wieder in *festen Ordnungen* zu leben und die Diakonie liefere dafür einen geeigneten Rahmen. Es bietet sich an, die materialreiche Untersuchung von Liselotte Katscher[41] ergänzend hinzuzuziehen, die Situation der anderen Schwesternverbände nach dem Kriegsende vergleichend zu beschreiben und sie in die allgemeine Situation der Nachkriegszeit einzuordnen. Deutlich werden sollte, dass nach einer ersten Phase (1945-1948) der Umorientierung, die gekennzeichnet war durch Rechtsunsicherheit, den Versuch, mit dem Mangel zu leben und das Überleben zu sichern durch die Währungsreform und die Gründung der Bundesrepublik Deutschland auf der Grundlage einer demokratischen Verfassung eine Stimmung des Aufbruchs, Wiederaufbaus und der wirtschaftlichen Konsolidierung eingeleitet wurde. In der sogenannten Adenauer-Ära der 1950er Jahre wurden die Grundlagen für das *Wirtschaftswunder* gelegt. Neue Gesetze zur Regelung der Krankenpflege wurden bis 1958 nicht erlassen. Lediglich die Paragraphen, die eindeutig der nationalsozialistischen Rassenpolitik zuzuordnen waren, wurden entfernt. Das Rote Kreuz wurden zunächst verboten und die sogenannten *braunen Schwestern* durften nicht mehr arbeiten. Nicht nur die Diakonie, sondern auch die katholischen und freien Schwesternverbände gründeten sich neu[42].

---

[41] Liselotte Katscher, Krankenpflege und das Jahr 1945. Der Zusammenbruch und seine Folgen am Beispiel der Schwesternschaft des Evangelischen Diakonievereins, Reutlingen 1993; Dies., Krankenpflege 1945-1965. Einige ihrer damaligen Probleme, dargestellt an der überverbandlichen Zusammenarbeit jener Zeit insbesondere der Arbeitsgemeinschaft Deutscher Schwesternverbände (ADS), Reutlingen 1997.

[42] Vgl. hierzu Hilde Steppe, Werner Billinger-Salathé, In den Trümmern des Dritten Reiches. Entnazifizierung und Gesundheitsvorsorge nach Kriegsende, in: Hilde Steppe (Hg.), Krankenpflege im Nationalsozialismus, Frankfurt am Main 1996 (8. Auflage), S. 207-225. „In Ermangelung einer einheitlichen Regelung wurde das Krankenpflegegesetz von 1938 zunächst weiterverwandt. Im Abdruck dieses

48. Oberin Ruth Elster, Frankfurt/Main: Stellung der Schwester im derzeitigen Gesundheitswesen, in: Ärztliche Praxis, Nr. XIII/5 vom 4. Februar 1961, S. 292-297

(Vortrag gehalten beim 2. Seminar über internationale Gesundheitsfragen und WHO-Arbeit der Deutschen Gesellschaft für die Vereinten Nationen, am 12. Oktober 1960 in Düsseldorf)

Die Stellung der Krankenschwester im Gesundheitswesen der Bundesrepublik Deutschland gehört wohl zu den Ländern, in denen der Krankenpflegeberuf eine lange behütete Kindheit durchlaufen mußte und viel traditionelles Gedankengut aufgespeichert hat. Wohl haben sich auch bei uns einzelne und vereinzelt auch Schwesternorganisationen bemüht, die Begriffe „berufsmäßige" und „moderne" Krankenpflege zu definieren und sind sich klar darüber geworden, was der Beruf aus alten Zeiten mitnehmen und was er fallen lassen sollte. Wenn wir ehrlich sind, müssen wir aber eingestehen, daß wir noch sehr in den Anfängen stecken geblieben sind .... Wie befinden uns doch mitten im Strukturwandel der Gesellschaft, die Industrialisierung formt unser Leben, die wissenschaftlichen Fortschritte auf allen Gebieten eröffnen uns neue Möglichkeiten, man möchte sagen, alles ist im Fluß. Die Menschen stellen heute andere Ansprüche als früher, sie haben andere Erwartungen und Forderungen, die Werte haben sich verschoben....

Offene Probleme in Deutschland (S. 295)
In der Bundesrepublik Deutschland ist der Krankenpflegeberuf kein eigenständiger, sondern nur ein medizinischer Hilfsberuf. Das bedeutet, daß die Schwester abhängig ist, daß ihr gewisse Verantwortlichkeiten und Autoritäten nicht zugestanden werden.

Wir hatten zwar ein Gesetz zur Ordnung der Krankenpflege, das neue Gesetz schützt aber nur die Bezeichnungen *Krankenschwester, Kinderkrankenschwester und Krankenpfleger*, nicht aber die Tätigkeit. ... Die Hauptaufgabe

---

Gesetzestextes sind in der ersten Auflage des offiziellen Krankenpflegelehrbuchs von 1949 die *Arierparagraphen* lediglich durch Punkte ersetzt." (ebenda, S. 217).

der Schwester wird in der Pflege kranker Menschen im Krankenhaus gesehen. Man hat aber auch bei uns erkannt, daß die Pflege Körper, Geist und Seele umfassen muß, und dies wird in der Schwesternausbildung auch berücksichtigt. ...

Die Schwester erfährt in der Ausbildung zwar, welche Arten von Fürsorge es gibt, die Ausübung fürsorgerischer Maßnahmen ist jedoch den Fürsorgerinnen vorbehalten. ... Bis auf die Gemeindeschwester, die sich ab und zu fürsorgerisch mit betätigen kann, ist die Schwester in Deutschland aus der Fürsorgearbeit ausgeschlossen. Die Public Health Nurse gibt es bei uns noch nicht. ... Die Schwester hat weder Sitz noch Stimme in den Gesundheitsbehörden auf kommunaler, Landes- oder Bundesebene. Auf Verlangen der Militärbehörden wurden nach 1945 zwar Schwestern in den Länderregierungen eingesetzt, deren Funktionen waren aber so beschränkt, daß sie nicht vergleichbar waren mit denen ausländischer Schwestern in gleicher Position. Diese Stellen wurden dann auch sehr schnell wieder gestrichen, sobald sich die Möglichkeit dazu bot. ... Die Tatsache, daß in den Bundesgesundheitsrat fünf Schwestern berufen worden sind, ist ein Lichtblick, der uns Schwestern doch wieder etwas Mut einflößt.

Ganz mutlos kann man aber wieder werden, wenn man sich in Erinnerung ruft, daß der Gesetzgeber 1957 in dem neuen Krankenpflegegesetz nicht bereit war, die Leitung einer Kranken- oder Kinderkrankenpflegeschule einer Schwester zu übertragen. Nur dem energischen Protest einiger Schwestern ist es wohl zu verdanken, daß der Gesetzgeber sich wenigstens auf einen Kompromiß eingelassen hat, denn nun läßt das Gesetz drei Möglichkeiten für die Schulleitung offen: entweder hat sie ein Arzt allein inne oder ein Arzt und eine Oberin gemeinsam oder auch eine Oberin allein.

Die Aufsicht über die Krankenpflegeschulen liegt in den Händen der Ärzte: Leiter der Prüfungskommission ist ebenfalls ein Arzt. In vielen Schulen haben die Unterrichtsschwestern erst durch die neue Prüfungsordnung von 1 ½ Jahren das Recht erhalten, mitzuprüfen. ...

Bildungsstand der Schwestern

Wir Schwestern sehen uns vor folgende Situation gestellt: In der Pflege der Kranken wird auch von uns immer mehr verlangt, die Pflege wird immer komplizierter und verantwortungsvoller – andererseits haben wir oftmals das Gefühl, daß man absichtlich unseren Bildungsstand niedrig halten möchte. Unvergessen bleibt uns der Ausspruch einer Abgeordneten im Bundestag – einer Ärztin: „Ja, wollen Sie denn gebildete Schwestern?" ...

Bisher habe ich von dem Einfluß der Ärzte und der Kirche auf den Krankenpflegeberuf gesprochen, ich muß aber auch über den Einfluß sprechen, den die Gewerkschaften auf ihn haben. Auch von dieser Seite war der Wunsch vorhanden, unseren Beruf in gewisse Bahnen zu lenken. Den Gewerkschaften lag vor allem daran, aus der schulischen Ausbildung eine Lehre zu machen. In jüngster Zeit haben die Gewerkschaften mit den anderen Tarifpartnern einen Tarifvertrag über die Besoldung der Schwesternschülerinnen im 3. Ausbildungsjahr abgeschlossen. (S. 296) ...Jetzt zeichnen sich Auswirkungen dieser Maßnahme ab, die sicher nicht beabsichtigt gewesen sind. ... Rückschritt statt Fortschritt scheint die Auswirkung zu sein. Ist es da nicht verständlich, daß wir uns wehren, daß andere viel mehr über unseren Beruf zu sagen haben als wir Schwestern selbst? Ist unser Wunsch nach der Eigenständigkeit des Berufes ein unbilliges Verlangen? ...

Mangelndes Verständnis bei den verantwortlichen Stellen...
Die Stellung der Schwester im Gesundheitswesen ist in Deutschland eine andere als in den meisten Ländern der Welt. Unser Aufgabengebiet ist kleiner und fast ausschließlich auf die Kranken- und Krankenhauspflege begrenzt. In der Ausbildung wird die Schwester daher auch bisher vorwiegend mit den Maßnahmen der kurativen Medizin, kaum aber mit der gesundheitserzieherisch fördernden Präventiv-Medizin bekannt gemacht. Nicht den Schwestern wird entscheidender Einfluß auf die Entwicklung der Krankenpflege zugebilligt ... Die Fortbildung der Schwestern für leitende Positionen und Spezialgebiete, die Art und der Umfang dieser zusätzlichen Ausbildungen wird der privaten Initiative einzelner Schwestern und einzelner Schwesterngruppen überlassen, keineswegs aber vom Staat gefördert. ... Mir ist nur eines klar: wir Schwestern allein erreichen unser Ziel nicht, wenn wir nicht Bundesgenossen finden. Und diese Bundesgenossen müssen die Ärzte sein! Die Ärzte müssen einsehen, daß die Entwicklung in der Krankenpflege parallel mit der Entwicklung im Arztberuf laufen muß. Die Ärzte müssen der Schwester die Stellung im Gesundheitswesen einräumen, die ihr zukommt. Und nur die Ärzte können den Krankenpflege-

beruf zur Eigenständigkeit und der Schwester zur Unabhängigkeit verhelfen. Der Arzt muß in der Schwester nicht die Untergebene, sondern die Mitarbeiterin sehen, ein Glied des Gesundheitsteams. ... Aber ich weiß auch, daß der Wechsel von Traditionen und Lebensgewohnheiten ein langwieriger Prozeß ist – aber er ist notwendig!

Anmerkungen:
Der *Strukturwandel der Gesellschaft,* ein *Wechsel von Traditionen und Lebensgewohnheiten* ist notwendig auch in der Krankenpflege – das ist die Botschaft, die Ruth Elster in ihrem Vortrag im Jahre 1960 vertritt. Der Krankenpflegeberuf in Deutschland werde in seiner angemessenen Anpassung an die veränderten modernen Anforderungen (Wertewandel) durch seine spezifisch deutsche Tradition behindert. Wenn Elster auf diesen Widerspruch von Tradition und Moderne, von beruflicher Qualifikation und einer fehlenden angemessenen Ausbildung verweist, gibt sie damit auch eine Denkrichtung in der Pflege vor, die als Strukturlinie bis in die Gegenwart zu verfolgen ist. Nur zusammen mit den Ärzten sei es allerdings möglich, die Stellung der Schwester im Gesundheitswesen dahingehend zu verändern, dass sie den ihr angemessenen politischen Einfluß ausüben könne. Konkret fordert sie ein neues Gesetz zur Ordnung der Krankenpflege und einen angemessenen Einfluß von Schwestern in der Gesundheitspolitik. Zweierlei ist anzumerken. Zum einen hat die Zeit der nationalsozialistischen Herrschaft auch für die Nachkriegszeit eine Neubelebung tradierter Werte eines ganzheitlichen Menschenbildes in der Krankenpflege unterstützt, zum andern ist die innere Struktur dieses Berufsfeldes durch eine fortschreitende Technisierung und damit verbundene Spezialisierung mit der Tatsache einer zunehmenden Aufspaltung des Menschen in Funktionseinheiten konfrontiert. Der Weg in die Moderne ist für Elstner nur gangbar in der Überwindung des Widerspruchs durch Ausbildung, die zu Eigenständigkeit und Selbstbestimmung führen können.

49. Oberinnen-Vereinigung im Deutschen Roten Kreuz (Hg.), Der Ruf der Stunde. Schwestern unter dem Roten Kreuz, Stuttgart 1963

Bei einer Luftwaffen-Sanitätseinheit. Früh um 5 Uhr war unser *Chirurgenzug*, wie ihn der Chef stolz nannte, am 19. Mai 1940 in Charleville angelangt. Wir waren eine Luftwaffen-Sanitätseinheit:

50 Soldaten (Sanitätsdienstgrade und Techniker), sechs Ärzte und sechs Rotkreuz-Schwestern mit einem Operationswagen, einem Transportwagen für Verwundete – ein großer Möbelwagen war für diesen Zweck umgebaut worden – und den üblichen Ambulanz-, Kranken- und Versorgungswagen.

In der nächsten Nacht wurde nahe bei Charleville in Sedan heftig gekämpft. Um 3 Uhr holte uns ein Meldefahrer zum Hauptverbandsplatz, der in einem großen alten Spital mit angebauter Kirche eingerichtet war. 500 verwundete Soldaten warteten schon auf Tragen in den verschmutzten Räumen, Gängen und im Hof auf uns. Eine Sanitätsgruppe des Heeres hatte zwei Operationsräume und einen Sterilisierraum hergerichtet. Alle wunderten sich nicht wenig darüber, daß es der Luftwaffe gelungen war, ihre Schwestern bis zum Hauptverbandsplatz zu bringen.

Wer könnte all das Elend beschreiben, das wir zu sehen bekamen! Laufend wurden neue Verwundete gebracht. 16 Stunden lang wurde ununterbrochen operiert, bis wir dann zwei Gruppen bildeten und abwechselnd je drei Ärzte, drei Schwestern und die Hälfte der Sanitätssoldaten für einige Stunden zur Ruhe schickten. Wie gut, daß wir schon während unserer Wartezeit im Hunsrück unsere Sanitätssoldaten in der Instrumentenlehre, in Erster Hilfe und Narkose geschult hatten und daß unsere Ärzte hochqualifizierte Chirurgen waren! (S. 105)

Laufend stieg auch die Zahl der verwundeten französischen Soldaten. Als uns dann vier gefangene französische Ärzte zugeteilt wurden, richteten wir ihnen in aller Eile einen Operationsraum mit allem Inventar und der notwendigen Wäsche ein in der Hoffnung, daß sie sich ihrer eigenen Landsleute annehmen und uns ein wenig entlasten würden. Doch als wir ihnen einige Stunden später neues Material bringen wollten, waren sie im Dunkel der Nacht entflohen.

Eines Tages kamen die Flieger. Ganze Geschwader bombardierten die Stadt. In den Nachbarhäusern um uns, auf den Straßen, überall schlugen die Bomben ein. Im ganzen Haus flogen die Fensterscheiben und die Dachziegel umher. Wir bangten um unsere Verwundeten und – ich muß es gestehen – auch um uns selbst und mußten doch weiter am Operationstisch stehen, weil ja noch so viele nach uns riefen.

Der Hauptverbandsplatz wurde nun so schnell wie möglich aufgelöst. Mit Flugzeugen wurden die Verwundeten nach Luxemburg und in die Heimat gebracht. Wir fanden Quartier in einem abgelegenen verlassenen Gut. Aber schon bald wurden wir wieder gebraucht. In der bewährten Arbeitsteilung arbeitete eine Gruppe auf einem Flugplatz beim Verladen der Verwundeten, die vom nahen Verbandsplatz und den Lazaretten der Umgebung gebracht wurden, die andere Gruppe im Operationswagen.... (S. 106).

Anmerkungen:
Das einhundertjährige Bestehen des Rotes Kreuz ist 1963 Anlaß dafür, den *Siegeszug der edelsten Empfindungen, der Nächstenliebe* nachzuzeichnen[43]. Wie einleitend festgestellt wird, sei das Rote Kreuz eine *Bewegung,* die ihre Stärke aus dem *freiwilligen segensreichen Einsatz von Männern und Frauen für die leidenden Mitmenschen* geschöpft habe und immer noch schöpfe. Unter der Überschrift *Einsatz im Krieg* wird die Tätigkeit der Rot-Kreuz-Schwester entsprechend auch als segensreiche Hilfe im Sinne Florence Nightingales[44]

---

[43] Vgl. ebenda, zit. aus dem Vorwort des Präsidenten des internationalen Komitees vom Roten Kreuz: „So schildert dieses Buch durch all die Erschütterungen der tragischen Geschichte Deutschlands in den letzten hundert Jahren Seite für Seite den Siegeszug der edelsten Empfindung, der Nächstenliebe, die, was immer auch geschehen mag, in allen Teilen der Welt geübt wird. Davon geben die so lebendigen, zu Herzen gehenden persönlichen Erlebnisse in ihrer harmonischen Zusammenstellung ein ergreifendes Bild. Doch was wäre diese Nächstenliebe ohne ihre Verwirklichung durch Arbeit, Ausdauer und völlige Hingabe? ... Der Leser erfährt hier, was das Rote Kreuz ist: eine Bewegung, die ihre Stärke schöpft aus dem freiwilligen segensreichen Einsatz von Männern und Frauen für die leidenden Mitmenschen, wer und wo immer sie sind."

[44] Ebenda, „Sicher gibt es keinen, der jemals verwundet war, der sich nicht an den außerordentlichen Augenblick erinnert, da er aus Schmerzen, Frost und Schrecken in die Hände einer Schwester kam, einer Schwester von Florence Nightingale, die im Krimkrieg nach Sebastopol ging, um zu helfen, einer Schwe-

verstanden. Eine ideologiekritische Interpretation dieses Standpunktes ist sinnvoll. Der Nationalsozialismus als unterdrückerisches Herrschaftssystem, der das Rote Kreuz durchaus auch in eine zwiespältige Position brachte, findet auch 1963 noch kaum Erwähnung[45] und allenfalls eine systemimmanente Rechtfertigung. Was bleibt, ist die Schwester als *Engel auf dem Schlachtfeld*, die Freund und Feind unter Einsatz von Gesundheit und Leben gepflegt hat. Rekonstruierbar wird also zweierlei: 1. Eine konkrete Beschreibung der Tätigkeit von Rot-Kreuz-Schwestern im Zweiten Weltkrieg aus der Sicht der Schwestern selbst 2. Das Bild der Schwester als *Friedensengel* und *Mutter*. Dieser Quellenauszug ist thematisch in das Jahr 1940 einzuordnen, kann aber unter quellenkritischen Aspekten auch Auskunft geben über die Art der Geschichtsbewältigung im Jahre 1963.

---

ster von Clara Barton, die *den Kanonen folgte*, einer Schwester vom Roten Kreuz." (89).

[45] Es wird lediglich auf das Problem der notwendigen Anpassung verwiesen, um eine vollständige Auflösung des Roten Kreuzes zu verhindern. „Hatte der erste Weltkrieg schon große Anforderungen an die Mutterhäuser gestellt, so waren sie im zweiten Weltkrieg noch viel größer. Sie mußten unter allen Umständen erfüllt werden, zumal die N.S.-Volkswohlfahrt auf ein Versagen der Rotkreuz-Schwesternschaften hoffte, um dann die Arbeit der Rotkreuz-Schwestern zu übernehmen. Bei der N.S.D.A.P. bestand schon länger die Absicht, die Schwesternschaften des Roten Kreuzes mit der NS-Schwesternschaft gleichzuschalten."(ebenda, S. 31). Vgl. dazu kritisch, Horst Seithe, Frauke Hagemann; Das Deutsche Rote Kreuz im Dritten Reich (1933-1939). Mit einem Abriß seiner Geschichte in der Weimarer Republik, Frankfurt am Main 1993, „Sicherlich war das DRK bis 1940 formal keine Parteigliederung der NSDAP, das verbot schon seine internationale Einbindung. Diese Rücksichtnahme war verständlich, da die Regierung 1934 die Genfer Konvention ratifiziert hatte, um die deutschen verwundeten oder gefangenen Soldaten unter den Schutz der Genfer Konvention zu stellen. Darauf konnte und wollte Hitler nicht verzichten, schon gar nicht zu Kriegszeiten. Wegen der großen personellen und ideologischen Durchdringung war das DRK spätestens ab Anfang 1938 aber eine nationalsozialistische Vorfeldorganisation im Sanitätswesen. Unter den humanitären Idealen des Roten Kreuzes war es einfacher, unter nationalsozialistischer Führung hunderttausende deutscher Männer und Frauen im kriegswichtigen Luftschutz und Sanitätseinsatz auszubilden." (ebenda, S. 228).

50. Oberinnen-Vereinigung im Deutschen Roten Kreuz (Hg.), Der Ruf der Stunde. Schwestern unter dem Roten Kreuz, Stuttgart 1963

'Ach bitte, Schwester...'

Im Kriegsjahr 1941, bei Beginn des Krieges mit Rußland, waren wir in Ostrow-Mazowiecki eingesetzt. Der Ort lag direkt an der Demarkationslinie zwischen Polen und Rußland. Unser Lazarett war eine frühere russische Kadettenschule und konnte 1 200 Verwundete aufnehmen. Wir schrieben den 24. Dezember. Alle transportfähigen Verwundeten waren in die Heimat verlegt worden, so daß sie zu Weihnachten von ihren Angehörigen besucht werden konnten. Für die Zurückgebliebenen hatten wir Päckchen zurechtgemacht und waren gerade dabei, einige Tannenbäumchen aus unserem Park zu schmücken, da hieß es: „Ein Lazarettzug mit 300 Verwundeten ist eingelaufen!"

Die Sanitäter fuhren mit ihren Wagen zum Bahnhof, und vier von uns Schwestern gingen in den Aufnahme- und Entlausungsbau. Bald kamen die ersten Verwundeten an. Sie waren in der Gegend von Moskau im Kampf gewesen. Alle hatten lange Bärte und sahen aus wie alte Männer. Um die erfrorenen Füße waren Lumpen gewickelt, und in den Verbänden wimmelte es von Läusen.

„Oh, hier gibt es Schwestern!?" sagten sie voller Staunen. Jedem sollte man die Hand drücken, und als sie in den Betten auf den Strohsäcken lagen, stöhnte, jammerte und rief es aus allen Ecken: „Schwester, kommen Sie doch bitte!" Wir wußten nicht, wohin wir zuerst gehen sollten. Da fragte ich einen Verwundeten, ob es denn plötzlich so schlimm geworden sei mit den Schmerzen. Ach nein, eigentlich nicht schlimmer als die ganze Zeit über, aber es möchte doch jeder ein paar Worte mit der Schwester sprechen.

In der Nachtwache hatte ich unter meinen Patienten einen blutjungen Soldaten mit einem schweren Lungenschuß und septischen Temperaturen. Es bestand kaum Hoffnung, sein Leben zu erhalten. Er rief oft nach seiner Mutter, aß und trank fast nichts, verlangte aber immer wieder nach einer Flasche Limonade. Zu meinem Leidwesen hatten wir gar nichts dergleichen vorrätig, und ich hätte ihm doch so gerne diesen bescheidenen Wunsch erfüllt. Da hörte ich, daß am nächsten Morgen ein Sanitätswagen nach Warschau fahren sollte. Zwei Hirnverletzte mußten in ein Warschauer Speziallazarett verlegt werden. Ein Sanitäter oder eine Schwester wurde gebraucht um die Verwundeten während der Fahrt zu betreuen. Vielleicht gelingt es mir, in Warschau Limonade für meinen Patienten aufzutreiben, dachte ich und meldete mich. Ich durfte fahren, und nach langem vergeblichem Suchen bekam ich in einem polnischen Geschäft zu einem Wucherpreis zwei kleine Flaschen Limonade.

Abends um 9 Uhr waren wir zurück. Ich machte mich gleich zur Nachtwache fertig und brachte meinem Patienten ein Glas Limonade. Er war glücklich und trank während der Nacht eine Flasche leer. Er hatte sehr auf mich gewartet und am Nachmittag öfter gefragt, ob ich noch nicht da sei, erzählte mir die Stationsschwester. Als ich am nächsten Abend zur Wache kam, ging es ihm sehr schlecht. Er konnte kaum noch sprechen. Aber über sein Gesicht ging ein Strahlen, als er mich erkannte. „Limonade war so gut. Vielen Dank!" brachte er mühsam hervor. Es waren seine letzten Worte. – Wir hatten wieder einen neuen Transport bekommen, und unsere Station war überbelegt. Sehr viele Schwerverwundete waren dabei. Ein ganz hellblonder Neunzehnjähriger fiel mir immer wieder auf. Er hatte einen Gesäßschuß, konnte nur auf dem Bauch oder auf den Knien liegen und jammerte sehr. Er wird etwas empfindlich sein, dachten wir; denn nachdem das Geschoß entfernt war, hätten die Schmerzen nachlassen müssen. Am zweiten Tag ging es ihm immer noch nicht besser; schmerzstillende Mittel wirkten kaum.

„Ach bitte, Schwester, könnten Sie nicht für mich an meine Eltern schreiben?" bat er jede Schwester, die an sein Bett kam. Aber an diesem Vormittag konnte beim besten Willen niemand von uns abkommen, und wir mußten ihn auf später vertrösten. Wir brachten ihm Briefpapier, doch wir sahen bald, daß es ihm unmöglich war, selbst zu schreiben.

Am Nachmittag hatte ich eine Stunde Freizeit. Als ich schon in meinem Zimmer war, fiel mir die Bitte des jungen Soldaten wieder ein. Ich ging zurück auf die Station und sagte ihm, Jetzt könne ich für ihn schreiben. Er erzählte mir von seinem Elternhaus auf einer friesischen Insel, wo er als Einziger aufgewachsen war. Nun fürchte er so sehr, seine Heimat und seine Eltern nicht mehr wiederzusehen. Ich tröstete ihn; denn niemand von uns glaubte bei ihm an eine lebensgefährliche Verwundung, obwohl er immer noch über starke Schmerzen klagte. Er diktierte mir einen guten Brief an seine Eltern, bedankte sich besonders bei seiner Mutter für ihre Liebe und Sorge und versicherte ihr, er freue sich darauf, sehr bald nach Hause zu kommen. Mein Patient war sichtlich ruhiger geworden, und ich ging, um den Brief in der Schreibstube abzugeben.

Einige Stunden später bekam er hohe Temperatur und mußte in den Operationssaal gebracht werden. Die Ärzte stellten Gasbrand fest. – Am nächsten Morgen war sein Bett leer. – Lisa Seidel-Schroeder (S. 112-114).

Anmerkungen:
Unter der Prämisse der für Quelle 49 geltenden Anmerkungen läßt sich die vorliegende Quelle für die Rekonstruktion der Alltagswirklichkeit von Krankenschwestern im 2. Weltkrieg nutzen. Es handelt sich um eine typische Beschreibung, die in dem herausgehobenen Beispiel des jungen sterbenden Soldaten zugleich Symbolkraft hat. In der Erinnerung – und es handelt sich nicht um eine Tagebucheintragung oder einen Brief, sondern eine vermutlich auf Aufforderung nachträglich aufgeschriebene Geschichte – wird deutlich, dass in der äußeren Erwartungs- wie der inneren Anspruchshaltung in einem technisierten inhumanen Krieg das Prinzip der Menschlichkeit zumindest in der Vorstellung siegen muß, um den Glauben an zentrale Werte nicht zu verlieren. Wenn auch Hundertausende unwürdig sterben, so ist doch die Hoffnung lebenserhaltend, dass zumindest ein Mensch würdig sterben kann.

51. Emil Fritz, Problematik der Krankenpflege und ihrer Berufsverbände, Hannover 1964

Der Beruf der Krankenschwester ist aber aus der gesellschaftlichen Strukturwandlung und aus der Arbeitssituation der Gegenwart nicht als Individual-Beruf herauslösbar. Er kann nicht unverändert in einer industriellen technischen Welt unserer Zeit erhalten bleiben. Unter dieser Nichtanpassung an das gegenwärtige erwerbswirtschaftliche System unserer Gesellschaftsordnung leidet der Berufsstand der Krankenschwester, weil die sich immer mehr aufdrängende Anpassung den besonderen Charakter des Pflegeberufs gefährdet und zwingend zur Aufgabe des spezifischen Wesens der Schwesternarbeit führen wird. ...Auch im Schwesternberuf sind Funktionalisierungstendenzen nicht zu leugnen, so die Herausbildung spezialisierter Berufstypen, wie der Operationsschwester, der Röntgenschwester, der Verwaltungsschwester (S. 21/22). ...

Darum Schwesternmangel

Das war die Situation 1960/63:
Bonn: Eine Krankenstation der chirurgischen Klinik auf dem Bonner Venusberg mußte wegen Schwestern- und Personalmangel geschlossen werden. In den Kliniken arbeiten schon lange höchstens 40 Vollschwestern anstatt der vorgesehenen 70.

München: Große Bestürzung hat bei der Stadtverwaltung ein Kündigungsschreiben der „Barmherzigen Schwestern" ausgelöst, in dem die Zurückziehung von 119 Ordensschwestern aus dem Schwabinger Krankenhaus angekündigt wird. Infolge drückenden Nachwuchsmangels müssen die freiwerdenden Schwestern in den ordenseigenen Anstalten eingesetzt werden. Bei der Stadtverwaltung weiß man sich zunächst keinen Rat. Als Ersatz für die „Barmherzigen Schwestern" müßten weltliche Krankenschwestern eingestellt werden, was bei dem derzeitigen Verhältnis zwischen Angebot und Nachfrage nahezu unmöglich erscheint.

Nürnberg: Akuter Notstand im Krankenhaus. Verwaltungsdirektor Weist: „Wir haben niemals dramatisiert, aber nun sind wir am Ende und einfach gezwungen, ‚auf die Straße zu gehen'* und den Bürgersinn der Nürnbergerinnen anzusprechen. "

Freiburg/Breisgau: Die Hals-, Nasen-, Ohrenklinik der Universität hat ihre Männerstation schließen müssen wegen Schwesternmangel.

Köln: Die Universitätsklinik mußte ihre dritte Station schließen. Zwei Stationen wurden in den letzten Jahren bereits schon stillgelegt wegen Mangel an Schwestern. Von 118 Schwesternplanstellen sind 26 unbesetzt.

Neuendettelsau: Das Mutterhaus hat für sämtliche Diakonissen und Pflegerinnen, die in den Städtischen Krankenanstalten von Fürth tätig sind, die Arbeitsverträge gekündigt wegen des großen Personalmangels im Mutterhaus selbst.

Limburg: Der Orden der „Armen Dienstmägde Jesu Christi“ ist aus Nachwuchsmangel gezwungen, 21 Krankenpflegestationen im Bistum Limburg aufzugeben und das Marienkrankenhaus in Höhr-Grenzhausen zu schließen. Das Haus kann auch nicht, wie die Stadtverwaltung mitteilt, als Krankenpflegestation und Entbindungsheim weitergeführt werden.

Rheinland: Der Landschaftsverband will in Italien Krankenpfleger für die psychiatrischen Landeskrankenanstalten anwerben. In den sechs Landesanstalten sind zur Zeit 200 der 2000 Pflegerstellen nicht besetzt.

Paderborn: Der Weihbischof Dr. Tuschen wies darauf hin, daß wegen des besorgniserregenden Schwesternmangels Krankenhäuser in wichtigen Amtsstädten der Erzdiözese Paderborn geschlossen werden müßten. Von 1946 bis 1957 wurden im Bereich der Erzdiözese etwa 100 Niederlassungen und Schwesternstationen aufgelöst.

Duisburg: Aus Mangel an Pflegepersonal wird das evangelische Krankenhaus in Duisburg-Hamborn geschlossen. (S. 44)

Gedanken zur Lösung des Schwesternproblems

Ein Zwiegespräch zwischen dem Verwaltungsdirektor Dr. Berg und dem Ärztlichen Direktor Professor Morus im „Quick“-Artikel Nr. 38/1963 „Männerstation 3“ kennzeichnet die Situation so:

„Es ist Leerlauf, wenn ich Ihre Denkschrift durchlesen würde, was wir alle wissen: Keine Betten, zu wenig Zimmer, Überbelegung. Keine Station für Frischoperierte. Mangel an Pflegepersonal. Zu wenig ärztliche Planstellen. Unzureichende technische Ausrüstungen. Labors in Kellerverschlägen oder unter dem Dach. Sterbende in Korridoren und Badezimmern. Schlangestehen der Kranken um ein Bett. Ist uns alles bekannt, Herr Professor.“

„Und was unternimmt man dagegen?“ Man plant und glaubt an morgen.“ (S. 130)

Aber das ist doch ein Witz!“ „Sagen Sie bitte nicht, daß der Staat kein Geld hat...“

„Genau das sage ich. Unsere Bundesrepublik ist arm, wenn es um solche Dinge geht.“

„Auch das ist ein Witz! Aber ein Witz auf Kosten der Volksgesundheit." Dr. Berg dachte wie Morus – im Amt aber war er gezwungen, fiskalisch zu denken.

„Sie können nicht beweisen, daß die Bundesrepublik das nötige Geld für den Ausbau der Krankenhäuser und eine bessere Besoldung des Pflegepersonals hat, Professor."

„Ich kann es, an einem ganz simplen Beispiel sogar: Von den Steuergroschen der deutschen Bundesbürger haben wir bis zum heutigen Jahre fast 20 Milliarden in alle Welt als Entwicklungshilfe geschickt! Man wird nachdenklich, wenn man liest, daß gewisse Potentaten sich goldene Betten kaufen oder Privatflugzeuge, mit denen sie dann weiter herumreisen und Geld für ihre Länder sammeln. Wissen Sie, was man in Deutschland mit diesen zwanzig Milliarden hätte machen können? Moderne Krankenhäuser bauen! Was aber macht man? Man hält uns die leeren Hände entgegen und sagt: Kein Geld. Kein Geld für neue Krankenhäuser. Kein Geld für eine Gehaltsreform der Schwestern. Kein Geld für medizinische Forschungen. Aber man hat zwanzig Milliarden, um sie in den Busch zu werfen! Kann man so etwas begreifen?"

„Ich verstehe Sie völlig", sagte Dr. Berg, „aber Sie müssen zugeben, daß auch Entwicklungshilfe notwendig ist."

„Mich interessiert in erster Linie mein Krankenhaus. Ich bekomme also keine weiteren Betten?"

„Nein."

„Keine Schwestern?"

„Woher nehmen?"

„Die dringend notwendige Unfallstation?"

„Unmöglich."

„Was also?"

„Nichts. Halt – doch etwas."

Dr. Berg ging zum Schreibtisch und nahm einen Brief aus einer Mappe. „Hier. Ein Schreiben der Verwaltung, Man hat berechnet, daß Sie an Medikamenten und ärztlichen Sonderleistungen den Etat um zwanzig Prozent überschritten haben. Sie werden aufgefordert, im nächsten halben Jahr wesentlich sparsamer ..." Morus starrte Dr. Berg sprachlos an. Dann stand er auf und schloß mit einem Knall die Tür. Der Verwaltungsdirektor an seinem Schreibtisch senkte den Kopf. Er war ja auch nur ein kleines Rädchen in der Riesenmaschine, in der die Vernunft zermahlen wurde." (S. 131) ...

Es beginnt sich langsam eine neue Ordnung in der Krankenpflege abzuzeichnen, die auf eine Zweiteilung des Berufes (in Krankenpflegerin und Pflegehelferin, B. P.-K.) abzielt unter der Voraussetzung verschiedener Bildungsstufen, die eine Annäherung an den internationalen Status in der Krankenpflege möglich werden läßt. ... Ohne Anspruch auf Vollständigkeit würde die Realisierung folgender Vorschläge notwendig sein:

- Reform der Mutterhäuser (S. 133)
- Hebung des Bildungsniveaus (S. 134)
- Aus- und Fortbildung in der Krankenpflege (S. 135)
- Zweiteilung der Krankenpflege (S. 136)
- Gesetzlicher Schutz der Berufsausübung (S. 136)
- Ein Sozialjahr im Krankenhaus (S. 137)

Sehr erfreulich ist die Tatsache, daß die Jugendlichen ein *wachsendes Interesse* für pflegerische Berufe zeigen. Aus dem Jahre 1950/51 meldeten sich unter 1000 Mädchen nur 38 für einen pflegerischen Beruf, aber 1958/59 interessierten sich mehr als doppelt so viel, d.h. 85 vom Tausend für die Krankenpflege. Dabei war freilich festzustellen, daß die Krankenschwestern von diesem wachsenden Zulauf am wenigsten profitierten. Nur 12 Mädchen unter Tausend wollten Krankenschwester werden (1950/51 waren es 9). Am meisten fand die Säuglings- und Kinderschwester Sympathie: 313 Mädchen hatten sich dafür entschieden, rund 30 vom Tausend (1950/51 waren es 20). Es folgten dann Kindergärtnerinnen, Kinderpflegerinnen, Sprechstundenhelferinnen und mit Abstand Masseusen, Krankengymnastinnen und Diätschwestern.

Recht aufschlußreich sind die statistischen Angaben über die beruflichen Krankenpflegepersonen in der Bundesrepublik und in Westberlin nach dem Stande vom 31. Dezember 1960.

Nach dieser Statistik waren Ende 1960 in der Bundesrepublik einschl. Berlin 141 803 Krankenpflegepersonen tätig, wozu noch 24 943 Schüler und Schülerinnen in der Krankenpflege und Kinderkrankenpflege, einschl.

Praktikantinnen, kamen. Auf das Bundesgebiet bezogen waren es 116023 weibliche und 14 527 männliche Krankenpflegepersonen. Dazu kamen noch 21 568 Krankenpflege- und Kinderkrankenpflege-Schülerinnen und 1636 Schüler einschl. Praktikanten(innen). An Pflegekräften ohne staatliche Prüfung wurden im Bundesgebiet 13 694 weibliche und 4321 männliche Personen gezählt. In der Geisteskrankenpflege waren im Bundesgebiet 7344 Schwestern und 5927 Krankenpfleger tätig.

Recht interessant ist die verbandsmäßige Zugehörigkeit der Krankenschwestern und Krankenpfleger soweit an Emil Fritz entsprechende Angaben von den Verbänden erfolgten. In den Jahren 1960/61 wurden in den verschiedensten Verbänden 126 569 Schwestern und Krankenpflegerinnen gezählt. Davon entfielen auf:

Verband katholischer Ordensmutterhäuser	31 500
Kaiserswerther Verband Deutscher Diakonissenmutterhäuser	22 278
Zehlendorfer Verband für ev. Diakonie	6 954
Verband der ev. Freikirchlichen Diakonissen-Mutterhäuser	3 623
Deutscher Gemeinschafts-Diakonieverband	3 169
Bund Deutscher Gemeinschafts-Diakonissen-Mutterhäuser	1 749
Verband Deutscher Mutterhäuser vom Roten Kreuz	15 500

Nach dieser Aufstellung gibt es im Bundesgebiet einschließlich Berlin 84 773 Mutterhausgebundene Schwestern, von denen 31 500 der katholischen und 37 773 der evangelischen Konfession angehören. Bei den Schwestern des Roten Kreuzes ist nach der Konfession nicht gefragt. Neben diesen Mutterhäusern stehen 40 Freie Schwesternverbände, von denen die größten folgende Mitgliederzahlen aufweisen. (S. 142).

	Bundesgebiet			West-Berlin
	insges.	männl.	weiblich	
Krankenpflegepersonen (ohne Schülerinnen)	130 691	14527	116023	11 112
davon: Krankenschwestern und Krankenpfleger	96811	10206	86605	8376
darunter tätig: als Gemeindeschwestern bzw. -brüder	10559	30	10529	236
in der Geisteskrankenpflege	8045	3746	4299	484
Kinderkrankenschwestern	11047	—	11047	874
Säuglings- und Kinderpflegerinnen	4003	—	4003	44
Wochenpflegerinnen	674	—	674	10
Pflegekräfte ohne staatliche Prüfung	18 156	4321	13694	1 808
darunter tätig in der Geisteskrankenpflege	5226	2181	3045	280
Krankenschwesternschülerinnen bzw. -schüler und -praktikantinnen	17912	1636	16276	1 370
Kinderkrankenschwesternschülerinnen und -praktikantinnen	5292		5292	369

Für 1961 wurden insgesamt 135 562 Krankenpflegepersonen im Bundesgebiet ermittelt (S. 143).

Bund Freier Schwestern in der ÖTV	10021
Agnes Karl-Verband	8898
Schwestern und Pflegerinnen in der DAG	7069
Caritas Schwesternschaft	3500
Reichsbund Freier Schwestern	900
Schwesternschaft der Arbeiter-Wohlfahrt	635
Frankfurter Schwesternverband	600
Ev. Kölner Schwesternverband	600
Freie Schwesternschaft Württemberg-Baden	510
Kath. Deutsche Schwestern Vereinigung	500

Alle übrigen Verbände haben weniger als 500 Mitglieder, 6 Schwestern verbände haben eine Zahlenangabe über ihre Mitglieder verweigert, doch handelt es sich dabei nur um kleine Vereinigungen. Die Zahl der freien Schwestern und Pflegerinnen beläuft sich im Bundesgebiet einschließlich Berlin auf 41 796; sie ist ständig im Steigen begriffen, während die Zahl der Mutterhausschwestern fortlaufend zurückgeht.

Verbandsmäßig sind die Krankenpfleger in 12 Organisationen erfaßt, die im ganzen 11 811 Mitglieder zählen. Die größten Verbände sind:

Fachgruppe Krankenpfleger in der Hauptfachabteilung Gesundheitswesen der ÖTV	7674
Bundesfachgruppe Gesundheitsdienst in der DAG	1910
Fach verband Gesundheitswesen im Deutschen Beamtenbund	721
Deutsche Diakonenschaft	714

Alle übrigen Verbände zählen unter 400 Mitglieder, eine Organisation hat die Zahl ihrer Mitglieder nicht angegeben, doch kann es sich dabei nur um sehr wenige Krankenpfleger handeln.

Von seiten der Mutterhäuser und Berufs-Organisationen sind im Bundesgebiet einschließlich Berlin 126 596 Krankenschwestern und Pflegerinnen erfaßt. Nach den Angaben der Bundesstatistik vom 31. Dezember 1960 gab es zu diesem Zeitpunkt im Bundesgebiet aber nur 116 023 weibliche Pflegepersonen. Rechnerisch müßte man nun, um auf die runde Zahl von 126 000 zu kommen, annehmen, daß von den in Berlin gezählten 11 112 Pflegepersonen, etwa 10 000 Krankenpflegerinnen sind und diese ebenfalls Mutterhäusern oder Berufsorganisationen angehören. Dann wäre allerdings die statistisch festgestellte Zahl der weiblichen Krankenpflegepersonen im Bundesgebiet einschl. Berlin erreicht, aber es bliebe kein Raum für die Schwestern und Pflegerinnen, die weder einem Mutterhause noch einer Berufsorganisation angehören. Also müssen die Mutterhäuser und Verbände ihre Mitgliederzahl zu hoch angegeben haben.

In den genannten Mitgliederzahlen sind nämlich auch die Schwestern enthalten, die im Feierabend oder in Wirtschaft und Verwaltung tätig sind, also mit der Krankenpflege nichts oder nichts mehr zu tun haben (S. 144).

Anmerkungen:
Die Krankenpflege ist ein Beruf, der ebenso wie andere Berufe einen gesellschaftlichen Strukturwandel unterliegt. Funktionalisierung und Spezialisierung sind zentrale Entwicklungen, die der Tradition dieses Berufes entgegenstehen und einen inneren und äußeren Strukturwandel erforderlich machen. Emil Fritz[46] bilanziert die Situation der Krankenpflege, indem er statistisches Material zusammenträgt und Lösungsansätze für das zentrale Problem des *Schwesternmangels* entwickelt. Im Vergleich mit entsprechenden Materialen aus dem ersten Drittel des 20. Jahrhunderts können Konstanz und Wandel herausgearbeitet werden. Die Lösungsvorschläge bzw. Forderungen können in ihrer Geschichte nachvollzogen und im Hinblick auf den erreichten Stand der Entwicklung überprüft werden. Deutlich wird, dass grundlegende Probleme in einer veränderten Form wieder auftauchen. Das aus der Zeitschrift *Quick* von Fritz abgedruckte Zwiegespräch kann nachgespielt, ein entsprechender Dialog für die Gegenwart kann von den Schülern mithilfe zusätzlicher Materialien geschrieben und vorgestellt werden. Unter dem Aspekt der Kostendämpfung im Gesundheitswesen läßt sich nach der Chance einer professionellen Pflege fragen. In der biographischen Rekonstruktion läßt sich ähnlich wie bei Marie Cauer (Quelle 46) die Frage nach den Auswirkungen personeller Kontinuität von Funktionsträgern in wechselnden politischen Systemen stellen.

---

[46] Emil Fritz, geb. 14.2.1895, 1913 Ausbildung zur Krankenpflege in der Evangelischen Diakonie, 1915 Einsatz im Kriegssanitätsdienst, 1918 Arbeit als Krankenpfleger, Mitgliedschaft Verband der Gemeinde- und Staatsarbeiter, 1922 Mitglied der Sozialdemokratischen Partei Deutschlands, publizistische Tätigkeit für die *Sanitätswarte*, 1933-1935 Amt in der Reichsfachschaft für Krankenpfleger, 1937 Arbeit als Krankenpfleger, 1939 Einsatz als Sanitäts-Unteroffizier im Krieg, ab 1.8.1945 hauptamtlicher Fachgruppenleiter für das Gesundheitswesen, leitender Redakteur der Gewerkschaft ÖTV, eine Vielzahl von Veröffentlichungen in der Weimarer Republik, dem Nationalsozialismus und der Bundesrepublik Deutschland. (Vgl. hierzu Horst-Peter Wolff, Der Gewerkschaftler Emil Fritz (1895-1984), in: Beiträge zur Pflegegeschichte in Deutschland (Teil IV), Heft 8, Qualzow 1997, S. 1-13).

52. Virginia Henderson, Grundregeln der Krankenpflege, Frankfurt am Main 1977 (neubearbeitet in 1969)

Ein Plan für die Grundpflege
Jede wirkungsvolle Krankenpflege muß planmäßig durchgeführt werden. Ein festgelegter Plan zwingt jene, die ihn aufstellen, sich über die Bedürfnisse des Patienten Gedanken zu machen, vor allem dann, wenn sich dessen Lebensweise nicht in die Routine des Krankenhauses einfügt. Ein schriftlicher Plan zeigt allen Krankenpflegepersonen, welche Richtlinien zu befolgen sind. Das Wohlbefinden des Patienten kann jedoch eine vorübergehende oder dauernde Modifikation erforderlich machen. Sind mehrere Veränderungen angezeigt, dann ist der Plan neu zu schreiben. (S. 16 und 19)

Allgemeine Bedürfnisse aller Patienten und deren jeweilige Modifizierung bei dauernden oder vorübergehenden Zuständen (S. 17/18)

Bestandteile der Grundpflege	Dauerzustände, die die Grundpflege beeinflussen	Krankhafte Zustände, vergl. mit spezifischen Krankheiten, die eine Modifizierung der Grundpflege erfordern
Dem Patienten bei diesen Verrichtungen zu helfen oder dafür zu sorgen, daß er imstande ist: Normal zu atmen Entsprechend zu essen und zu trinken Auszuscheiden, mit Hilfe aller Ausscheidungsorgane Sich zu bewegen und eine gewünschte Position einzuhalten (laufen, sitzen, liegen, Lager wechseln) Zu schlafen und zu ruhen Entsprechende Bekleidung auszuwählen, sich aus- und anzuziehen Normale Körpertemperatur durch jeweils dem Klima angepaßte Kleidung aufrechtzuerhalten Den Körper sauber und gepflegt zu halten und die Haut zu schützen Gefahren in der Umgebung sowie Verletzungen anderer zu vermeiden Mit anderen Menschen zu verkehren, Empfindungen, Nöte, Befürchtungen etc. kundzutun Gemäß dem persönlichen Glauben Gott zu dienen Etwas zu tun, was ein Gefühl der Befriedigung verschafft Zu spielen oder an verschiedenen Unterhaltungen teilzunehmen Zu lernen, entdecken oder die Begierde zu befriedigen, was zur normalen Entwicklung und Gesundheit führt	Alter: Neugeboren, Kindheit Jugend, Mittelalter, Alter, Sterben Temperament: Gemütszustand oder vorübergehende Laune: normal oder euphorisch, überaktiv ängstlich oder furchtsam verärgert oder hysterisch oder deprimiert oder träge Sozialer oder kultureller Stand; Familienmitglied oder relativ alleinstehende Person und/oder schlecht sich anpassend, verarmt Körperliche und intellektuelle Fähigkeiten normales Gewicht Untergewicht Übergewicht Normale Mentalität Begabte Mentalität Unternormale Mentalität Normale Fähigkeit zum Hören, Sehen, Gleichgewichthalten und Tasten Verlust besonderer Sinnesorgane Normale motorische Kraft Verlust der motorischen Kraft	Auffallende Störung des Flüssigkeits- und Mineralstoffhaushaltes einschließlich Hungerzustände, perniziöses Erbrechen und Durchfall Akuter Sauerstoffmangel Schock (einschließlich Kollaps und Blutung) Störung des Bewußtseins – Ohnmacht, Koma, Delirium Auffallend abnorme Körpertemperatur infolge von Hitze- oder Kälteeinwirkung Akute fieberhafte Zustände (aller Ursachen) Lokale Verletzung und/oder Infektion Ansteckende Krankheit Pre-operativer Zustand Post-operativer Zustand Immobilisierung infolge Krankheit oder verordneter Behandlung Dauernder oder unerklärlicher Schmerzzustand

Anmerkungen:
Eine Rezeption amerikanischer Pflegetheorien und –modelle wird grundlegend für die Auseinandersetzung über eine neue inhaltliche Strukturierung des Krankenpflegeberufes in Deutschland. Die *Grundregeln der Krankenpflege* von Virginia Henderson[47] nehmen dabei in der Konzeptionalisierung der Krankenpflege als modernem Beruf in Deutschland eine zentrale Stellung ein. Ihr Plan für die Grundpflege läßt sich unter Berücksichtigung der historischen Vorläufer und der aktuellen Modelle[48] als Strukturgitter für eine Organisation der Pflege analysieren.

53. Eduard Seidler, Zur historischen Entwicklung der modernen Krankenpflege, in: Maria Pinding (Hg.), Krankenpflege in unserer Gesellschaft. Aspekte aus Praxis und Forschung, Stuttgart 1972, S. 7-16

Die Unsicherheit im Selbstverständnis
Es scheint immer noch schwierig, die Selbst- und Fremdideologisierung des Pflegeberufes, seiner traditionellen Leitbilder und Funktionen in eine kritische Selbstreflexion zu überführen. Jeder von uns kennt die Emotionen, die immer dann aufschießen, wenn gerade der hinsichtlich seiner sozialen Anerkennung und seines Selbstbewußtseins so labile pflegerische Beruf zu solchen Überlegungen herausgefordert wird. Sie treten besonders auf, wenn in sozialwissenschaftlichen Analysen der Gegenwart der Begriff *Schwester* nicht mehr mit der herkömmlichen Kategorie im Hinblick auf Organisationsform oder Konfession interpretiert wird, sondern als Diskus-

[47] Virginia Henderson, geb. 1897 in Kansas City (Missouri), Ausbildung in der Krankenpflege, seit 1922 Lehrkraft für Krankenpflege, seit 1927 Studium, 1932 Bachelor of Science, 1934 MA für Krankenpflege, 1930-1948 Dozentin für analytische Prozesse der Krankenpflege und klinische Praxis, gest. 1996, umfassende Publikationstätigkeit.
[48] Vgl. hierzu im Überblick und in der kritischen Würdigung, Martin Moers, Doris Schaeffer, Hilde Steppe, Pflegetheorien aus den USA – Relevanz für die deutsche Situation, in: Doris Schaeffer u.a. (Hg.), Pflegetheorien. Beispiele aus den USA, Bern 1997, S. 281-295.

sionselement eine neuzeitliche, technischwissenschaftliche Krankenpflege und ihr *Rollenträger*, die Schwester, erscheint. Hinzu kommt, daß diese Diskussion oft mit Argumenten bzw. Schlagworten geführt wird, die – weil keiner der Beteiligten genau weiß, was sie bedeuten – die Probleme eher verstellen als sie durchsichtig machen. Solche Schlagworte sind; Verschiedene Definitionen des *Schwesternwesens* von emanzipatorischen Gesichtspunkten her; die *fortwährende Konfrontation der Aufgabenbereiche von Arzt und Schwester*; die *Hierarchie der Verbandsstrukturen*; der *sozial labile Schwebezustand der Schwester zwischen Medizin und Patient*; das *Gemeinschaftsleben*; die Beschwörung eines entsagungsvollen Opferwillens, dessen christlicher bzw. der daraus abgeleitete humanitäre Hintergrund keineswegs mehr selbstverständlich ist.

Wir kommen nicht umhin, uns bei allen diesen Überlegungen und Problemen um eine kritische und vorurteilslose Analyse zu bemühen, Die Frage nach den Bedingungen und Realitäten des modernen Pflegeberufes endet zunächst meistens in zwei grundsätzlichen, immer wieder aufeinander prallenden Positionen. Es ist dies einmal die Frage nach dem sachlichen Inhalt des pflegerischen Tuns, also dem Bereich, den die Pflege innerhalb des allgemeinen Therapieplanes verwaltet; zum anderen stellt sich das Problem der Organisationsform dieses Berufsstandes mit allen ihm innewohnenden Tendenzen zur Abgrenzung oder Integrierung im Gesamtbereich der Heilkunde.

Vordergründig betrachtet führen diese Fragestellungen schnell zu einer scheinbar selbstverständlichen Antwort: Die Tätigkeit von Arzt und Schwester, die grundsätzlichen Anliegen von Medizin und Krankenpflege werden sich immer an dem entscheidenden Punkte, dem Krankenbett, nicht nur berühren, sondern treffen. Zu allen Zeiten entstand jedoch gerade hieraus ein Spannungsgefälle, sei es im Sinne einer scharfen Trennung der Tätigkeitsbereiche, sei es im Versuch einer Ergänzung des beiderseitigen Tuns. Vor allem heute, nach der Entwicklung der letzten hundert Jahre, ist es keineswegs selbstverständlich, die Pflege vom Begriff her in die Medizin einzuschließen. Es mangelt nicht an gegenseitigen Stellungnahmen zum Problem „Arzt und Schwester" oder zum Problem „Schwester und Arzt" – schon die einfache Umstellung in der Reihenfolge der Begriffe zeigt die Problematik der auftretenden Fragemöglichkeiten. Die dabei zutage tretenden Urteile zeigen vielfach eine erhebliche Unsicherheit der Verständnisse der Beziehungen und machen der zugrunde liegenden Schwäche des eigenen Selbstverständnisses deutlich.

Einige Stimmen aus den in den letzten Jahren stark zunehmenden Diskussionen mögen dies verdeutlichen. Da ist die Klage der Schwester, der Pflegeberuf würde lediglich als ärztlicher Hilfsberuf angesehen, auf der anderen Seite wird die Befürchtung des Arztes laut, die Schwester wolle durch eine verbesserte Ausbildung eine halbe Ärztin werden. Daneben steht die Forderung der an der rein arbeitstechnischen Struktur arbeitenden Experten, die Schwester durch „technische Formung" den Erfordernissen der modernen Medizin anzupassen, um sie damit nahtlos in den „medizinischen Funktionskreis" des Krankenhauses einzubauen (*Rhode,* 1962). Es wird von ärztlicher Seite festgestellt, Krankenpflege sei eine Technik und keine Wissenschaft und bedauernd hinzugefügt, daß die wissenschaftliche Entwicklung dem Pflegeberuf zwangsläufig über den Kopf wachsen mußte. Andererseits wird scharf kritisiert, daß etwa in den USA die arrivierte Schwester ihren *dienenden Stand* in einen herrschenden zu pervertieren wünsche, indem sie lehrt und organisiert. Die Schwester dagegen empfindet sich, vor allem von selten der Standesorganisationen, als „eigenständiger Beruf mit eigenem Berufsethos ... deren Aufgabe auch innerhalb des Krankenhauses sich deutlich von denen im ärztlichen Bereich abgrenzt". Letztlich wird bei aller Anerkennung des Wohles des Kranken als oberstem gemeinsamen Leitmotiv festgestellt, daß es sich bei den in Frage stehenden Berufsgruppen um scharf voneinander abgesetzte Gruppen mit eigenständiger Zielsetzung handele, so daß für die Art der Zusammenarbeit nur die Partnerschaft in Frage kommt. Man kann sich des Eindrucks nicht erwehren, daß alle diese Stellungnahmen von einer emotionalen Grundhaltung mit geprägt sind, die sowohl sich selbst als auch den Partnern aus einer gewissen Abwehrstellung bewertet.

Diese wenigen Beispiele zeigen bereits, daß das Phänomen Krankenpflege in seiner heutigen Struktur von einer tiefgreifenden Unsicherheit des eigenen Berufsbildes und -erlebens geprägt ist, die sich mit zwingender Folgerichtigkeit aus den Motiven seiner Entwicklung ergibt. Hier kommen wir um die Problemgeschichte nicht herum, wenn wir eine Diagnose zu stellen bzw. eine Prognose zu wagen haben.

Die Tradition des Sachbereiches
Die Pflege ist kein Reservat, sie ist ein unabdingbarer Teil der Heilkunde und des Therapieplanes. Die Frage lautet primär: was tut die Schwester und wie tut sie es? – erst sekundär; wer ist die Schwester und wo steht sie? Die Entwicklung der neueren Krankenpflege hat vielfach – und besonders im 19. Jahrhundert – diese Fragenfolge umgekehrt, weswegen wir zur Erhellung der Situation einige grundsätzliche Bemerkungen zur historischen Beziehung zwischen Heilkunde und Krankenpflege vorausschicken müssen. ...

Um den Bezug vom Aktuellen her zu schaffen, sei an jenes Programm erinnert, welches der Weltbund der Krankenschwestern (ICN) im Jahre 1960 für die wesentlichen Grundsätze praktischer Krankenpflege verbindlich formuliert hat. Es heißt da zunächst in allgemeiner Zusammenfassung, daß als vornehmste Funktion der Krankenschwester die Aufgabe angesehen wird, dem kranken und gesunden Individuum in der Verwirklichung jener Lebensbedürfnisse beizustehen, die ihm zur Gesundheit, zur Wiedergenesung oder zu einem friedlichen Sterben vonnöten sind; so wie der Hilfsbedürftige selbst aus eigener Kraft handeln würde, wenn er es vermöchte. Die grundpflegerischen Einzelleistungen, die von einer Schwester erwartet werden, umfassen in den Hauptpunkten folgende Aufgaben: Die Pflegerin kümmert sich beim Kranken um Atmung, Speise und Trank, um die Ausscheidungen, um Lagerung und Bewegung, um Schlaf und Wachen; sie sorgt sich um Kleidung, um Temperatur und um Sauberkeit des Patienten, sie vermeidet Gefahren aus der Umgebung und ist einfühlsam für die Gemütsbewegungen des Leidenden; sie achtet den Glauben des Patienten im Leiden und im Sterben und sie unterstützt den Willen und den Weg zur Wiedergenesung. Damit ist von der Sache her und aus den Grundbedürfnissen des Menschen heraus eine Begriffsbestimmung formuliert, die als Grundelemente der modernen Krankenpflege auch in allen ihren Spezialisierungen gültig ist. (S. 7-9).

Anmerkungen:
Auf welches Selbstverständnis kann eine moderne Krankenpflege gründen, wenn sie sich einer selbstkritischen Analyse öffnet und nicht nur in der

Selbst- und Fremdidologisierung verharrt? Was sind die Bedingungen und Realitäten eines modernen Pflegeberufes? Wie kann es der Krankenpflege gelingen, sich aus der *tiefgreifenden Unsicherheit des eigenen Berufsbildes* zu befreien? Das sind Fragen, die Eduard Seidler 1972 in einem soziologischen Zugriff auf das Thema stellt. Inhalte, Organisationsformen und Klärung des Standortes der Krankenpflege in der Medizin und damit auch gegenüber dem Arzt müßten geklärt werden, auch wenn sich leicht ein gemeinsames *Leitmotiv in der Sorge für das Wohl des Patienten* ausmachen ließe. Man sollte, und damit greift Seidler einer Diskussion in der Pflegeforschung vor, in der Analyse eher davon ausgehen, was eine Schwester tut und wie sie es tut, als sich beständig – und das ist für ihn ein Manko in der Geschichte der neueren Krankenpflege – danach fragen, wer sie ist und wo sie steht. Die Grundsätze der Krankenpflege, wie sie vom Weltbund der Krankenschwestern und entsprechend auch von Virginia Henderson (Quelle 52) vertreten werden, und damit auch der Rückgriff auf die Grundbedürfnisse des Menschen[49], bilden für ihn eine geeignete Ausgangsbasis, um einem solchen zukunftsfähigen Selbstverständnis näherrücken zu können.

[49] Virginia Henderson definiert die Aufgaben der Schwester (ebenda, Quelle 53) im Rückgriff auf eine Definition aus dem Jahre 1955 wie folgt: „Die besondere Funktion der Schwester besteht in Hilfeleistung für den einzelnen, ob krank oder gesund, in der Durchführung jener Handreichungen, die zur Gesundheit oder Genesung beitragen (oder zu einem friedlichen Tod), welche der Kranke selbst ohne Unterstützung vornehmen würde, wenn er über die nötige Kraft, den Willen und das Wissen verfügte. Diese Hilfeleistung hat in der Weise zu geschehen, daß der Kranke so rasch wie möglich seine Unabhängigkeit wieder erlangt." (ebenda, S. 10). Diese Definition ist auch in der Gegenwart noch gültig geblieben (vgl. PflegeLexikon, Definition Pflege, a.a.O.).

54. Walter M. Sprondel, „Emanzipation" und „Professionalisierung" des Pflegeberufs – Soziologische Analyse einer beruflichen Selbstdeutung, in: Ebenda, S. 17-26

IV. Danach ergibt sich m. E. ein Bild der modernen Krankenhausmedizin, in dem die Situation der Krankenpflege unter der Kategorie der Professionalisierung (legt man den oben entwickelten Begriff zugrunde) nicht sinnvoll begriffen werden kann. Parallel zu der starken Differenzierung der Medizin, durch die – zumindest in einigen ihrer Spezialisierungen – der Charakter des Arztberufes im klassischen Sinne bereits weithin verlorenging, wird sich auch eine deutliche Differenzierung der Funktionen innerhalb des traditionellen Pflegeberufs durchsetzen, die eine solche einheitliche Berufsbezeichnung für die verschiedenen, funktional ausdifferenzierten Positionen überhaupt in Frage stellt. Die Proklamierung eines eigenständigen Pflegeberufs ist unter dieser Perspektive eine verspätete Reaktion auf eine bereits historisch gewordene Situation. Diese Tatsache deutlich zu sehen, erschwert heute noch die bestehende Organisationsstruktur der Krankenhäuser einerseits, die der Schwesternverbände andererseits. Besonders die letzteren halten die Illusion einer gleichartigen Tätigkeit sowie eine weitgehend funktionslos gewordene konfessionelle oder weltanschauliche Differenzierung aufrecht. Geht man prinzipiell von einer solcherart aufgefächerten Berufssituation der Krankenpflege aus, so ergeben sich Folgerungen für die Ausbildung, die nach dem Erwerb der medizinischen und pflegerischen Grundkenntnisse spezialisierende Aufbaukurse der verschiedensten Art vorsehen sollte.

Dies ist nun wahrlich kein neuer Vorschlag, im Gegenteil: er ist mancherorts bereits verwirklicht. Ich nehme ihn dennoch hier erneut auf, weil seine konsequente Verwirklichung mehrere Vorteile hätte. Erstens ist eine solch gestufte Berufskarriere recht gut mit den heute typischen Frauenbiographien koordinierbar. Sie läßt Unterbrechungen eher zu, da hinreichende Möglichkeiten der Neu- bzw. Weiterqualifikation vorgesehen werden können.

Zweitens können in diesen spezielleren Kursen die allgemeinen Ziele der medizinischen Berufe zu Rollennormen umgewandelt werden, die für die einzelnen Berufsangehörigen erfüllbar sind. Der „Dienst am Menschen im Sinne des unmittelbaren Zugangs zu Patienten und die Befriedigung seiner Grundbedürfnisse" als Ziel der Krankenpflege muß danach nicht mehr jedem einzelnen Berufsangehörigen aufgebürdet werden mit der sicheren Folge des allgemeinen, nahezu berufstypischen Bewußtseins des Ungenügens. Damit hängt drittens die Möglichkeit zusammen, die Rekrutierungsbasis des Berufes über die Ausweitung der zulässigen individuellen Motive wesentlich zu erweitern. Denn die unterschiedlichen Motive für die Berufswahl müssen auf diese Weise nicht mehr künstlich und unter individuellen Kosten vereinheitlicht werden; es ist vielmehr möglich, sie über die organisierte Kooperation mit den allgemeinen Berufszielen zu verbinden.

An dieser Stelle wird auch die wichtige Aufgabe des Berufsverbandes deutlich. Solange der Pflegeberuf in relativ undifferenzierter Dienstleistung und Hilfestellung sich erschöpfte, mochte es hinreichen, eine christliche Ethik der Diakonie unter anderem in einer bestimmten Lebensform und in religiösen Handlungen zu ritualisieren und zu stützen. In ihnen wurde Alltag und Sinngebung des Berufes unmittelbar verbunden. Je differenzierter und spezialisierter aber das berufliche Handeln wird, desto lockerer und für die individuelle Erfahrung undeutlicher wird der Zusammenhang der einzelnen, in Rollen konkretisierten Funktionen mit den allgemeinen Berufszielen, wie immer diese formuliert sein mögen. Es ist m. E. leichtfertig, die unterschiedlichen Motivationen, die in einer differenzierten Berufssituation sich verwirklichen, im Namen einer traditionellen und idealisierten *Berufung zum Dienen* als bindungsloses *Jobdenken* zu denunzieren. Entscheidend ist vielmehr um der Funktionsfähigkeit der Krankenpflege selber willen, in solcher Situation diesen Zusammenhang nicht als gegeben zu fordern, sondern als Interpretationsaufgabe zu begreifen. Sie kann aber nicht konsequenzlos dem je einzelnen Individuum aufgebürdet werden, sondern muß vom Beruf insgesamt, konkret also etwa dem Berufsverband, erbracht und in Inhalt und Struktur der Ausbildungsgänge institutionalisiert werden. Nicht darauf kommt es an, alle Krankenschwestern auf ein ausschließliches, vom Beruf sanktioniertes Motiv zu verpflichten, sondern darauf, daß die Funktionen soweit objektiviert und dadurch erfüllbar werden, daß heterogene Motive ihre Realisierungschance bekommen und kooperativ zur Verwirklichung der Berufsziele verbunden werden können.

Daß das Lernen dieser berufsspezifischen interpretativen Zusammenhänge und die Objektivierung der diffusen Motivationen sogar Priorität gegenüber dem Lernen der eher technischen Fertigkeiten gewinnen kann, hat *Fred Davis* (1968) eindrucksvoll gezeigt.

Anmerkungen:
Für den Soziologen Walter Sprondel ist die *Proklamierung eines eigenständigen Pflegeberufes* unter einem gemeinsamen tradierten Motiv der *Berufung zum Dienen* eine verspätete und überholte Reaktion auf eine bereits historisch gewordene Situation. Die Spezialisierung und Differenzierung innerhalb des Berufes sei bereits so weit fortgeschritten, dass Professionalisierung nurmehr darin bestehen könne, dieser Entwicklung durch ein geeignetes Aus- und Weiterbildungskonzept in einer *gestuften Berufskarriere* Rechnung zu tragen. Damit antizipiert Sprondel eine aktuelle Diskussion, die in der Pflege geführt wird. Ist die Spezialisierung in der Krankenpflege, die durch die Akademisierung einen erneuten Schub bekommen hat, nicht so weit fortgeschritten, dass die Konzeption eines einheitlichen abgegrenzten Berufsbildes real ad absurdum geführt wird? Was – so könnte man auch fragen – verbindet eine Krankenschwester, eine OP-Schwester, einen Pflegepädagogen, Pflegemanager und eine HochschuldozentIn im Fach Pflege (noch) miteinander?

55. Krankenpflegegesetz mit Ausbildungs- und Prüfungsordnungen, Kommentar von Wolf Eichholz und Rudolf Bernhardt, Köln, Stuttgart 1975 (4. Überarbeitete und erweiterte Auflage)

Erläuterungen
In der Fassung vom 20. September 1965, geändert durch Zweites Gesetz zur Änderung des Krankenpflegegesetzes vom 3. September 1968 und Drittes Gesetz zur Änderung des Krankenpflegegesetzes vom 4. Mai 1972.
Abschnitt (Krankenpflege)

§ 1 *(Erlaubnis)*
Wer die Krankenpflege unter der Bezeichnung *Krankenschwester* oder *Krankenpfleger* oder die Kinderkrankenpflege unter der Bezeichnung *Kinderkrankenschwester* ausüben will, bedarf der Erlaubnis...

Der Begriff der Krankenpflege ist im Gesetz nicht näher festgelegt. Dazu bestand auch keine Notwendigkeit, weil das Gesetz lediglich die Berufsbezeichnung schützt und nicht die Ausübung einzelner krankenpflegerischer Tätigkeiten. Im Gegensatz dazu erhielten §1 (1) der Zweiten Verordnung über die berufsmäßige Ausübung der Krankenpflege und die Errichtung von Krankenpflegeschulen (Ausführungsverordnung ...) ... Definitionen der Krankenpflege, die zwar die wesentlichsten Tätigkeiten aufführen, jedoch als gesetzliche Begriffsbestimmungen kaum als ausreichend angesehen werden können. Sie sind aber nach wie vor kennzeichnend für das Berufsbild der Krankenschwester und der Kinderkrankenschwester.

§ 1(1) der obigen Ausführungsverordnung lautet:
„Die Krankenpflege umfaßt:
- die Pflege von Personen, die an ansteckenden Krankheiten leiden, und zwar sowohl in Anstalten wie in der Wohnung,
- die Pflege von sonstigen Kranken, die sich in laufender ärztlicher Behandlung befinden, soweit sie sich nicht auf die allgemeine Körperpflege beschränkt,
- Hilfeleistung bei Narkosen, Operationen und sonstigen ärztlichen Verrichtungen,
- Hilfeleistungen bei der Anwendung von elektrischen und sonstigen Strahlen sowie bei Vornahme von bakteriologischen, serologischen und histologischen Untersuchungen.

Die Berechtigungen anderer anerkannter Hilfsberufe in der Gesundheitspflege, z. B. Säuglings- und Kleinkinderschwester und -pflegerin, Irrenpflegerin und Irrenpfleger, Technische Assistentin usw., werden hierdurch nicht berührt."

2. Es ist, wie bereits in der Einführung dargelegt, lediglich die Berufsausübung unter der Bezeichnung Krankenschwester, Krankenpfleger und Kinderkrankenschwester geschützt, nicht jedoch die berufliche Ausübung einer krankenpflegerischen Tätigkeit als solche. Personen, die nicht im Be-

sitz dieser Erlaubnis oder der Erlaubnis nach § 14a sind, dürfen sich auch künftig als *Schwester, Hilfsschwester, Schwesternhelferin, Pflegerin Hilfspflegerin* usw. bezeichnen. Die Führung der Bezeichnung Hebammenschwester ist durch § 6 des Hebammengesetzes vom 21. Dezember 1938 (RGB11. S. 1893) geregelt.

Wenn es auch erwünscht ist, daß in der Krankenpflege nur solche Kräfte beschäftigt werden, die eine entsprechende Berufsausbildung haben, so läßt sich doch bei dem gegenwärtigen Mangel an ausgebildeten Pflegekräften die Beschäftigung unausgebildeter oder angelernter Kräfte nicht völlig vermeiden. Das enthebt die Krankenhausleitung jedoch nicht der Notwendigkeit, genau zu prüfen, ob die im Bereich der Krankenpflege eingesetzten Hilfskräfte den an sie gestellten Anforderungen gerecht werden. (S. 40)

§ 6 (Krankenpflege- und Kinderkrankenpflegeschulen) ....
Die Ausbildungsstätten im Bereich der Krankenpflege werden als „Schulen" bezeichnet. Ob es sich allerdings um Schulen im Sinne des Schulrechts oder um Ausbildungseinrichtungen anderer Art handelt, ist umstritten. Die Kranken- und Kinderkrankenpflegeschulen unterscheiden sich von anderen Schulen zweifellos dadurch, daß sie in stärkerer Weise praxisbezogen sind, als es sonst im allgemeinen der Fall ist. ... Solange der Gesetzgeber die Frage nach dem Charakter der Krankenpflegeausbildung nicht eindeutig erklärt, wird man davon ausgehen müssen, daß es sich um ein Ausbildungsverhältnis besonderer Art handelt. ... (S. 49).

Anmerkungen:
Das, was Krankenpflege ist oder ein sollte, wird in dem Gesetz nicht näher festgelegt. Nur die Berufsbezeichung, nicht aber die Ausübung krankenpflegerischer Tätigkeiten galt es zu schützen. Ebensowenig eindeutig sind die Bestimmungen zum Charakter der Krankenpflegeausbildung. Als *Ausbildungsverhältnis besonderer Art* wurde die problematische Sonderstellung der Krankenpflegeschulen festgeschrieben.

56. Deutsche Krankenpflegezeitschrift 3/1976

Hören Sie mir zu, Schwester
Ich war hungrig und konnte nicht ohne Hilfe essen. Sie stellten mein Tablett außer Reichweite auf einen Bettisch,
Dann diskutierten Sie in einer Pflegebesprechung über die Erfordernisse meiner Ernährung.
Ich war durstig und hilflos. Sie aber vergaßen, dafür zu sorgen, daß meine Wasserkaraffe
frisch gefüllt wurde.
Später vermerkten Sie im Bericht, daß ich zu trinken abgelehnt hätte.
Ich war einsam und fürchtete mich.
Sie aber ließen mich allein, weil ich so kooperativ war und niemals um etwas bat.
Ich war in finanziellen Schwierigkeiten, für Sie wurde ich damit „Gegenstand lästiger Störung".
Ich war, was man ein Pflegeproblem nennt, und Sie diskutierten die theoretischen Grundlagen meiner
Erkrankung.
Und doch sehen Sie mich eigentlich gar nicht.
Man glaubte, ich liege im Sterben, und da
Sie meinten, ich könnte nichts mehr hören, sagten Sie,
Sie hofften, ich würde nicht sterben, bevor Sie ihr Tagwerk
beendet hätten, da Sie vor Ihrer Verabredung am Abend
noch zum Schönheitssalon müßten.
Sie scheinen so gut ausgebildet, so redegewandt und so überaus
sauber in Ihrer flecken- und faltenlosen Tracht. Und wenn ich spreche, scheinen Sie hinzuhören,
aber Sie hören mich nicht.
Helfen Sie mir, sorgen Sie sich um das, was mir geschieht. Ich bin so müde,
so einsam und fürchte mich so sehr. Sprechen Sie zu mir— seien Sie mir nah –
nehmen Sie meine Hand. Lassen Sie das, was mir geschieht, auch Ihr
Anliegen sein.
Bitte Schwester, hören Sie mir zu.

Anmerkungen:
Der unzufriedene und in seinen Bedürfnissen mißachtete Patient kritisiert in diesem Gedicht das Verhalten einer zwar beruflich perfekten, aber unmenschlichen Schwester. Sie hat es verlernt zuzuhören und mitzuleiden. Wer das Gedicht real geschrieben hat, bleibt unklar. Unklar bleibt auch, ob es sich um eine individuelle Erfahrung des Schreibenden oder ein programmatisches Stimmungsbild handelt. Deutlich wird allenfalls die Botschaft des Gedichtes, die einem technisierten beruflichen Selbstverständnis der Krankenschwester eine andere Professionalität der *Patientenorientierung* entgegensetzt. Dieses Thema bleibt in der zunehmenden Auseinandersetzung über die Probleme einer *Funktionspflege* zentral, um den Kern der Krankenpflege aus dem Bezug zum Patienten heraus bestimmen zu können.[50]

57. Anneliese Breithaupt-Frickhinger, Umfang und Grenzen der Pflichten von Krankenpflegepersonal, in: Deutsche Krankenpflegezeitschrift 9/1977, S. 488

Ich glaube, eine bessere Koordination der Arbeits- und Arbeitszeitplanung von verschiedenen Funktionsbereichen, wie ärztlicher Dienst, Labor-, Wirtschafts- und Verwaltungsdienst, ist im Interesse aller Berufsgruppen, vor allem aber der Pflegegruppen. Nach einem so gedrängten Arbeitsanfall von 6 bis etwa 10 Uhr ist es ganz verständlich, daß man mit letzter Kraft an den Kaffeetisch gelangt und sich dann auch kaum mehr aufraffen kann, aufzustehen. Vielleicht werden die Kaffeepausen deshalb immer länger?

---

[50] Ergänzend können die von Jutta Busch (dies., *Was der Patient sagt ....* Die Reflexion der Krankenpflege in Autobiographien von Patienten, Baunatal 1996) gesammelten und analysierten autobiographischen Hinweise hinzugezogen werden. Methodische Hinweise zur Erfassung literarischer Texte lassen sich so erfassen. Die inhaltlichen Ausführungen werden in einen sinnvollen interpretativen Rahmen gesetzt.

Eine bessere Koordination ist auch für den Patienten von Vorteil, damit er nicht zu lange Wartezeiten auf sich nehmen muß. Es besteht doch ein zentraler Anspruch an die Krankenversorgung, den Ablauf der gesamten Arbeit an den Bedürfnissen der Kranken zu orientieren, d. h., den Patienten während des Tages und der Nacht so zu versorgen, wie es dem physiologischen Ablauf entspricht; dazu gehört eben auch, daß ihm zu lange Wartezeiten bezüglich der Erfüllung seiner Pflegebedürfnisse erspart bleiben.

Wenn wir hier Patienten zu Worte kommen ließen, würden wir vielleicht sehr gute Ratschläge bekommen, wie unsere Arbeit effektiver gestaltet werden könnte. Meiner Meinung nach gehört auch dies zu unserer Aufgabe, dem zur Zeit noch sehr *rechtlosen* Patienten mehr Mitsprache im Krankenhaus einzuräumen. Ein patientenorientierter Arbeits- und Arbeitszeitablauf setzt eine optimale Aufeinanderfolge der anfallenden Einzeltätigkeiten in allen Bereichen voraus und erfordert die Abstimmung der Arbeitsabläufe aller Bereiche untereinander. Das läßt mich zu dem Schluß kommen, daß es in jedem Krankenhaus ein Planungs- und Koordinierungsteam geben muß, in dem Vertreter aus allen klinischen Bereichen und Berufsgruppen mit gleichwertiger Stimme vertreten sind. Dies heißt natürlich auch, daß innerhalb einer Station eigenverantwortlich im Team unter Berücksichtigung der sinnvollen Verteilung der Verantwortlichkeit für jeden Patienten Planung gemacht werden muß. Es muß eine Pflegeanamnese unter Einbeziehung der sozialen und hygienischen Gewohnheiten und des psychischen Zustandes des Patienten erstellt werden. Die Festlegung von Pflegezielen, Erstellung eines Pflegeplanes gehören dazu. Danach muß die Organisation der Pflege erfolgen und die regelmäßige Kontrolle über die Pflegenden.

Die regelmäßige Kontrolle wie auch das Sich-kontrollieren-Lassen ist meiner Meinung nach eine sehr wichtige Aufgabe, denn nur wer sich auf dem neuesten Stand des Wissens befindet, kann sich ruhigen Gewissens hintertragen lassen. Vielleicht sollten wir sogar daran denken, ob es nicht sinnvoll wäre, ein Diplom nicht auf unbegrenzte Zeit zu vergeben, sondern die Lizenz abhängig zu machen von dem Besuch der noch gesetzlich festzulegenden Fortbildungsveranstaltungen. Denn Experten sind der Meinung, daß sich die Erkenntnisse in der Krankenpflege alle 3 bis 5 Jahre erneuern. Das heißt natürlich, daß die Arbeitgeber für alle Berufsgruppen eine Freistellung für Bildungsurlaub ermöglichen.

Nur durch ständigen Informationsfluß, gesetzlich festgelegte Fortbildung und Fortbildungsinhalte und innerbetriebliche Eigeninitiative ist es möglich, alle Mitarbeiter auf dem gleichen Stand des Wissens um Forschung, wissenschaftlichen Fortschritt und nicht zuletzt um die Eigenverantwortlichkeit zu halten. Dies ist notwendig, damit wir von vornherein wissen, was wir dürfen und auch müssen; wenn wir unsere Verantwortlichkeit kennen, wird es keine Kompetenzschwierigkeiten und auch kaum Schwierigkeiten in Haftungsfragen geben.

Lange Zeit gab es keine Krankenpflegeforschung, also auch keine Planung und dadurch auch keine Abgrenzung nach oben, noch nach unten und seitlich. Die Krankenschwester war und ist auch heute noch *Mädchen für alles*, sie tat und tut, was andere nicht machen wollen. Ihr wurde immer mit dem Schild *Zum Wohle des Patienten* alles zugeschoben; dabei letztlich doch gerade nicht *zum Wohle des Patienten*!

Überall in Europa befindet sich die Krankenpflege in der Identitätskrise, da ein wachsendes Interesse der Bevölkerung an Fragen der Gesundheit vorhanden ist. Qualifizierte Leistungen des Gesundheitswesens führen zur Kostensteigerung, deshalb muß man nach Alternativen zu den Strukturen des Gesundheitswesens, die Krankenhaus- und krankheitsorientiert sind, suchen. Dies bedeutet die Notwendigkeit besserer Qualifikationen auf dem Gebiet der Gesundheitsförderung in Familie, Schule, Arbeitsplatz, und dies bedeutet Gesundheitserziehung. Auf diesem Gebiet liegen ebenfalls unsere Aufgaben.

Wir sollten die Grenzen unserer Pflichten nicht auf den ärztlichen Bereich oder auf den Verwaltungssektor erweitern wollen, sondern innerhalb unseres eigenen Bereiches im Hinblick auf die Förderung der allgemeinen Entwicklung unseres Berufsstandes, zum Beispiel durch Festlegung zeitgemäßer Berufsbilder und deren Vertretung nach außen, Einflußnahme auf Ziele, Programme und Zulassungsbedingungen für die Ausbildungsgänge aller Stufen und Bereiche, Mitwirkung bei der Durchführung von Zusatz-, Spezial- und Fachausbildungen.

Dazu ist ein größeres Maß als bisher an Unabhängigkeit, Mitwirken bei Entscheidungen sowie Umsetzen von Entscheidungen in aktives Handeln notwendig. Krankenpflege muß Forschung und Experiment in der Anwendung der Krankenpflege sein! Die Forschung in der Pflege würde das für uns so unbedingt notwendige Selbstverständnis stärken und Aktivitäten fördern.

Wir brauchen qualifizierte Pflegepersonen, die in Gremien sitzen, die Richtlinien erlassen über Abgrenzungen, damit nicht artfremde Berufsgruppen, wie Verwaltungsbeamte, Juristen, Politiker oder Standesorganisationen, unser Berufsbild mitsamt den Tätigkeiten und Abgrenzungen fabrizieren. Heute wird doch noch allein von Richtern in jedem Fall entschieden, wo unsere Grenzen der Pflichten liegen und wann wir sie überschritten haben.

Lassen Sie uns nicht auf Reformen von oben warten. Viele Verbesserungen sind auch ohne große Programme konkret am Arbeitsplatz zu erreichen. Der Pflegedienst muß selbst seine Probleme untersuchen und Lösungen finden. Die Losung des Jahres 1977 lautet – und damit möchte ich schließen: Zukunftsorientierte Krankenpflege – Jeder ein Mitstreiter im Gesundheitswesen!

Anmerkungen:
Die Entwicklung eines tragfähigen *zukunftsorientierten Konzeptes für die Krankenpflege* aus dem Berufsstand der Pflege selbst heraus ist, so Anneliese Breithaupt-Frickhinger, notwendig, um die europäische *Identitätskrise* der Pflege zu überwinden. Reformbedürftig sind i.E. die Inhalte und die Organisation der Pflege sowie die angemessene Interessenvertretung nach außen. Die Perspektiven eines solchen umfassenden Zukunftsprogramms impliziert als Ziel die Professionalisierung, obgleich der Begriff in diesem Kontext nicht auftaucht. Inhaltlich ließe sich aus der Auflistung der Forderungen der Ist-Zustand in seinen kritisierbaren Elementen herausarbeiten und mit dem aktuell erreichten Stand der Entwicklung vergleichen. Transferierbar ist die Erkenntnis, dass Entwicklungsprozesse über die Inhalte und nicht nur den formalen Begriff zu erfassen sind.

58. Detlef Krug, Zur Diskussion: Patientenzentrierte Krankenpflege. Aspekte einer Legitimation, in: Deutsche Krankenpflegezeitschrift 1/1978, S. 40

Zukunftsorientierte Krankenpflege – Jeder ein Mitstreiter im Gesundheitswesen lautete das Leitthema zum *Tag der Krankenpflege* am 12. Mai 1977. ... Es kann nicht deutlich genug gesagt werden: Zukunftsorientierte Krankenpflege kann nur erfolgreich erarbeitet und verwirklicht werden, wenn eine möglichst breite Basis in die Diskussion miteinbezogen wird und es trotz pluralistischer Verbandsstruktur gelingt, eine homogene Interessenvertretung nach außen zu formulieren. ... Die Tatsache, daß die Krankenpflege auf eine reiche Tradition zurückblicken kann, und daß der Begriff „Beruf" auch heute noch deutliche Aspekte von „Berufung" beinhaltet, sollte keine Barriere sein, sondern die nötige Sicherheit verleihen, die kommenden Fragestellungen in engagierter Gelassenheit zu erörtern. ... Wenn Krankenpflege sich in Zukunft verstärkt

- sozialwissenschaftlich begründet,
- kommunikativ orientiert,
- patientenzentriert versteht, besteht die Chance,
- einer begründeten qualifizierten Eigenständigkeit
- den Patienten wieder stärker in seiner Individualität wahrnehmen und annehmen zu können
- sich therapeutisch-pflegerisch in den Heilungsprozeß einzuschalten
- das alte Selbstverständnis auf neuer Grundlage zu akzeptieren.

Anmerkungen:
Nur in der Anbindung an die Tradition der Pflege als Beruf und Berufung und mit Blick auf die neuen Ansprüche, die an die Pflege gestellt werden, läßt sich ein Konzept für eine *zukunftsorientierte Pflege* entwickeln. Trotz der bestehenden Differenzen innerhalb des Berufsfeldes ist, so die Position des Verfasssers, eine einheitliche Berufspolitik notwendig, um verbindliche innere Strukturen über eine durchsetzungsfähige Interessenvertretung nach außen zu definieren und so ein eigenständiges Profil zu entwickeln.

59. Diskussion um die Neuordnung der Ausbildung in den Pflegeberufen. Stellungnahmen zum Entwurf eines Gesetzes über die Berufe in der Krankenpflege und den Beruf der Hebamme und des Entbindungshelfers. Stellungnahme der Arbeitsgemeinschaft der Schwesternverbände in Baden-Württemberg, Stand: Dezember 1977, in: Deutsche Krankenpflegezeitschrift 3/1978, S. 118

Zusammenfassung

- Die Ausbildung muß zur Berufsfähigkeit führen. Krankenpflege erfordert eine theoretisch gut fundierte, berufsbezogene Ausbildung. Bei der Anwendung des Berufsbildungsgesetzes innerhalb der betrieblichen Ausbildung besteht an mehreren Stellen die Gefahr, daß die praktische Ausbildung beschnitten wird. Die Auszubildenden würden dabei nicht in erster Linie als Lernende, sondern als Erbringer von Arbeitsleistung verstanden. Wir fordern daher eine Ausbildung in einer der Berufsfachschule entsprechenden Schule im Krankenhaus.
- Die Ausbildungen in der Krankenpflege und in anderen Berufen im Gesundheitswesen müssen miteinander vergleichbar sein. Mit dem vorliegenden Entwurf werden die pflegerischen Berufe als einzige Berufsgruppe nicht in den Fachschulbereich eingeordnet.
- Die Ausbildung muß den Anforderungen des Europäischen Übereinkommens voll entsprechen, damit die Voraussetzung für eine Gleichstellung mit Krankenpflegekräften in den Ländern der Europäischen Gemeinschaft gegeben ist. Im Entwurf bleiben wesentliche Regelungen und Empfehlungen des Europäischen Übereinkommens unberücksichtigt.
- Die Ausbildung muß nach berufsspezifischen Gesichtspunkten ausgerichtet sein. Wirtschaftliche Aspekte müssen ihnen untergeordnet werden.
- Die Ausbildung muß dem Bedürfnis der Patienten nach einem abgeschirmten therapeutischen Bereich entgegenkommen. Die betriebliche Ausbildung nach dem Berufsbildungsgesetz öffnet die Krankenpflege auch für das politische Kräftespiel. Für die Schwesternverbände muß

auch in Zukunft die Humanität im Krankenhaus Ziel für Ausbildung und Ausübung des Pflegeberufs bleiben.

- In der Berufsfachschule besonderer Art sehen wir die bestmögliche Form für eine qualifizierte Ausbildung von Krankenschwestern, Krankenpflegern, Kinderkrankenschwestern. Kinderkrankenpflegern, Hebammen, Entbindungshelfern, Krankenpflegehelferinnen und Krankenpflegehelfern.

Stuttgart im Januar 1978
Arbeitsgemeinschaft der Schwesternverbände In Baden-Württemberg
Hilde König Vorsitzende

Anmerkungen:
In Zusammenhang mit Quelle 55 läßt sich die Diskussion über die Neufassung des Krankenpflegegesetzes, besonders die Diskussion über die Ausbildung, exemplarisch nachzeichnen. Deutlich wird, dass zwischen den jeweiligen Gesetzesfassungen (1958, 1965, 1975 und 1985) innerhalb der Krankenpflegeverbände unterschiedliche Positionen vertreten werden. Ergänzend können kontroverse Positionen hinzugezogen werden, die die Konfliktlage innerhalb der einzelnen Interessenverbände deutlich werden lassen und zu einer eigenen Positionierung auffordern.[51]

[51] Vgl. hierzu im Überblick und als erste Orientierung, Anna-Paula Kruse, Berufskunde II: Die Krankenpflegeausbildung seit der Mitte des 19. Jahrhunderts, Stuttgart 1987.

60. Therese Schramer, Krankenpflege aus der Sicht des Patienten, nach einem Vortrag, gehalten auf einer Fortbildungstagung für Krankenpflegepersonal in Niedersachsen an der Medizinischen Hochschule Hannover mit dem Thema „Rund um das Krankenbett" am 29. Oktober 1977, in: Deutsche Krankenpflegezeitschrift, 6/1978, S. 281

Sicher besteht kein Zweifel daran, daß sich im Selbstverständnis der Krankenpflege ein tiefgreifender Wandel vollzogen hat. Dieser Wandel ist gekennzeichnet durch ständig steigende Anforderungen an das beruflich-technische Können im Pflegeberuf, der eine immer anspruchsvollere Ausbildung voraussetzt.

Diese Anforderungen verlangen in vielen Fachbereichen, z. B. in der Intensivpflege, in der Anästhesie, im Operationsdienst, eine Vertiefung des Wissens, das während der Grundausbildung nur als Basis vermittelt werden kann. Mit Recht wird immer wieder auf die Gefahr hingewiesen, daß das Krankenhaus durch die Technisierung und Spezialisierung als moderner Betrieb einen unheilvollen Verlust an Menschlichkeit erleidet. Trotzdem ist es kurzsichtig, diese Bedrohung nur auf die Technik abzuschieben. Ganz abgesehen davon, daß sie für eine gute medizinische und pflegerische Betreuung des Kranken unverzichtbar ist, so kommt doch alles darauf an, in welcher Weise sich Menschen dieser Technik bedienen. Ohne in diesem Zusammenhang näher darauf einzugehen, muß betont werden, daß die Technik an sich wertfrei ist und daher von sich aus nicht die Menschlichkeit im Krankenhaus bedroht.

Die alles entscheidende Frage lautet: Richten sich alle Bemühungen darauf, daß der Mittelpunkt, der Mensch – und zwar der ganze Mensch – bleibt, oder wird das Krankenhaus mehr und mehr zu einer reinen Produktionsstätte von Gesundheit bzw. zu einer Reparaturwerkstätte für kranke Tage umfunktioniert? Im ersten Fall spricht man von einem patientenzentrierten Krankenhaus, im anderen von einem betriebszentrierten.

Entscheiden wir uns für die patientenzentrierte Krankenpflege, so sollen wir unseren Auftrag als Krankenschwester oder Krankenpfleger so sehen, wie der Weltbund der Krankenschwestern und Krankenpfleger es 1973 in den *Ethischen Grundregeln für die Krankenpflege* aufgestellt hat:

„Die Krankenschwester/der Krankenpfleger hat vier grundlegende Aufgaben:
- Leiden zu lindern
- Gesundheit zu fördern
- Krankheit zu verhüten
- Gesundheit wieder herzustellen."

Dem könnte man noch hinzufügen:
Die Krankenschwester/der Krankenpfleger betrachtet ihren/seinen Beruf als Aufruf zu qualifizierter Mitmenschlichkeit durch berufliches Können und die Bereitschaft, allen anvertrauten Menschen helfender Mitmensch zu sein.

Anmerkungen:
Die *patientenorientierte Pflege* wird als Weg zu einer *qualifizierten Menschlichkeit* und damit Klammer angesehen, um Humanität und Ganzheitlichkeit als zentrale Konstanten pflegerischen Selbstverständnisses in die moderne zunehmend technisierte und spezialisierte Krankenpflege einzubinden. Umbruch und Bewegung sind nicht nur, so die Erkenntnis aus der vorliegenden Quelle, Ausdruck der Suche nach einer real neugefaßten Identität, sondern können durchaus auch von dem Wunsch getragen sein, in der Tradition verankert zu bleiben. Das Neue entsteht so auch aus der Mischung bekannter und erprobter Bestandteile, die unter einem anderen Begriff zusammengefaßt werden. Tradition und Fortschritt sind unauflösbar miteinander verknüpft.

61. Jubiläum der Werner-Schule vom Roten Kreuz, in: Deutsche Krankenpflegezeitschrift, 8/1978, S. 412

Bewährte Strukturen in der Krankenpflegeausbildung erhalten
Mit großem Beifall wurde die Aussage des Präsidenten des Niedersächsischen Landessozialamtes, Elmar Bernd aufgenommen, die Niedersächsische Landesregierung werde den Referentenentwurf, der die Krankenpfle-

geausbildung als duale Ausbildung regeln will, „so keinesfalls unterstützen ... Nach wie vor streben wir an, eine Berufsfachschule besonderer Art zu konzipieren. ... Es ist unser erklärtes Ziel, bewährte Strukturen in der Krankenpflegeausbildung zu erhalten und die Schwesternverbände und freigemeinnützigen Verbände in der von ihnen seit Jahrzehnten übernommenen Verantwortung für die Herausbildung pflegerischen Nachwuchses zu stärken und zu unterstützen."

Anmerkungen:
Bewährte Strukturen, so die einhellige Meinung der Niedersächsischen Landesregierung und des Roten Kreuzes, sollten in der Krankenpflegeausbildung beibehalten werden. Das ist im Prinzip auch die Position des DBfK.[52]

62. Zum Thema: „Frau" statt „Schwester", DKSZ 1978, 2, 68-69; 4, 187-189, 303, in: Deutsche Krankenpflegezeitschrift 8/1979, S. 435

In der DKSZ sind zu diesem Thema schon einige Zuschriften veröffentlicht worden. In der Mehrzahl solche, die für die Anrede *Frau* statt *Schwester* plädieren.

Wir fragen uns, warum sind die Kolleginnen so sehr dafür, die Anrede *Schwester* nicht mehr als Anrede, sondern bestenfalls noch als Berufsbezeichnung gelten zu lassen? Warum sollte diese Anrede, wie auch die Tracht und die Haube, ausgedient haben oder als antiquiert gelten? Muß

[52] Diskussion um die Neuordnung der Ausbildung in den Pflegeberufen. Stellungnahme des Deutschen Berufsverbandes für Krankenpflege (DBfK), in Deutsche Krankenpflegezeitschrift 8/1978, S. 416. „Zusammenfassend möchten wir noch einmal hervorheben: Der Deutsche Berufsverband für Krankenpflege fordert für die Krankenpflegeausbildung eine Berufsfachschule besonderer Art im Krankenhaus, in der die Schüler als Lernende und nicht als Arbeitskräfte gelten und in der Praxis und Theorie als aufeinander abgestimmte Einheit von den gleichen Fachlehrern – wie bisher – vermittelt und überwacht werden."

denn wirklich das Tragen der Haube oder die Anrede *Schwester* beinhalten, daß sich dahinter eine Person befindet, die in ihrer Entwicklung stehengeblieben ist? Wir meinen, daß das Tragen der Haube und die Anrede *Schwester* zeitgemäßes Denken und Modern-Sein nicht ausschließen.

Warum legen wir eigentlich so einfach die äußeren Attribute unseres Berufsstandes ab und begeben uns damit auf die Stufe des ungelernten Personals? Ist Ihnen noch nicht aufgefallen, wie jede Schwesterhelferin nach der Haube greift und stolz ist auf die Anrede *Schwester*? Warum sollten wir uns die Anrede *Schwester* nehmen lassen, die einmal durch eine absolvierte Ausbildung erworben wurde und ohne Zweifel eine Vertrauensbrücke zwischen der Pflegeperson und dem Patienten herstellt. Es ist schwer vorstellbar, daß es für den Patienten einfacher sein soll, Frau Govicio statt Schwester Inge oder Schwester Erika zu sagen, zumal die Pflegekräfte eben nicht alle Müller oder Schmid, sondern Skorupski, Gregouvic oder sonstwie heißen. Wollen wir es einem Kindermund verbieten, der weinend nach der *Schweeeesteeer* schreit und dies dann per *Frau* tun müßte?

Die Gefahr liegt nahe, daß wir uns von Leuten außerhalb unsere Berufes, die nur wenig vom Schwesterndienst wissen oder die einfach reformsüchtig sind, etwas aufzwingen lassen, ohne daß wir es innerlich selbst bejahen. Aus allen Zeitungen können wir die Klage um die Enthumanisierung der Krankenhäuser entnehmen und warum wollen wir selbst die persönliche Nuance der Anrede *Schwester* noch ausklammern. Auch wir begrüßen es, daß der Status des Pflegepersonals angehoben wurde – es war höchste Zeit dafür –, nur sehen wir im Zuge dieser Verbesserung keinen Grund dafür, mit Traditionen zu brechen, die sich bewährt haben.
Marianne Ehrmann, Margarete Borovan, Ltd. Pflegekräfte.

Anmerkungen:
Wenn in der Deutschen Krankenpflegezeitschrift im Jahre 1978 darüber diskutiert wird, welche Anrede für die Pflegekraft angemessen sein soll, dann handelt es sich nicht nur um ein nebensächliches Detail, sondern um eine Identifikationsmetapher der beruflichen Identität. Die in Quelle 62 und 63 wiedergegebenen Positionen für eine Beibehaltung der Anrede *Schwester* sind unterschiedlich in den Begründungsmustern. Die leitenden Pflegekräfte (Quelle 62) wollen nicht auf die Anrede *Schwester als* das *äußere Attri-*

but ihres Berufsstandes verzichten. Im Rückbezug auf die eigene Tradition eines humanitären Ethos wollen sie diese Anrede beibehalten und damit ihren Stolz entgegen einer aufoktroyierten und eigentlich gar nicht vorhandener Modernität demonstrieren. Demgegenüber plädiert Marie Müller (Quelle 63) dafür, die Anrede *Schwester* beizubehalten, bis tatsächlich eine neue berufliche Identität gefunden ist, die die Anrede *Frau* auch passend erscheinen läßt. Ihr Plädoyer für die *altmodische* Anrede *Schwester* liefert in der brisanten Mischung der Argumentationsbestandteile einen Einblick in die individuelle Positionierung der Betroffenen selbst. Erkennbar wird, dass der Einzelne im gesellschaftlichen Feld der Deutungsmuster eine je spezifische Variante entwickelt und damit trotz enger Rahmensetzungen handlungsfähig bleibt.

63. Zum Thema: „Frau" statt „Schwester"; in: Deutsche Krankenpflegezeitschrift 10/1978, S. 553-554

Als jemand, der in einer sehr fortschrittlichen Klinik hart für seinen Kittel gekämpft hat und sich die Anrede *Schwester* gerade noch über die Runden rettete, möchte ich gerne meine altmodische Haltung begründen, ...

Als ich vor 10 Jahren in Deutschland eine Stelle fand, die auf mich zugeschnitten schien, gab ich sie wieder auf, weil mir angesichts der unterschiedlichen Pflege die Haare zu Berge standen. Das tut mir heute noch leid, denn ich ließ damit meine nächsten Angehörigen einem System ausgesetzt, das ich erschreckend fand und dem ich mich nicht gewachsen fühlte.

Dabei war auch in England nicht alles so rosig gewesen. Ich erinnere mich nur ungern an eine Stationsschwester, die von einem halbverhungerten tracheotomierten Buben Eßsitten verlangte. Es war ein Einzelfall, aber man vergißt es nicht leicht, wenn ein Kind in einem Wohlstands-Wohlfahrts-Staat sich aus Hunger am Elektroden-Gel vergreift. Nach meinem heutigen Wissen war es vielleicht gut, daß der Junge seinen Krankenhausaufenthalt nicht überlebte. Und wie vielen appendektomierten Kindern ist heute noch verwehrt, Leitungswasser zu trinken?

Ich habe es mir in meinem erwählten Beruf nicht leicht gemacht, als jedoch mein Schwager an Magenkrebs erkrankte, war es meine Schwester, die ihn pflegte: 24 Stunden am Tag, 7 Tage in der Woche, 3 Monate lang. Sie, die kein Blut sehen kann, die nicht zusehen konnte, wenn er seine Vitamin-B1-Spritzen bekam, konnte auf einmal alles. Sie gab ihm seine Injektionen, machte ihm Klistiere, bettete ihn in alle möglichen und unmöglichen Positionen und las ihm vor, während ich mit meiner 20jährigen Berufserfahrung hilflos dabeistand.

Sie betreute auch die senile Mutter seiner ersten Frau, bis die ihr eines Abends entwischte und nicht mehr nach Hause fand. Als diese später ertrunken aufgefunden wurde, durfte meine Schwester sich anhören, daß diese in einem Altersheim halt doch besser aufgehoben gewesen wäre.

Sie hatte trotzdem Altenpflegerin werden wollen, mußte aber auf den Lehrgang verzichten, als unsere eigene Mutter krank wurde. Sie hat also keinerlei pflegerische Ausbildung, aber ich weiß, daß ich gut aufgehoben sein werde, wenn ich einmal nicht mehr arbeiten kann, denn sie ist zum Glück acht Jahre jünger als ich. ...

1976 promovierten in den USA 62 Doktoren der Krankenpflege. Ich glaube kaum, daß eine von ihnen Wert darauf legt *Nurse* oder *Sister* genannt zu werden. Auch in Edinburgh und Manchester gibt es Lehrstühle für Krankenpflege. In England war die Reihenfolge zu meiner Zeit: Orderlies, Auxiliaries, Pupil Nurses, Student Nurses, Assistant Nurses (heute State Enrolled Nurses) 3rd year Student Nurses, Staff Nurses, Charge Nurses und Ward Sisters, Departmental Sisters, Assistent Matrons, die meistens mit Miss und dem Nachnamen angesprochen wurden und Matron. Mit dem *Salmon-Scheme* hat sich das etwas geändert, indem es nach der Nr. 6, den *Ward Sisters* nur noch *Nursing Officers* gibt, die sich wohl mit Miss oder Mrs. anreden lassen.

Ich persönlich würde auch für einen Doktor der Krankenpflege plädieren, aber eher auf der Basis des *Clinical Nurse Consultants,* der erfahrenen Stationsschwester, die in Abwesenheit ihres Chefs eigene Entscheidungen treffen darf. Hier sehe ich auch die *Schwester* zur *Frau* avanciert, die durch empathisches Wissen gleichberechtigt handelt. Besser noch, wenn sie diese Entscheidungen auch erläutern kann, damit jeder Bescheid weiß und es keiner langen Besprechungen bedarf, wenn der Arzt einmal gezwungen ist, ein Beatmungsgerät auszuschalten. Anatomische Unterschiede werden in der Notfallsituation sicher nicht im Vordergrund stehen. Es wäre nur zu überlegen, ob nicht viele Notfälle vermieden werden könnten, wenn wir verständnisvoller miteinander umgingen.

Ich kann als *Schwester* manches ertragen, was mich als *Frau* in Empörung versetzt, ich darf aber nicht vergessen, daß ich ein Recht habe, eine Frau zu sein und um meiner selbst willen eine Wissenschaft verachten muß, die mir Gefühle abspricht. Womit ich sagen möchte, daß wir alles beim alten lassen sollten, bis wir uns über unsere Rolle als Schwester und Frau klarer geworden sind.

Früher bedeutete doch, *unter der Haube sein*, verheiratet sein. Die Ordensfrau legte ein Gelübde ab und nahm den Schleier zum Zeichen einer höheren Bindung. Sie wurde die Schwester aller Gleichgesinnten. Die Haare, unter der Haube selbst, waren kürzer als wir sie heute tragen, schon der Pflege halber. Die Ordnung im Mutterhaus wurde durch die Ordensregeln bestimmt.

Es kann wohl nicht geleugnet werden, daß unser Berufsbild sich an solchen Überlegungen orientiert hat. Wenn wir jetzt die Haube abnehmen, weil sie *keinen Sinn* mehr hat und auch auf die Anrede *Schwester* verzichten möchten, weil, wie ein Krankenpflegeschüler mir sagte, es schon einen Vertrauensbruch andeute, vorzugeben, daß man so vielen Menschen eine Schwester sein könne, sollten wir uns da nicht einmal Gedanken machen über das, was unserem Beruf, unserer sozialen Rolle ihren *Sinn* gibt? Unter diesem Gesichtspunkt ist ja auch die Berufsbezeichnung *Kranken-Schwester* irreführend.

Auch ich möchte mit einem Bibelwort schließen: „... und deinen Nächsten wie dich selbst." Unter diesem Aspekt sehe ich auch mein *Schwester-Sein* in einer Arbeitstherapie: Es ist nicht das Beschäftigt-Sein an und für sich, sondern das sinnvolle Tun, das überlegte Handeln, das uns Widerwärtigkeiten ertragen läßt. Marie Müller

Anmerkungen:
Marie Müller verschachtelt in ihrem Kommentar zum Thema *Frau* oder *Schwester* eine ganze Reihe von Informationen, die Auskunft geben über ihren weiblichen Lebenszusammenhang. Aus ihrer eigenen Biographie wer-

den Strukturlinien erkennbar, die ihre wertkonservative Haltung verständlich machen. Entgegen der eindimensionalen Unterteilung von fortschrittliche und konservative Idealtypen werden Mischformen erkennbar, die die Lebenswirklichkeit ausmachen. Lernende können sich so mit ihren eigenen oft widersprüchlichen Vorstellungen spiegelbildlich auseinandersetzen. Es bietet sich an, die eigene Biographie vor dem Hintergrund der Berufswahl zu rekonstruieren, eigene Modelle der beruflichen Zukunft zu entwickeln und begründet zu vertreten.

64. Justiz und NS-Verbrechen. Sammlung deutscher Strafurteile wegen nationalsozialistischer Tötungsverbrechen 1945-1966, Band XX. Die vom 12.04.1964 bis zum 03.04.1965 ergangenen Strafurteile Lfd. Nr. 569-590, bearbeitet vom Seminarium voor Strafrecht en Strafrechtspleging Van Hamel der Universität von Amsterdam, von Irene Sagel-Grande, H.H. Fuchs, C.F. Rüter, Amsterdam 1979

112 Ks 2/64
Im Namen des Volkes
Das Schwurgericht beim Landgericht München I erlässt in der Strafsache gegen

1. E., geb. am 5.4.1901 in Gumminshof/Pommern, ledige Abteilungsoberschwester in Ratzeburg, deutsche Staatsangehörige
2. El., geb. am 8.6.1906 in Ottlotschin/Thorn, ledige Pflegerin, wohnhaft in Hattingen, Ruhr, deutsche Staatsangehörige,

Wegen Beihilfe zum Mord
In der öffentlichen Sitzung vom 12. März 1965 ... folgendes Urteil:
Die Angeklagten werden freigesprochen.
Die Verfahrenskosten fallen der Staatskasse zur Last.
Gründe:

Die Angeklagten
1. Die Angeklagte E. ist am 5.4.1901 in Gumminshof/Pommern geboren. Ihre Eltern hatten ein landwirtschaftliches Anwesen von 45 Morgen. Vom 6.

bis 14. Lebensjahr besuchte sie die Volksschule mit durchschnittlichem Erfolg. Nach der Schulentlassung arbeitete sie etwa 3 Jahre auf dem elterlichen Anwesen mit, dann noch etwa 1 Jahr in einem Gutshaushalt ihrer Heimatgemeinde. Am 1. Mai 1923 trat sie als Lernschwester in die Heil- und Pflegeanstalt Treptow an der Rega ein. Sie machte einen zweijährigen Lehrgang mit und legte dann die Prüfung ab. Ab 1930 war sie in dieser Anstalt Abteilungspflegerin auf einer Abteilung für unruhige Kranke. Nach der Auflösung der Anstalt Treptow im Jahre 1941 wurde die Angeklagte in die Anstalt Obrawalde versetzt. Sie war zunächst bis Ende 1942 oder Anfang 1943 als Pflegerin in der Aufnahmeabteilung auf Haus 6 unten beschäftigt. Danach wurde sie Abteilungspflegerin in der Abteilung für unruhige Kranke (Haus 9). Sie war dort der Oberpflegerin Amanda R. unterstellt. Gegen Ende 1943 trat sie anstelle der nach Stettin versetzten Oberpflegerin Grunau, ohne allerdings in die entsprechende Planstelle eingewiesen zu werden. Damit war sie für das ganze Haus 6 (Station oben und unten) zuständig. Diesen Posten behielt sie bis zu ihrer Flucht aus der Anstalt am 29.1.1945, als die Sowjettruppen Obrawalde besetzten. Nach Kriegsende war die Angeklagte 4 Jahre in Dänemark interniert, arbeitete dann von 1949 bis 1953 in einem Krankenhaus in Schweden und kehrte von dort in die Bundesrepublik zurück. Von 1954 an war sie als Abteilungspflegerin im Nervenkrankenhaus Gabersee bei Wasserburg tätig, ist dort jedoch nach Einleitung dieses Verfahrens vorläufig dienstenthoben worden. Sie erhält zur Zeit die Hälfte ihrer Bezüge, so dass ihr im Monat ca. 370.- DM .netto zur Verfügung stehen. Die Angeklagte war Mitglied der NSDAP von 1933 bis 1945 und Mitglied der NS-Frauenschaft. Besondere Funktionen hatte sie in diesen Organisationen nicht. (S. 587-2)....

Die Angeklagte E. erfuhr zum erstenmal 1943 von den in der Anstalt Obrawalde durchgeführten Tötungen. Sie bekam damals auf der Station 9 U (der sog. Tobstation) von der Oberärztin Dr. Wernicke die Anweisung, einer sehr unruhigen Kranken, die wild um sich schlug, 5 g Veronal zu geben. Da die Angeklagte zunächst meinte, Dr. Wernicke habe sich versprochen, reichte sie der Patientin von sich aus lediglich die zur Ruhigstellung erforderliche Dosis von zweimal 0, 5 g. Die Kranke beruhigte sich daraufhin und war am nächsten Tag ansprechbar. Als die Angeklagte die Oberärztin auf diesen Vorfall hin ansprach, wurde sie von Dr. Wernicke angeschrien, ob sie denn nicht wisse, dass sie die Anordnungen eines Arztes befolgen müsse. Diese Reaktion der Ärztin machte der Angeklagten deutlich, dass es sich bei der ärztlichen Verordnung nicht um ein Versehen gehandelt hatte, sondern dass Dr. Wernicke in Wahrheit die Patientin durch eine zu hohe Dosis Schlafmittel töten wollte. Obwohl die Angeklagte in diesem Fall keine weiteren Tabletten zu geben brauchte, suchte sie Dr. Mootz auf, der ebenfalls auf der Frauenabteilung Dienst machte und mit dem sie – noch von der Anstalt Treptow – ein besonderes Vertrauensverhältnis verband, da sie mit dem Arzt seit Beginn ihrer Tätigkeit etwa 20 Jahre lang in gutem Einvernehmen zusammengearbeitet hatte. Dr. Mootz, der an sich schon im Ruhestand lebte und lediglich wegen des Krieges wieder Dienst leistete, zuckte jedoch auf die Frage der Angeklagten, ob das denn angehe, dass in der Anstalt Patienten getötet würden, mit den Schultern und erklärte ihr, das sei von oben, vom Staat angeordnet worden, so dass er da auch nichts machen könne. Die ganze Sache gehe auf ein Gesetz zurück, und wenn irgend etwas sei, solle sie sich nur auf ihn berufen. Nachdem ein zweites Gespräch mit Dr. Mootz zu keinem anderen Ergebnis geführt hatte, half die Angeklagte während ihrer weiteren Tätigkeit auf Haus Sin mindestens 10 Fällen unter Leitung der Oberpflegerin Amanda R., von Dr. Wernicke ausgesuchte schwerkranke Patientinnen zu töten. Dabei wurde jeweils die von der Ärztin angegebene Menge Veronal in Wasser aufgelöst und den Kranken zum Trinken gegeben. Während ein Teil der Patientinnen den Trunk freiwillig nahm, musste er unruhigen Kranken eingeflösst werden, wobei dann mehrere Pflegerinnen helfen mussten. In einzelnen Fällen erklärte die Angeklagte dabei, es handle sich nur um ein Mittel, dass Frau Dr. Wernicke verordnet habe. Soweit einzelne der Geisteskranken nicht schlucken konnten oder zu unruhig waren, erhielten sie – ebenso wie die Patientinnen, bei denen die verordnete Menge Schlaftabletten nicht den gewünschten Erfolg hatte – eine Spritze mit Morphium-Scopolamin. In allen Fällen sind die Patientinnen infolge der ihnen verabreichten Tötungsmittel gestorben.

Ende 1943 trat die Angeklagte an die Stelle der Oberpflegerin Grunau, die nach Stettin versetzt wurde. In ihrer Funktion als Oberpflegerin wirkte sie dann bei mindestens 110 Tötungen mit, die in der Station 6 oben (der sog. Siechenstation) vorgenommen wurden, in all diesen Fällen handelte es sich um sieche geisteskranke Patientinnen, die Dr. Mootz nach Durchsicht der

Krankengeschichten bei der Visite herausgesucht hatte. Dabei ordnete er jeweils an, wieviel Gramm Schlafmittel die einzelne Kranke zu erhalten hatte. In etwa 2/3 der Fälle verabreichte die Angeklagte die Tötungsmittel (Tabletten oder Spritze) selbst, während sie in den übrigen Fällen lediglich Hilfestellung leistete. Die ausgesuchten Patientinnen wurden, soweit sie nicht selbst gehen konnten, in ein besonderes Zimmer gebracht, in dem dann die „Behandlung" vorgenommen wurde.

Auch diese Tötungen erfolgten jeweils im Zusammenwirken mit mindestens einer weiteren Pflegerin. Unter anderem nahmen daran auch die Angeklagten W., G. und El. teil. ... (S. 587-8)

Die rechtliche Würdigung der Tatgeschehens ...
B. Die Angeklagten ...
Die übrigen Angeklagten haben sich vorsätzlich an den Tötungen beteiligt. Sie sind jedoch – das soll hier vorweg festgestellt werden – nicht als Mittäter anzusehen, da sie in keinem Fall aus eigener Initiative mitwirkten, sondern lediglich im Rahmen ihres Dienstes den ihnen von den Vorgesetzten erteilten Weisungen nachkamen, ohne sich innerlich mit den ihnen erteilten Tötungsbefehlen zu identifizieren und sie zu billigen. Da sich die Angeklagten bei der Durchführung der Tötungen an die Weisungen ihrer ärztlichen Vorgesetzten hielten, übten sie auch keine Tatherrschaft aus. Sie sind daher lediglich als Gehilfen anzusehen. Die Frage, welche Straftatbestände die Angeklagten (587-16, S. 710) erfüllt haben und ob sie deswegen verurteilt werden können, ist damit allerdings noch nicht entschieden. (597-17, S. 712). ...

Dass die Angeklagten durchwegs die Tötungen nicht billigten, weil sie in ihnen Verstösse gegen das 5. Gebot sahen, ist für die Erörterung des Problems nicht ergiebig. ... Dabei darf auch nicht vergessen werden, dass sie ihre Überlegungen nicht in Ruhe und aus einer gewissen Distanz heraus anstellen konnten, sondern dass sie bis an die Grenze des Ertragbaren in einen ungeheuer schweren Pflegedienst eingespannt waren. Ihr Beruf brachte es ja mit sich, dass sie letztlich völlig dem Anstaltsleben verhaftet waren, ohne hilf- und aufschlussreiche Kontakte zu anderen Menschen, abgeschirmt von der Aussenwelt. Nicht einmal untereinander sprachen sie sich über ihre Nöte aus, weil sie dort als „Sabotage" gedeutet werden. Sie lebten seit Jahren in der ständigen Umgebung Geisteskranker und sahen dabei auch, wie schwer viele ihrer Patienten trotz aller Pflege litten.... (587-19, S. 713).

Bei dieser Sach- und Rechtslage waren alle Angeklagten frei zu sprechen.

Anmerkungen:
Die Aufarbeitung der nationalsozialistischen Vergangenheit – und das heißt für die Krankenpflege auch die Auseinandersetzung mit den Tötungsverbrechen – findet mit einer zeitlichen Verzögerung statt, die erklärungsbedürftig ist. Warum, so muß man sich darüber hinaus fragen, wurden die angeklagten Krankenschwestern freigesprochen? Welche Ebenen der Beurteilung sind außerhalb der juristischen Argumentation denkbar? Welche Alternativen wären in der Zeit denkbar gewesen? Und wie letztendlich hätten die Lernenden in der Gegenwart selbst entschieden, wenn sie den gleichen Repressalien ausgesetzt gewesen wären? Damit sind zentrale Fragen der Moral und Berufsethik angesprochen, die immer auch vor dem Hintergrund der jeweiligen Herrschaftssysteme diskutiert werden müssen. Die Analyse und Wertung der Tötungsverbrechen kann im Unterricht auf unterschiedliche Weise vorgenommen werden (z.B. Rollenspiel, Rekonstruktion eines Tribunals, Theaterstück). In jedem Fall muß die Bearbeitung der emotionalen Vorverurteilung bzw. auch Rechtfertigung vor dem Hintergrund der entsprechenden Sachinformationen und unter Anleitung des Lehrers erfolgen. Mithilfe des gewählten Quellenausschnittes ist es möglich, eine Einzelbiographie zu rekonstruieren. Aus der Gesamtmasse der anonymen Schwesternschaft werden auf diesem Wege die einzelnen Menschen wieder erkennbar. Es sollte die Erkenntnis vermittelbar sein, dass sich eine sachliche Analyse vor dem Hintergrund eines historisch-hermeneutischen Verfahrens und ein begründbares Werturteil nicht ausschließen, sondern unverzichtbares Element einer kritischen Gesellschaftsanalyse sind.

65. Hilde-Dore Abermeth, Krankenpflege heute – Entwicklungen und Möglichkeiten. 10, Deutscher Krankenhaustag 1979 vom 15. bis 18. Mai 1979. Vorträge, gehalten auf der Veranstaltung der Krankenpflegeverbände am 17. Mai 1979, in: Deutsche Krankenpflegezeitschrift 7/1979, S. 366-371

1. Auseinandersetzung mit dem Beruf Krankenpflege.
Krankenschwestern in aller Welt (Krankenpfleger sind immer mit eingeschlossen) machen sich heute intensiv Gedanken über ihren Beruf *Krankenpflege*, den sie neu zu erfassen und zu beschreiben versuchen. ... (S. 366)

Im allgemeinen war die Krankenschwester bis etwa im Jahre 1950 sicher in der Art ihrer Berufsauffassung und –ausübung, auch erfuhr sie durch die Bevölkerung relativ lange Zeit weitgehend Achtung und Anerkennung. ... Krankenpflege ist heute nicht mehr so einfach zu beschreiben, pflegerische Tätigkeiten können auch von anderen als von Krankenschwestern ausgeübt werden. Diese Erkenntnis hat bei uns dazu geführt, daß wir nun die Eigenständigkeit unseres Berufes anzweifeln und unsicher in der Festlegung und Abgrenzung unserer Kompetenzen geworden sind. Aber genau in dieser Unsicherheit liegt die Möglichkeit, daß wir die unserem Berufsstand eigenen Aufgaben neu erkennen, annehmen, diese sensibel gestalten und damit unser Berufsbild den gewandelten Umständen entsprechend selbstverantwortlich prägen.

Wir müssen uns fragen:
- Was heißt Krankenpflege?
- Welche Aufgaben umfaßt sie?
- Welche Aufgaben dürfen wir uns nicht aus der Hand nehmen lassen?
- Welche Aufgaben müssen wir delegieren, damit wir Krankenpflege ausüben können? (S. 367).

Anmerkungen:
Das was Krankenpflege ist und was sie sein soll läßt sich in der Gegenwart nicht mehr eindeutig bestimmen. Nicht nur in Deutschland, sondern *auf der ganzen Welt* sei das so – behauptet zumindest Hilde-Dore Abermeth. Wenn sie dazu auffordert, diese *Unsicherheit* produktiv für eine Neudefinition zu

nutzen, legt sie besonderen Wert darauf, dass das neue Berufsbild von den Pflegenden selbst entworfen und vertreten wird. In dieser Vorphase der Professionalisierungsbestrebungen stellen ihre vier Leitfragen eine Diskussionsperspektive dar. Da auch in der Gegenwart die Frage, was Pflege nun eigentlich ist und welche Aufgaben sie umfaßt, noch keineswegs hinreichend beantwortet ist, wäre zu überlegen, ob diese Fragen tatsächlich fruchtbar waren und sind bzw. welche Alternativen denkbar wären. In einer Analyse der aktuellen Definitionsversuche ließe sich zum einen die Erkenntnis gewinnen, dass es auch zur Zeit keine eindeutige und verbindliche Definition der Pflege gibt. Zum andern ließe sich die begründbare Vermutung aufstellen, dass v.a. die zweite Frage nach den Aufgaben bzw. auch Inhalten der Pflege ein produktiver Ausgangspunkt für die Pflegeforschung wäre, um eine solche Definition entwickeln zu können.

66. Jan Blumenstock, Rationalisierungsmaßnahmen im Krankenhaus, in: Deutsche Krankenpflegezeitschrift 10/1980, S. 598

Eine Fragebogenaktion der Gewerkschaft Öffentliche Dienste, Transport und Verkehr (ÖTV) an Bremer Kliniken ergab, daß nach Meinung von 53 Prozent der Patienten die Schwestern und Pfleger zuwenig Zeit für die Kranken haben; 46,1 Prozent gaben an, daß die Sprechstunden der Ärzte zu kurz sind und 37,6 Prozent der Patienten empfanden die Pflege wie am Fließband.

Die von ÖTV-Betriebsgruppen durchgeführten Befragungen an einigen Berliner Krankenhäusern ergaben, daß mehr als 50 Prozent des Personals eine ausreichende Versorgung der Patienten nicht für gewährleistet halten. Die Steigerung der Arbeitshetze (z. B. im Stadt. Krankenhaus am Urban In Berlin-Kreuzberg aufgrund des Anstiegs der Patientenzahlen von 17 750 im Jahr 1973 auf 24 500 im Jahr 1978 bei gleichem Personal) macht sich deutlich in einem erhöhten Krankenstand der Pflegekräfte bemerkbar. Aus Zeitgründen werden den Patienten Magensonden geschoben und Infusionen gelegt, weil niemand die Zeit übrig hat, den Kranken das Essen zu reichen.

Eine psychosoziale Betreuung der Kranken findet kaum statt. Die Krankenschwester wird zunehmend ihrer Aufgabe entfremdet. Gerade die Betreuung und die Pflege der Patienten kommen zu kurz, dabei sind sie das, was die Kranken besonders brauchen. Die Sparmaßnahmen nehmen keine Rücksicht auf diese Bedürfnisse. Für die Rationalisierungsfachleute sind die Patienten Objekte der Medizin-Technik, die schnell durchdiagnostiziert, antherapiert und entlassen werden sollen, um die staatlich verordnete Kostensenkung für die Behandlung durchzusetzen.

Kein kranker Mensch kann genesen, wenn er morgens um 5.00 Uhr mit einem nassen Lappen von einer fremden Person geweckt und im Akkord gewaschen wird! Wie kann die so wichtige zwischenmenschliche Beziehung zwischen Patienten und Pflegepersonal entstehen, wenn sich der Kranke mit einer Rufanlage unterhalten muß oder von Spezialkolonnen versorgt wird?

Das Gerede von mehr Humanität im Krankenhaus wird so lange eine leere Phrase bleiben, wie die Sparmaßnahmen weiter vorangetrieben werden. Es ist auch ein Hohn, angesichts der Arbeitsüberlastung vom Personal zu erwarten, es sollte netter zu den Kranken sein. Das Vorhaben, den Patienten eine Informationsbroschüre über das Krankenhaus an die Hand zu geben, damit sie sich besser zurechtfinden und ihre Rechte erfahren, kann nur als ein Ausdruck der Hilflosigkeit aufgefaßt werden.

Bei Wirtschaftlichkeitsprüfungen, Pflegesatzverhandlungen und Pflegesatzgenehmigungsverfahren werden vielfach noch immer die Anhaltszahlen der Deutschen Krankenhausgesellschaft für die Besetzung mit Ärzten und Pflegekräften vom 19. September 1969 zugrunde gelegt und damit künstlich eine Personalknappheit programmiert. Die Beschäftigten der Krankenhäuser müssen sich dafür einsetzen, daß zumindest die Anhaltszahlen der Deutschen Krankenhausgesellschaft vom 9. September 1974 verwirklicht werden, obwohl auch diese längst veraltet sind. Danach sollte der Schlüssel in der allgemeinen Krankenpflege und in der psychiatrischen Akutkrankenpflege 1:2,58 betragen, was immerhin beinahe vier Pflegekräfte auf zehn Betten statt vorher drei auf zehn Betten bedeutet. In der psychiatrischen Langzeitpflege liegt der Schlüssel bei 1:3,23 und in der Intensivpflege bei 1:0,71. Dazu muß jedoch angemerkt werden, daß in den Zahlen von 1969 die Nachtwachen nicht berücksichtigt werden und daher bei Berücksichtigung der Zahlen von 1974 für manche Abteilungen Nachteile entstehen. Nach Auffassung der Deutschen Krankenhausgesellschaft fehlen zur Zeit in den Krankenhäusern 20 000 Ärzte und 30 000 Krankenschwestern, dabei werden vier Schüler auf eine Krankenschwester in den Stellenschlüssel mit einbezogen....

Anmerkungen:
Humanität und Patientenorientierung sind, folgt man Blumenstock, nicht umzusetzen im Rahmen der herrschenden Rationalisierungs- und damit auch Sparmaßnahmen. Sowohl die Patienten als auch die Pflegekräfte kommen dabei zu kurz. Zu diskutieren wäre, welche gewerkschaftlichen Perspektiven 1980 denkbar waren und welche in der Gegenwart denkbar sind.

67. Ilona Ostner, Mitmenschlichkeit als Beruf, in: Deutsche Krankenpflegezeitschrift 11/ 1980, S. 669-675

Berufspraxis kann als Versuch verstanden werden, in der konkreten Erfüllung der objektiven Aufgabe, solche Wünsche einzulösen und damit enttäuschte lebensgeschichtliche Erfahrungen auszugleichen und wiedergutzumachen; ein Versuch, der sozusagen *unter der Hand* mitläuft, selten also als planmäßiges Handeln sichtbar wird. Daß wir alle versuchen, in unserer Arbeit, eigentlich in jeder Tätigkeit, unsere lebensgeschichtlich bedingten und sich verändernden Wünsche und Erwartungen einzulösen, merken wir erst, wenn dieser Einlösungsversuch nicht mehr gelingt. Deshalb haben sich auch jene Pflegekräfte kaum über ihren Alltag, ihre Arbeitsbedingungen und Wünsche an den Beruf zu äußern gewußt, für die diese Einlösung von Wünschen in der Berufswirklichkeit sozusagen reibungs- und geräuschlos erfolgte. Im Pflegeberuf objektiv angelegte Konflikte, z. B. die Hierarchie, das Verhältnis Medizin – Pflege, die Persönlichkeit des Patienten, Zeitdruck, Mißerfolg in der Arbeit, z. B. durch den Tod eines Kranken, werden nur dann auch zu einem persönlichen Konflikt einzelner Frauen und Männer im Pflegeberuf, führen nur da zur Unzufriedenheit mit der Arbeit, wo diese objektiv angelegten Konfliktfelder die Erfüllung persönlicher Erwartungen an den Beruf – eben nach Erfolg und Anerkennung, nach Zuwendung oder Zeithaben für den Kranken, nach Kompetenz usw. verhindern.

Vielleicht bergen gerade die Berufe, deren *Gegenstand* Menschen sind, soziale Berufe also, die Gefahr, daß allzu viele eigene lebensgeschichtlich bedingte Bedürfnisse und Erwartungen an die Arbeit, d. h. konkret auch an den Kranken, gerichtet werden. Unter diesen Bedingungen scheint es plausibel, wenn einige Pflegekräfte behaupten, daß derjenige, der seinen Pflegeberuf als *Beruf wie jeden anderen auch* begreift und an ihn keine großen Erwartungen stellt, sich unter Umständen im Berufsalltag leichter tut als solche Pflegekräfte, die sich entweder aufopfern oder die versuchen, die ungleiche Wertigkeit von Medizin und Pflege, die immer einen Angriff auf das eigene berufliche Selbstverständnis bedeutet, durch Anlehnung an das medizinische Wissen oder durch Professionalisierung der Zuwendung zum Patienten aufzuheben. Wir sollten uns allerdings auch fragen, ob die wachsende Anziehungskraft, die soziale Berufe – auch pflegerische Berufe – in der letzten Zeit haben, darauf schließen läßt, daß diese Berufe lebensgeschichtlich bedingte Wünsche nach Erfolg, Bestätigung und Zuwendung, Kompetenz, Nähe zum Menschen usw., die immer auch einen *Machtaspekt* haben, also auch den Wunsch nach Machtausübung u. a. – bedingt durch Erfahrungen der Herabsetzung der eigenen Person in Kindheit oder Jugendalter, in Schule oder Ausbildung oder an wechselnden Arbeitsplätzen erfüllen als andere nicht-soziale Berufe.(S. 673).

Anmerkungen:
Ist die Krankenpflege ein Beruf wie jeder andere? Nach Ostner hängt die Beantwortung dieser Frage auch von der individuellen Einstellung der Pflegenden zu ihrem Beruf ab. Lebensgeschichtlich bedingte Bedürfnisse und Erwartungen an die Arbeit prägen die Berufspraxis. Nur dann, so Ostner, wenn diese individuellen Konstruktionen sich nicht mehr im Rahmen der objektiv vorhandenen gesellschaftlichen Widersprüche und Konflikte leben lassen, kommt es zur Unzufriedenheit mit dem Beruf. Professionalisierung als Strategie der Distanzierung und Reflexion der Machtfaktoren in

der Pflegepraxis – nicht nur verstanden als körperliche oder strukturelle Gewalt, sondern sozialisationsbedingte psychische Grundstruktur jeder Beziehung – sind Ansatzpunkte, um das eigene berufliche Selbstverständnis in der Reflexion kritisch beleuchten zu können. In diesem Sinne ist Mitmenschlichkeit bzw. Humanität als normativer Wert in der Pflege in seinem durchaus widersprüchlichen Charakter zu analysieren. Der soziologische Blick auf das spannungsreiche Verhältnis zwischen Individuum und Gesellschaft, das Ostner als Raster auf die Analyse der Berufspraxis von Pflegenden legt, erscheint auch in der Gegenwart als ein geeignetes methodisches Instrument, um die Struktur der Machtverhältnisse in der Pflege beschreiben zu können.

68. Antje Grauhan, Das Selbstverständnis im Krankenpflegeberuf. Tradition und Wandel, in: Die Schwester / Der Pfleger, 20. Jg. 5/81, S. 320-325

4 Aktuelle Fragen

4.1 Die Kontinuität der pflegerischen Beziehung

Das Idealbild der pflegerischen Beziehung ist heute wie früher der enge und dauernde Kontakt zwischen Pflegeperson und Patient. Die Pflegeperson träumt davon, alle Bedürfnisse des Patienten zu kennen, sie befriedigen zu können, Krisen vorauszusehen und abwenden zu können, sich an der fortschreitenden Genesung des Patienten freuen zu können und ihn gesund, froh und zufrieden aus ihrer Pflege entlassen zu können.

Der Patient träumt davon, eine Pflegeperson zu haben, der er vertraut, die seine Sorgen und Ängste kennt und beschwichtigt, die seine Bedürfnisse voraussieht und befriedigt, ohne daß er darum zu bitten braucht, die seine wachsende Selbständigkeit unterstützt und ermutigt und die vor allem ständig für ihn verfügbar ist.

Das Idealbild des Krankenpflegeberufs in der Vergangenheit ist heute bestenfalls Momentaufnahme einer glücklichen Erinnerung.

Solche Idylle mag es gegeben haben, mag es sogar heute noch geben. Typisch sind sie nicht. Sie sind bestenfalls Momentaufnahmen einer glücklichen Erinnerung. Typisch ist vielmehr, daß jede Pflegeperson mehrere Patienten hat und jeder Patient mehrere Pflegepersonen.

Wie trotzdem der zuvor skizzierte Auftrag der Pflege – für alle Pflegebedürfnisse jedes Patienten zuständig zu sein – einlösbar ist, dafür sind im Lauf der letzten 40 Jahre organisatorische Modelle entwickelt worden, um den zutage tretenden Defiziten abzuhelfen. Die Faktoren, die zu Defiziten auf der Beziehungsebene führten, sind folgende:

- die zunehmende Zahl diagnostischer und therapeutischer Maßnahmen, die am einzelnen Patienten vollzogen werden und mehr Personal erfordern,
- die zunehmende Komplexität dieser Maßnahmen, die nicht von jeder einzelnen Pflegekraft in vollem Maß beherrscht werden können, dadurch Spezialisierung und Hierarchisierung im Pflegedienst notwendig machen,
- die kürzere Arbeitszeit der Pflegenden, die häufige Wechsel der Schichten erfordert,
- die kürzere Verweildauer der Patienten, die die Zeit zum Bekannt- und Vertrautwerden drastisch verkürzt,
- der bauliche Wechsel von großen Sälen zu kleinen Zimmern, der die informellen und Blickkontakte zwischen Patienten und Pflegenden verringert, wenn nicht verhindert.

Folgende Organisationsformen sind bislang entwickelt und erprobt worden:

- *Die Einzelpflege:* Sie bietet am ehesten Gewähr für die zuvor beschriebene Idylle, war früher bei wohlhabenden Patienten (und nur bei ihnen) typisch. Heute wird sie nur kurzfristig bei vitaler Bedrohung des Patienten eingesetzt.
- *Die Zimmerpflege:* Die Zuordnung einer Pflegeperson für alle Patienten einer räumlichen Einheit setzt die volle Qualifikation der Pflegekraft für alle Aufgaben voraus, die in dieser Einheit notwendig werden. Probleme sind die Ablösung bei Schichtwechsel und freien Tagen und die oft unterschiedliche Menge des Arbeitsanfalls.

- *Die Funktionspflege:* Diese Pflegeform schien in den Zeiten der rapiden Zunahme technischer Verrichtungen die Antwort auf die unterschiedliche fachliche Qualifikation der Pflegekräfte zu sein. Man ordnet die gesamten Pflegetätigkeiten einer Einheit zu Arbeitsaufgaben und weist sie den Pflegekräften nach dem Stand ihrer Qualifikation zu. Koordination und Kontrolle liegen in der Hand der Stationsleitung und nur bei ihr. Dieses aus der Industrie entlehnte Modell der Arbeitsteilung schien Effizienz zu versprechen, jedoch wurde der Patient dabei zum Werkstück. Je größer die Station war, um so mehr. Und auch die einzelne Pflegekraft wurde zum Fließbandarbeiter, der das Produkt aus dem Blick verlor. Die Antwort auf die gröbsten Nachteile dieses Systems, das allerdings auch heute noch oft zu finden ist, war die Gruppenpflege.
- *Die Gruppenpflege:* Ihr wesentliches Bestimmungsmerkmal ist die Größe: Eine gegenüber der Funktionspflege kleinere Anzahl von Patienten soll von einer kleineren Gruppe von Pflegekräften umfassend betreut werden. Die einzelne Pflegeperson hat damit eine bessere Chance, die Patienten kennenzulernen, weil sie eine größere Menge von Aufgaben für sie übernimmt. Der Patient tritt ebenfalls mit weniger Pflegepersonen häufiger in Kontakt und kann sie daher besser kennen. Dennoch besteht die Möglichkeit der Zuweisung von Aufgaben je nach Qualifikation der Pflegekräfte und Befinden des Patienten. Das Problem der Gruppenpflege besteht in der größeren Anfälligkeit gegenüber Personalwechsel und Arbeitsanfall. Die Pflegegruppen können bei Schichtwechsel selten stabil gehalten werden.

Pflegeprozeß und Pflegeplan.
Dieser jüngste Versuch, eine kontinuierliche Beziehung zwischen Patient und Pflegeperson zu ziehen, wird in Europa erst seit wenigen Jahren diskutiert. Er ist zentrales Thema des *Mittelfristigen Programms für das Krankenpflege- und Hebammenwesen in Europa.* Der Pflegeprozeß besteht aus den Komponenten: Bedürfniserfassung, Pflegeplanung, Durchführung und Auswertung der Ergebnisse. Er bezieht sich auf den individuellen Patienten und läßt betriebliche Abläufe zunächst außer acht. Der Pflegeplan wird von einer qualifizierten Pflegeperson weitgehend mit dem Patienten erstellt und fortgeschrieben. Die Durchführung und Dokumentation der Pflege muß

natürlich auch von anderen Pflegepersonen übernommen werden. Die Kontinuität wird also auch über die zeitliche Abwesenheit der Bezugsperson durch das Dokument gesichert. Das Modell ist bestechend logisch. Seine Anwendung setzt allerdings beim Pflegepersonal die Orientierung am Patienten und nicht die Handlungsabläufe voraus. Und das ist eine Aufgabe, die Zeit und Schulung erfordert, die nur in Zusammenarbeit mit den anderen Berufen geleistet werden kann und die nicht von heut auf morgen zu lösen ist. (S. 323) ...

4.3 Eigenständigkeit des Berufs

Ist der Krankenpflegeberuf ein eigenständiger Beruf oder nicht? Diese Frage wird seit vielen Jahren ständig und zum Teil mit Heftigkeit diskutiert. Sie ist vielschichtig und hat mehrere Aspekte. Gäbe es eine einfache, klare und überzeugende Antwort darauf, man hätte sie bestimmt schon längst gefunden.

4.3.1 Inhalt und Aufgabe

Inhalt der Krankenpflege ist wie unter Punkt 2 beschrieben die Sorge um die Grundbedürfnisse des hilfsbedürftigen Menschen. Sie war bis zum 19. Jahrhundert Teil der Medizin. Dieser Bereich ist eigenständig den Pflegeberufen zugewiesen. Allerdings entscheiden auch in diesem Bereich in letzter Instanz Ärzte. Aber nicht jeder Arzt kann in jedem Bereich sachgerechte Entscheidungen treffen, sondern nur in den seiner Spezialisierung zugeordneten. Das Problem ist, daß diese nur teilweise Zuständigkeiten von Ärzten oft nicht anerkannt wird.

4.3.2 Abgrenzung von Tätigkeiten

Der Wunsch, bestimmte pflegerische Tätigkeiten zu definieren, die ausschließlich voll ausgebildetem Pflegepersonal vorbehalten sind, hat viele Jahre die Diskussion bestimmt und ist auch heute noch nicht zu den Akten gelegt. Dabei sollten Abgrenzungen sowohl gegenüber Pflegehilfskräften wie gegenüber nichtärztlichen und ärztlichen Berufen gezogen werden. Dieses ist nach deutschem Recht unmöglich, weil „vorbehaltene Tätigkeiten" nur einem einzigen Beruf zugeschrieben werden, während jeder andere sich strafbar macht, wenn er sie ausführt. Tätigkeiten, bei denen solche rigorose Abgrenzung möglich wären, sind aber kaum zu finden. Sie widersprechen zumindest dem Selbsthilfeprinzip der Patienten und Angehörigen.

4.3.3 Professionalisierung

Es kann kein Zweifel sein, daß Krankenpflege als Beruf ausgeübt wird. Die in der Einleitung definierten Kriterien: Freie Berufswahl, geregelte Ausbildung, Grundlage des Lebensunterhalts und Ausübung auf Dauer sind gegeben. Der Ausdruck Professionalisierung bedeutet aber mehr. Er ist zunächst von amerikanischen Soziologen definiert und auch in der amerikanischen Krankenpflege besonders diskutiert worden. Die Diskussion wurde und wird auch bei uns geführt. Als klassische Professionen werden die schon seit Jahrhunderten auf Universitäten erlernten Berufe bezeichnet, z. B. Pfarrer, Juristen, Ärzte. Diese Berufe zeichnen sich zusätzlich zu den zuvor genannten Kriterien dadurch aus, daß sie vorbehaltene Tätigkeiten haben, daß Ausbildung und Zulassung zum Beruf nur durch Berufsvertreter geregelt werden, daß ein geschlossenes eigenes Lehrgebäude und ihre Legitimation darin besteht, daß sie anerkannte soziale Werte vertreten wie Glauben, Recht und Gesundheit. In den Parlamenten und Regierungen sind kaum Berufsangehörige vertreten – wir werden nur angehört, dürfen aber nicht mitentscheiden.

Die Diskussion darüber, ob der Krankenpflegeberuf eine *Profession* sei, gewinnt dadurch an Schärfe, daß Professionen besonders hohes gesellschaftliches Ansehen haben, das man natürlich auch für den Pflegeberuf wünscht.

Die Schwierigkeit der vorbehaltenen Tätigkeiten wurde schon erwähnt. Ein eigenes geschlossenes Lehrgebäude hat die Krankenpflege auch nicht. Sie entlehnt ihr Wissen nahezu allen Wissenschaften. Sie hat allerdings besondere Fragestellungen. In den meisten Ländern haben auch die Vertreter der Pflegeberufe keine alleinige Entscheidungsbefugnis über die Ausbildung und Zulassung zum Beruf. Fast immer sind Ärzte und Juristen mitbeteiligt oder sogar allein zuständig. Wir in der Bundesrepublik leiden besonders darunter, daß wir nahezu keine Berufsangehörigen in Parlamenten und Regierungen haben. Wir werden nur *angehört,* dürfen aber nicht mit entscheiden. (S. 324).

Anmerkungen:
Es besteht, folgt man Antje Grauhan, kein Zweifel daran, dass die Krankenpflege als Beruf ausgeübt wird. Es besteht aber ebensowenig ein Zweifel daran, dass Krankenpflege entsprechend den allgemeinen Kriterien keine Profession im klassischen soziologischen Sinne ist. Und es besteht weiterhin auch kein Zweifel dran, dass es ein zentrales Ziel der Krankenpflege sein muß, eine solche Professionalisierung anzustreben. Professionalisierung ist für sie ein Weg, um Eigenständigkeit und gesellschaftliche Anerkennung zu erreichen und damit eine Profession zu werden. Die Definitionsversuche von Grauhan gründen auf klassischen soziologischen Analysen. Es wäre nachzuzeichnen, welche Definitionsansätze des Begriffes Professionalisierung darüber hinaus bis in die Gegenwart im Bereich der Krankenpflege entwickelt wurden und welchen Sinn sie im Rahmen der Selbstverständnisdiskussion einnehmen.

69. Krankenpflege in der Krise – Perspektiven für einen Berufsstand. Symposium der Bundesvereinigung der Arbeitsgemeinschaften Leitender Krankenpflegepersonen. Ilsedore Zopfy, Eröffnungsreferat, in: Die Schwester/Der Pfleger, 20. Jg., 12/81, S. 874-876

Die Aufgabe der Krankenpflege wird es auch in Zukunft sein, für den Bürger unseres Staates im Krankheitsfall da zu sein, Anwalt für ihn zu sein und Partner für ihn zu werden. Die Probleme, die uns täglich an unserer Aufgabe hindern, sind vielseitig. Im Zentrum der Probleme steht die Berufsunzufriedenheit des Krankenpflegepersonals. Sie hat viele Gründe und Ursachen und hat viele weitreichende Folgen.

Wußten Sie, daß die Berufsverweildauer von Krankenschwestern nur drei bis vier Jahre beträgt? Wußten Sie, daß die Ausbildungskosten für eine Pflegekraft – grob gerechnet – 50000 DM betragen? Und daß demzufolge allein die Ausbildungskosten für 40 Jahre Schwesterntätigkeit, was früher *ein* Schwesternleben war, sich auf 600000 DM belaufen?

Was bedeutet das für die Volkswirtschaft, was für das Gesundheitswesen! Hier ist es sicher geboten, dringend an einer Veränderung zu arbeiten.

Was sind die Gründe für eine solch kurze Verweildauer?

- Durch einen den Erfordernissen nicht angepaßten Stellenplan und viele offene Stellen (laut DKG sind es 35000), durch das großzügige Mutterschutzgesetz und die Verweigerung von Arbeitserlaubnissen für Krankenschwestern aus Nicht-EG-Staaten (auch deutschsprechende Schwestern aus Österreich und der Schweiz erhalten keine !) kommt es zu einer ständigen Überlastung der in der Krankenpflege Tätigen. Nur drei Personen, davon eine Schwester, ein Schüler und eine Hilfskraft, für eine Schicht auf einer 36-Betten-Station, auf der ein großer Teil Schwerkranker liegt, ist keine Seltenheit. Sie alle wissen, was es bedeutet, wenn dann von diesen drei Personen eine einen Patienten in die Bäderabteilung begleitet, eine zu einer Untersuchung mitgeht und die dritte Person für alle Glocken, für das Telefon und für die Angehörigen da sein muß, obwohl sie eigentlich Essen austeilen sollte. Ständige Überlastung (bei schlechter Bezahlung) und partner- und familienfeindlichen Arbeitszeiten sind aber nicht dazu angetan, die Berufszufriedenheit zu erhöhen oder zu erhalten, sondern eher dazu, aus dem Beruf auszusteigen.
- Der zweite unbefriedigende Punkt ist die Ausbildung in unserem Beruf: Es ist nicht so, daß heute ausschließlich sogenannte „Job-Denker" in die Krankenpflege gehen, ganz im Gegenteil! Aber durch die Umstände und die Begegnung mit der Wirklichkeit werden sie teilweise dazu! Unsere theoretische Ausbildung ist grundsätzlich gut, was krankt, ist die praktische Ausbildung und die Diskrepanz zwischen beiden. Wenn wir uns bewußt machen, daß beispielsweise in der ärztlichen Ausbildung die Kliniken und akademischen Lernkrankenhäuser pro acht Studenten im praktischen Jahr einen Arzt in die Praxis hinzubekommen, in der Pflege jedoch für drei bis sechs Schüler eine ausgebildete Pflegekraft eingespart werden muß, so sieht jeder Laie, daß hier mit zweierlei Maß gemessen wird und daß die praktische Ausbildung einfach nicht ausreichend sein kann. Sie könnte verbessert werden durch mehr Unterrichtskräfte, die dann auch auf den Stationen die praktische Ausbildung

überwachen, und dadurch, daß auf jeder Station mindestens eine Pflegekraft speziell mit der praktischen Anleitung betraut wird, die vorher durch ein berufspädagogisches Fachseminar dafür geschult wird. Hinzu kommt die verschiedene Zielsetzung zwischen Schule und Haus: Die Schule bildet für die Krankenpflege von morgen aus und ist an einer möglichst guten Ausbildung interessiert, das Krankenhaus braucht die Schüler als Arbeitskräfte, weil sie ja auf den Stellenplan angerechnet werden, und ist deshalb an möglichst einfügsamen, schnellen und fleißigen Schülern interessiert, nicht aber an fragenden! Kein Schüler kann beiden Ansprüchen genügen, auch wenn er wollte. Er kann diesen Widerspruch nur ertragen. So kommt es, daß der Keim zum Aussteigen aus dem Beruf bereits während der Ausbildung gelegt wird.

- Ein dritter Grund zur Berufsunzufriedenheit (laut Umfrage und eigener Erfahrung der gravierendste) ist: die mangelnde Kooperation der Berufsgruppen im Krankenhaus, besonders die Bevormundung durch die Ärzte, da viele von ihnen, besonders die jüngeren, meinen, Partnerschaft zwischen Pflegepersonal und Arzt bestehe darin, daß die Schwester, der Pfleger unbesehen und ohne zu fragen das tut, was *er* will, ob es sich dabei nun um das vielberedete intravenöse Spritzen und das Blutabnehmen handelt oder darum, daß die Stationsschwester drei bis vier Stunden pro Tag bei der Visite neben ihm steht oder darum, daß die Schwester Botengänge – etwa Röntgenbefunde holen – für ihn tut. Für das Pflegepersonal ist es unbefriedigend und belastend – das bestätigen unsere Mitarbeiter immer wieder – für solche Arbeiten herangezogen zu werden, obwohl sie in den Pflegeanhaltszahlen nicht enthalten sind und obwohl diese Zeit dringend in der Pflege erforderlich ist. Wie oft geschieht es doch im Alltag, daß ein dekubitusgefährdeter Patient nicht umgelagert wird und dann auch seinen Dekubitus bekommt – weil die Zeit hierfür mit nicht-pflegerischen Tätigkeiten verbracht werden muß. Erst im vergangenen Sommer mußte ich – wieder einmal – mit anhören, wie der Assistentensprecher eines großen Krankenhauses unwidersprochen die Meinung laut bekundete, daß, wenn die Schwester nicht mal mehr Blut abnehmen darf, die ganze dreijährige Ausbildung unnütz sei. Dies ist nur ein Beispiel dafür, welcher Einstellung Schwestern und Pfleger täglich begegnen. Sie alle werden aus Ihrem

Alltag ähnliche Beispiele nennen können. Und auch dadurch werden pflegeorientierte Schwestern und Pfleger zum Aussteigen motiviert.

- Zur Berufsunzufriedenheit trägt auch bei, obwohl es vielen noch nicht ins Bewußtsein getreten ist, daß in unseren heutigen Krankenhäusern der Funktionsablauf – das Funktionieren des gesamten Hauses – das Wichtigste ist und nicht der kranke Mensch, der Patient. Die Station hat zu funktionieren, also wird von der Nachtwache gewaschen und schon um 5.30 Uhr das Fieberthermometer ausgeteilt. Die Küche hat zu funktionieren, also gibt es um 11.15 Uhr Mittagessen und um 16.45 Uhr Abendessen. Jede Abteilung organisiert sich selbst, der Patient ist das schwächste Glied in der Kette und hat sich anzupassen. Schwestern und Pfleger, denen dies bewußt wird, die sich als Anwalt des Patienten fühlen und versuchen, diese Zwänge zu ändern, kämpfen gegen Windmühlen, sowohl in den eigenen Reihen als auch bei den anderen Berufsgruppen. Sie resignieren und viele steigen aus.
- Es gibt noch mehr Punkte, die zur Berufsunzufriedenheit führen, die genannten sind aber die wichtigsten. Jeder von Ihnen wird noch einige anführen können und in den folgenden Beiträgen werden noch viele dargelegt. Was ist zu tun?

Oberste Aufgabe ist, die Berufszufriedenheit zu erhöhen.

Wenn es uns auch nur gelänge, die durchschnittliche Berufsverweildauer unserer 260000 Krankenpflegekräfte um ein halbes Jahr zu verlängern, wären wir aller Personalsorgen enthoben, könnten die freien Stellen besetzen und könnten – allerdings vorerst nur quantitativ – die Krankenpflege ausüben, die für den Patienten erforderlich ist und die wir ja auch durchführen möchten.

Um diese Pflege auch tatsächlich durchführen zu können, brauchen wir das Umdenken *weg von der funktionellen Pflege, hin zur umfassenden patientenorientierten Krankenpflege*, denn nur sie – das zeigt die Erfahrung im In- und Ausland – kann Zufriedenheit im Krankenpflegeberuf bringen. Patientenorientierte Krankenpflege bedeutet nicht, daß noch ein wenig öfter darüber geredet wird, daß der Patient ja doch die Hauptperson im Krankenhaus sei, sondern bedeutet im wörtlichen und wirklichen Sinn, daß sich die Krankenpflege in jeder Weise am Patienten orientiert, und sich die Pflegeperson als Partner und Anwalt für den Patienten versteht. Das bedeutet – um es noch einmal zu betonen – weg von der Funktion und hin zum Menschen! (S. 875)

Anmerkungen:
Das Eröffnungsreferat, das Ilsedore Zopfy 1981 auf einem Symposium der Bundesvereinigung der Arbeitsgemeinschaften Leitender Krankenpflegepersonen gehalten hat, ist in seiner verschriftlichten Form eines Zeitschriftenartikels als Quelle vollständig abgedruckt worden. Es handelt sich um einen klar strukturierten Text, der in seiner inneren Logik erfaßt und methodisch als Beispiel für den Aufbau einer Rede analysiert werden kann, die programmatischen Charakter hat. Inhaltlich setzt sich Zopfy mit dem Problem der *Berufsunzufriedenheit* auseinander, die erkennbar ist an der kurzen Verweildauer im Beruf, als Ausdruck der Krise in der Krankenpflege. I.E. kann sie nur aufgehoben werden, wenn die funktionelle durch eine patientenorientierte Pflege ersetzt wird. Die Unterschiede zwischen funkioneller und patientenorientierter Pflege können erarbeitet werden. Aktuelle Tendenzen können anhand ergänzender Literatur erfaßt und diskutiert werden. Was hat sich, so wäre zu fragen, bis in die Gegenwart geändert? Wo liegen die Probleme heute? Welche ergänzenden Lösungsansätze gibt es?

70. Brigitte Hof, Bericht über meinen ersten Stationseinsatz, in: Deutsche Krankenpflegezeitschrift 5/1984, S. 274-276

Am l. Mai 1983 begann ich meinen ersten Einsatz als Schwesternschülerin auf der Station.

Nachdem wir vorher an drei Vormittagen in unserem Block la auf den jeweiligen Stationen mitgearbeitet hatten, um die zukünftigen Mitarbeiter, den Tagesablauf und die Arbeit auf Station ein bißchen kennen zu lernen, konnte ich doch einen kleinen Teil meiner großen Ungewißheit vor den neuen Aufgaben, welche auf mich zukamen, abbauen. So waren diese drei

Einsätze auf der Station für mich sehr hilfreich. Trotzdem war der l. Mai ein großer Tag für mich, dem ich sehr aufgeregt entgegen sah.

Mein erster Stationsdienst auf der Kinderinfektionsstation
An meinem ersten Arbeitstag arbeitete ich mit Schwester Petra zusammen. Sie zeigte mir alle Arbeitsräume, Schränke, in welchen die verschiedensten Geräte, Wäsche und Pflegemittel sind, ausführlich und erklärte mir die ganze Organisation auf der Station. An den ersten Tagen kam so viel Neues auf mich zu, daß ich dachte, „das vergesse ich alles wieder", aber ich merkte bald, je länger man auf der Station arbeitet, desto besser wird einem alles verständlich. Schwester Petra erklärte mir auch sehr gut, wie ich am besten meine Arbeit einteilen kann.

Ich merkte schon vom ersten Tag an, wie hilfsbereit und zuvorkommend die Schwestern mir gegenüber sind. Das hat mir schon von der ersten Minute an ein gutes Gefühl gegeben, z. B. kann ich mich jederzeit mit meinen Fragen an sie wenden, und sie zeigen und erklären mir immer alles mit sehr viel Geduld. Was ich auch sehr positiv für mich finde, ist, daß die Schwestern mich kleine Botengänge im Haus verrichten lassen, z. B. ins Labor, in den Einkauf, ins Schreibzimmer, auf andere Kinderstationen, oder sei es, mit einem Kind zum Röntgen, EKG oder EEG zu gehen. Erstens lerne ich so am schnellsten, wo sich die einzelnen Stationen und Räume im Krankenhaus befinden, und das Haus wird einem dadurch viel vertrauter. Und zweitens habe ich auf der Station auch nie das Gefühl, daß ich nicht gebraucht werde, und daß ich überflüssig bin. Ab dem dritten Tag habe ich dann schon zwei Zimmer alleine zu versorgen gehabt.

Es ist ein sehr schönes Gefühl, wenn man in seinem Zimmer die täglichen Verordnungen und pflegerischen Maßnahmen alleine verrichten darf. Ich habe doch dann schon eine große Verantwortung und muß dafür sorgen, daß in meinem Zimmer alles in bester Ordnung ist und die Kinder gut versorgt sind, und wenn dann alles richtig ist und die Schwester am Abend sagt: „Das haben Sie gut gemacht!", dann bin ich immer sehr glücklich. Seitdem mir Zimmer zum alleinigen Versorgen zugeteilt werden, gehört es natürlich auch zu meinen Aufgaben, daß ich bei den Übergaben exakt über die Vorkommnisse in meinem Zimmer berichten kann. Die Übergaben finden dreimal am Tag statt: zum erstenmal um 6.30 Uhr, wenn die Nachtwache über die Vorkommnisse während der Nacht berichtet, dann um 13.00 Uhr, wenn der Schichtwechsel stattfindet, und ein drittes Mal abends um 19.30 Uhr, wenn die Spätschicht der Nachtwache berichtet, was den ganzen Tag über alles vorgefallen ist. Anfangs hatte ich große Schwierigkeiten, etwas mitzubekommen und vor allem zu verstehen. (S. 274).

Anmerkungen:
Wie erlebte eine Schwesternschülerin ihren ersten Stationseinsatz im Jahre 1984? Quellenkritisch wäre zu fragen, welche Funktion diese durchgängig positive Schilderung, die als eine Art Erlebnisbericht in einer Fachzeitschrift erscheint, haben soll. Die Schülerinnen können aufgefordert werden, ihre eigenen alltäglichen Erfahrungen im Praktikum zu beschreiben. Die vorliegenden Erfahrungsberichte können kritisch analysiert werden. Ein Rollenspiel bietet sich an, um auftretende Beziehungsprobleme darzustellen.

71. Das Fachblatt für Kranken- und Kinderkrankenpflege, Deutsche Krankenpflegezeitschrift, Heft 1 . Januar 1984, Verlag W. Kohlhammer GmbH

Herausgegeben unter Mitwirkung der Krankenpflegeverbände für die deutschen Schwestern und Pfleger im In- und Ausland
Schriftleitung: Antje Grauhan, Lore Kugele
Beirat: Oberin Hildegard Feldmann, Institutsleitung; Susanne Mayr, Unterrichtsschwester; Renate von Monteton, Leitende Krankenschwester; Professor Dr. med. Michael Herti; Professor Dr. med. Eduard Seidler; Oberin Ilse Witte
Anschrift: Verlag W. Kohlhammer GmbH Postfach 800430, Heßbrühlstraße 69, 7000 Stuttgart 80 (Vaihingen), Telefon (0711) 7863-235/236 Telex 7-255820

Inhaltsverzeichnis
Schwerpunktthema
Zur Einführung in das Schwerpunktthema: Krankenpflege an Universitäten. Von Antje Grauhan
Empfehlungen der WHO zur Ausbildung lehrender und leitender Pflegepersonen. Von Gerda Kaufmann
Krankenpflegeverwaltung und Klinische Anleitung. Von Ruth Schröck
Das Studium der Krankenpflegewissenschaft. Von Georges Evers
Das Studienprogramm für Leitung und Ausbildung in der Krankenpflege. Von Dr. Maria Grypdonck
Das Weiterbildende Studium für Lehrpersonen. Von Arne Arnemann
Weiterbildungsstudiengang „ Pflegedienstleitung im Krankenhaus". Von Professor Manfred Semrau
Krankenpflege und Hochschule – kein Widerspruch! Von Claudia Bischoff und Petra Botschafter

Anmerkungen:
Die Akademisierung ist eine unverzichtbare Grundlage, um Pflege als Wissenschaft zu etablieren. Sie stellt, folgt man den einleitenden Worten Antje Grauhans, einen Meilenstein auf dem Wege der Professionalisierung dar. Das Inhaltsverzeichnis des ersten Heftes der Deutschen Krankenpflegezeitschrift aus dem Jahre 1984 läßt exemplarisch erkennen, dass dieser Weg eine Kombination von Weiterbildung und Etablierung der Pflege als Wissenschaft ist, der auch politische Dimensionen hat.

73. Liliane Juchli, Ganzheit, in: Deutsche Krankenpflegezeitschrift 10/1985, S. 656-662

Das Systembild des Lebens und die Ganzheit in der Pflege

- Ganzheit ist mehr als die Summe seiner Teile. Gemeint ist der Mensch in seiner Ganzheit, wo immer wir ihm Unterstützung und Hilfe zukommen lassen. In der Realität aber ... meinen wir nur allzuoft eben doch nicht den ganzen Menschen, sondern einen Teil. (S. 658). ...

- Ganzheit ist nicht addierend, sondern integrativ. Das leuchtet und ein, und trotzdem sind wir so leicht geneigt, körperliche von psychischen Krankheiten zu unterscheiden, funktionale von organischen Störungen oder „psychische Betreuung" neben der Pflege anzubieten.
- Ganzheit ist nicht trennend, sondern verbindend. Wir aber stellen Entweder-oder-Fragen und suchen nach Entweder-oder-Lösungen unserer Probleme. Aber weder das eine Extrem noch das andere wird uns weiterhelfen. Hier liegt eine große Chance des anbrechenden Integrationszeitalters, auf das hin wir unterwegs sind, wo nicht mehr die *patientenorientierte Pflege* versus *Funktionspflege* die Frage ist, sondern die Integration aller Bezugssysteme, in denen wir Pflege anbieten.

Ganzheit
Wer seinen Körper nur lebt,
stirbt mit seinem Leib,
Wer seinem Geist nur lebt,
verweht mit seinem Geist.

Doch wer als Ganzes sich weiß,
gewinnt durch die Ganzheit des Lebens.
Denn nur wer die Ganzheit erlebt,
gewinnt als Körper das All.

Lama Anagarika Govinda

Anmerkungen:
Wer sich mit dem Thema Pflege als Beruf beschäftigt, kommt um Liliane Juchli nicht herum. Durch ihre Lehrbücher und ergänzenden Veröffentlichungen hat sie das Bild der Pflege als ganzheitliche Arbeit wesentlich mitgeprägt[53]. Ihr Lebenswerk besteht darin, im Rückbezug auf die Psychologie

[53] Vgl. z.B. auch: Liliane Juchli, Ihr Einsatz: mehr als Pflegen. Patientenorientierte Krankenpflege, Basel 1980 (1. Aufl. 1975).

Dürkheims und damit implizit auch C.G. Jungs eine höchst eigenständige und eigenwillige Verknüpfung von Religion, östlicher und westlicher Philosophie, Psychologie und Systemtheorie für eine moderne Konzeption der Pflege zu entwickeln. Im Mittelpunkt ihrer theoretischen Erörterungen steht ein Menschenbild, dass in einzelnen zentralen Bestandteilen konstruktiv für die Pflege geworden ist: *Die Ganzheit ist mehr als die Summe seiner Teile*. Die Inhalte einer modernen Pflegewissenschaft als Grundlage beruflicher Qualifikation müssen so auch in der Auseinandersetzung mit der Theorie Juchlis gesehen und verstanden werden, ermöglicht ihr Eingriff doch die Integration der tradierten religiösen Werte in die Konzeption einer modernen Pflegewissenschaft. *Pflegen nach Juchli* wird zu einem Synonym für diese Tendenz. Es bietet sich im Unterricht an, den Denkansatz von Juchli unter der Perspektive beruflicher Ethik zu erfassen und den Begriff der *Ganzheitlichkeit* in seiner programmatischen Abgrenzung zur funktionalen Differenzierung zu diskutieren.

73. Hermann Kurtenbach, Günter Golombek, Hedi Siebers, Krankenpflegegesetz mit Ausbildungs- und Prüfungsverordnung für die Berufe in der Krankenpflege, Köln 1987 (2. Auflage)

Abschnitt: Erlaubnis

§ 1 Erlaubnis

Wer eine der Berufsbezeichnungen

1. *Krankenschwester* oder *Krankenpfleger*
2. *Kinderkrankenschwester* oder *Kinderkrankenpfleger* oder
3. *Krankenpflegehelferin* oder *Krankenpflegehelfer*

Führen will, bedarf der Erlaubnis. ...(94)

Erläuterungen:

Der Begriff der Krankenpflege ist im Gesetz nicht näher festgelegt. Dazu bestand auch keine Notwendigkeit, weil das Gesetz lediglich die Berufs*bezeichnung* schützt und nicht die Ausübung einzelner krankenpflegerischer

Tätigkeiten. Zur Krankenpflege hat sich die WHO in einem Postionspapier vom 10. September 1980 (...) zum Begriff und zur Ausübung der Krankenpflege in Europa wie folgt geäußert (auszugsweise):

- Pflege ist eine grundlegende Tätigkeit des Menschen und in ihrer organisierten Form ein eigener Fachbereich des Gesundheitswesens.
- Die primäre Aufgabe der Pflege besteht darin, einzelnen und Gruppen (Familien, Gemeinden) behilflich zu sein bei unterschiedlichem Gesundheitszustand eine optimale Funktionsfähigkeit zu bewahren. ...
- Pflege erfordert die Anwendung der für diese Disziplin spezifischen Einsichten, Kenntnisse und Fähigkeiten. Pflege ist sowohl eine Kunst als auch eine Wissenschaft ... .
- Die wichtigste Aufgabe der Pflegefachkraft (Schwester oder Pfleger) besteht in der unmittelbaren Betreuungsleistung für den einzelnen, die Familie oder die Gemeinschaft.

Abschnitt: Ausbildung
§ 4 Ausbildungsziele

- Die Ausbildung für Krankenschwestern und Krankenpfleger ... soll die Kenntnisse, Fähigkeiten und Fertigkeiten zur verantwortlichen Mitwirkung bei der Verhütung, Erkennung und Heilung von Krankehiten vermitteln (Ausbildungsziel). Die Ausbildung soll insbesondere gerichtet sein auf:
- die sach- und fachkundige, umfassende, geplante Pflege des Patienten,
- die gewissenhafte Vorbereitung, Assistenz und Nachbereitung bei Maßnahmen der Diagnostik und Therapie,
- die Anregung und Anleitung zu gesundheitsförderndem Verhalten,
- die Beobachtung des körperlichen und seelischen Zustandes des Patienten und der Umstände, die seine Gesundheit beeinflussen, sowie die Weitergabe dieser Beobachtungen an die an der Diagnostik, Therapie und Pflege Beteiligten,
- die Einleitung lebensnotwendiger Sofortmaßnahmen bis zum Eintreffen der Ärztin oder des Arztes,
- die Erledigung von Verwaltungsaufgaben, soweit sie in unmittelbarem Zusammenhang mit den Pflegemaßnahmen stehen (107). ...

Erläuterungen: (108) ...
Die genannten Ausbildungsziele können nur erreicht werden, wenn die Umsetzung des theoretischen Unterrichts in die Praxis gewährleistet ist. Unabdingbare (109) Voraussetzung hierfür ist die Einführung der Pflegeplanung im stationären Bereich.

Krankenpflege auf der Grundlage des Pflegeprozesses beruht auf der Erkenntnis, dass erst die Orientierung am Problem der Patienten *individuelle* Pflege gewährleistet. Planung in der Pflege ist zwar eine wertvolle Technik, aber nicht allein geeignet, vorhandene oder erwartete Probleme *in den Griff* zu bekommen. Planung ist bei der Erfassung und Lösung eine (Hervorhebung im Text) Methode. Weitere wichtige Elemente sind Kreativität und Entscheidungsfindung.

Sich ein pflegerisches Ziel zu setzen, geeignete Maßnahmen zur Zielerreichung zu finden, durchzuführen und auf ihre Brauchbarkeit zu hinterfragen, führt weit über die Planung der Durchführung pflegerischer Maßnahmen hinaus.

Krankenpflege als Problemlösungsprozeß beinhaltet sowohl den Vorgang der Problemlösung in der Pflege als auch den Beziehungsablauf, der zwischen der Krankenpflegeperson und Patient in Gang kommt – und durch den die Problemlösung erst verwirklicht werden kann (Fiechter/Meier).

Der Krankenpflegeprozeß hat zum Ziel, auf systematische Art und Weise dem Bedürfnis des Patienten nach pflegerischer Betreuung zu entsprechen. Der Krankenpflegeprozeß besteht aus einer Reihe von logischen, voneinander abhängigen Überlegungs-, Entscheidungs- und Handlungsschritten, die auf eine Problemlösung, also auf ein Ziel, ausgerichtet sind.

Das Resultat der Pflege wird am Pflegeziel gemessen. Wenn das Ziel erreicht ist, wird der Vorgang beendet. Wenn Abweichungen vom gesetzten Ziel vorkommen oder neue Probleme auftauchen, beginnt der Prozeß von neuem. Es müssen dann zusätzliche Informationen gesammelt, Probleme und Ziele neu formuliert und die Maßnahmen entsprechend angepaßt werden.

Regelkreis im Krankenpflegeprozeß
- Informationen sammeln
- Schritt: Probleme und Ressourcen erfassen
- Schritt: Pflegeziele setzen
- Pflegemaßnahmen planen
- Pflege durchführen
- Pflege überprüfen

Anmerkungen:
Zwei zentrale Ergebnisse des Krankenpflegegesetzes sind im folgenden Quellenausschnitt hervorgehoben worden: 1. Die Führung einer Berufsbezeichnung entsprechend den unter § 1 genannten Bezeichnungen ist erlaubnispflichtig. 2. Die *sach- und fachkundige, umfassende, geplante Pflege des Patienten* ist als ein Ausbildungsziel in die gesetzlichen Bestimmungen aufgenommen worden. In den Erläuterungen, die in der quellenkritischen Bearbeitung des Gesetzestextes in ihrer Funktion als Ergänzung und Auslegung hervorgehoben werden sollten, werden daraus mehrere Konsequenzen gezogen: 1. Mit dem gesetzlichen Schutz der Berufsbezeichung sei implizit auch ein gewisser Schutz der Berufsausübung verbunden, da für eine *qualifizierte Krankenpflegetätigkeit* nur *examinierte Pflegekräfte* eingesetzt werden dürften. 2. Der Begriff der Pflege sei im Gesetz nicht festgelegt. Die 1980 veröffentlichte Definition der WHO zum Begriff der Pflege kann als grundlegend übernommen werden. 3. Pflegeplanung ist im Rückbezug auf Fiechter und Meier mit dem Pflegeprozeß als Problemlösungsprozeß gleichzusetzen. 4. Pflegeplanung muß durch Kreativität und Entscheidungsfindung ergänzt werden. Es bieten sich folgende ergänzende Hinweise an, die in der allgemeinen Diskussion nachvollzogen werden können und eine Positionierung herausfordern: zu 1: Das zentrale Problem einer allgemeingültigen Definition beruflicher Pflege ist durch das Krankenpflegegesetz nicht gelöst worden. Es stellt sich die Frage, ob die definierten Ausbildungsziele und –inhalte der gesetzlich geschützten Berufsbezeichung eine solche inhaltliche Definition implizit festschreiben bzw. festschreiben können. Zu überlegen ist weiterhin, ob die in den Erläuterungen vorgeschlagene allgemeine Definition als Arbeitsbegriff sinnvoll genutzt werden kann und in der Gegenwart auch genutzt wird, um eine entspre-

chende Definition zu entwickeln. Als Beitrag zur Professionalisierungsdiskussion wäre eine inhaltliche Festschreibung des Sachgegenstandes der beruflichen Pflege vorauszusetzen. Zu 2. Läßt sich aus der gesetzlich festgeschriebenen Pflegeplanung als unverzichtbarem Bestandteil der Pflege unmittelbar darauf schließen, daß der Pflegeprozeß die einzige mögliche Garantie zur Umsetzung dieses Ziels ist oder sind Alternativen denkbar?

74. Antje Grauhan, Krankenpflege – ein Beruf mit offenen Grenzen, in: Deutsche Krankenpflegezeitschrift 10/1992, S. 715-719

Das vorliegende Referat wurde von Frau Antje Grauhan am 22. Juli 1992 in Langensteinbach anläßlich einer Fortbildungsveranstaltung gehalten. (S. 715).

Das Berufsbild

Fragen wir nun nach dem besonderen Warenangebot der Krankenpflege, also nach ihrem Berufsbild.

Ein Berufsbild ist die Darstellung eines Berufes nach innen und nach außen. Es umfaßt eine allgemeine Beschreibung der Ziele, Aufgaben und Gegenstände eines Berufes, seiner Zulassungsbedingungen – also die der Ausbildung – und der Arbeitsbereiche, die den Berufsangehörigen offenstehen.

Nach innen schafft ein Berufsbild ein Identitäts- und Zusammengehörigkeitsgefühl: Alle Berufsangehörigen sollten sich in ihm wiederfinden können. Nach außen stellt es die Besonderheiten des Berufes und das Angebot seiner Leistung für die Gesellschaft dar. Dabei lassen sich Berufsbilder grob nach Spezifität und Generalität, nach Enge oder Weite unterscheiden. Diese Unterscheidung kann sowohl den Arbeitsgegenstand wie die beruflichen Funktionen betreffen; d.h., handelt es sich um ein Spezialinstrument oder ein Allzweckgerät?

Spezialisten genießen häufig ein hohes Ansehen, weil kaum einer versteht, was sie eigentlich machen, aber ihr Arbeitsmarkt ist meist entsprechend begrenzt. Generalisten werden von jedem verstanden, werden überall gebraucht, und jeder meint, in ihrem Arbeitsbereich mitreden zu können. Berufe als Produkte einer arbeitsteilig organisierten Kultur sind immer in das Gesamtsystem einer Gesellschaft eingebunden.

Ein Berufsbild wird im allgemeinen von Angehörigen des Berufsstandes selbst erarbeitet. Das ist auch gut so, denn die, die einen Beruf ausüben, können ihn auch am besten beurteilen. Dabei besteht jedoch die Gefahr, daß Wünsche und Ziele mit aufgenommen werden, die von der Gesellschaft – oder von angrenzenden Berufen – nicht akzeptiert werden. Das ist aus dem Sektor des Handwerks gut bekannt und weist darauf hin, daß ein Berufsbild nicht im luftleeren Raum verwirklicht werden kann.

Beruflich Pflegende kümmern sich um Menschen, die aufgrund ihres Alters, einer Krankheit oder Behinderung oder wegen ihres Unwissens um die Befriedigung ihrer Lebensbedürfnisse eingeschränkt sind. Es ist Ziel der beruflichen Pflege, diese Einschränkungen aufzuheben, zu mindern oder zu kompensieren. Andersherum gesagt: Menschen, die imstande sind, ihre Lebensbedürfnisse auf Dauer selbst oder im Rahmen ihrer Familie zu regeln, brauchen keine berufliche Pflege. Wie wir wissen, aber gelegentlich nicht wahrhaben wollen, brauchen die meisten hilfebedürftigen Menschen berufliche Pflege nicht, weil die Angehörigen da sind. Allerdings brauchen sie professionelle Hilfe sofort, dringend und umfassend, wenn das familiäre Hilfesystem zusammenbricht oder nicht mehr ausreicht.

In der heutigen Diskussion, insbesondere auf internationaler Ebene, wird der Nahtstelle zwischen Selbstversorgung und professioneller Pflege mehr Interesse gewidmet, als dies früher der Fall war. Der beruflichen Pflege wird die Aufgabe zugewiesen, das System der familiären Versorgung weitestgehend aufrechtzuerhalten, sei es durch unmittelbare Unterstützung und Information oder durch die Vermittlung an andere zuständige Instanzen.

Berufliche Pflege ist somit umfassend, d.h. generell, sowie ganzheitlich und nicht von vornherein spezialisiert. Innerhalb des Berufsbildes gibt es natürlich Spezialisierungen, die durch den Arbeitsbereich vorgegeben sind. Aber grundsätzlich können sich Pflegekräfte nicht auf Unzuständigkeit berufen, wenn innerhalb eines Arbeitsschwerpunktes grundlegende Bedürfnisse aus anderen Dimensionen auftauchen. D. h.: Eine Pflegekraft in der

Psychiatrie muß in der Lage sein, die Prinzipien einer angemessenen Diät für einen Diabetiker zu berücksichtigen, eine Pflegekraft in der Dialyse muß ein psychisches Durchgangssyndrom erkennen können.

Mit der Zuständigkeit für alle Grundbedürfnisse des Menschen sind Pflegekräfte Generalisten, nicht Spezialisten. Das hat den Vorteil, daß sich dem Berufsanfänger ein sehr weiter Tätigkeitsbereich eröffnet, daß aber auch der seit längerer Zeit Berufstätige, auch wenn er sich in einem bestimmten Bereich fort- oder weitergebildet hat, noch ohne größere Schwierigkeiten in ein anderes Fachgebiet wechseln kann. Das hat aber auch den Nachteil, daß das Berufsbild keine scharfen Grenzen hat. Es hat, vor allem in den 60er Jahren, als der Beruf des Krankenpflegehelfers/ der -helferin eingerichtet wurde, intensive Debatten um die Möglichkeit einer Abgrenzung von Tätigkeiten gegeben. Dabei zeigte sich, daß eine solche Abgrenzung nicht allgemein festzulegen ist, sondern vor allem eine Regelung der Über- und Unterordnungsverhältnisse erforderlich macht. Das aber ist eine Frage der Stellenbeschreibung und nicht eine des Berufsbildes.

Berufliche Pflege hat ihre Innengrenze an der Autonomie des Patienten und seiner Familie, ihre Außengrenze an den Kompetenzbereichen des Arztes und der spezialisierten Gesundheitsberufe sowie an deren Verfügbarkeit.

Anmerkungen:
Antje Grauhan stellt sich in ihrem Referat die Frage, was berufliche Pflege ist und in der Zukunft sein kann. Sie bemüht sich also um eine Definition dessen, was in dem Krankenpflegegesetz nicht eindeutig festgeschrieben worden ist: das Berufsbild. Sie geht von folgenden Vorgaben aus: 1. Berufliche Pflege ist umfassend, d.h. generell, ganzheitlich und nicht von vornherein spezialisiert. 2. Sie hat ihre Innengrenze an der Autonomie des Patienten und seiner Familie. Sie hat ihre Außengrenze an den Kompetenzbereichen des Arztes und der spezialisierten Gesundheitsberufe.

75. Martha Meier, Aspekte der Professionionalisierung der Pflege, in: Pflege 1997; 10, S. 65

Vorwort:
Auf den ersten Blick scheinen die Beiträge in diesem Heft keinen Zusammenhang zu haben. Im weitesten Sinn jedoch spiegeln sie die wesentlichsten Elemente der Professionalisierung wider.

Der Pflege eine Sprache verleihen ist unerlässlich für einen Beruf, der traditionellerweise praktisch und handlungsorientiert ist. P. Benner hat den Eindruck, daß die Pflege unter einer Art von Sprachlosigkeit leidet und kaum fähig ist, begrifflich auszudrücken, was sie in der praktischen Situation zu bieten hat. Deshalb demonstriert Benner unter anderem, wie das Erleben des Leidens eines Patienten durch Pflegende und ihre erfolgreiche pflegerische Antwort darauf begrifflich formuliert werden kann.

A. Kesselring versteht die *Pflege als Kunst,* sowohl in der Praxis wie in der Forschung. Sie wendet die fünf Kompetenzstufen von Benner auf beide Bereiche an. Anhand einer *Pflegenovelle* beschreibt sie, was *Meisterwerke* oder *Kunstwerke* in der Pflege sein können. Sie gründen in einem tiefen Verständnis für menschliches Sein in Leidenszeiten und drücken die Hingabe im pflegerischen Handeln aus, die dazu fuhrt, daß dem Patienten Gutes getan wird in dem, was er selbst als gut empfindet. Meisterwerke allerdings entziehen sich starren Nonnen, quantitativen Meßsystemen, formalen Theorien und deshalb auch Klassifikationssystemen von Pflegebedürfnissen und -diagnosen. *Wissenschaftliche Meisterwerke,* die aus der Praxisforschung entstehen, sind soiche die es erlauben Situationen neu zu erleben und ethisch/moralisch neu zu deuten. Durch neue Wahrnehmung von Pflegephänomenen wird neues Wissen, auch von Tabuthemen, aufgebaut.

M. Werners Beitrag befaßt sich ebenfalls mit dem Pflegeverständnis als Grundlage zur Entwicklung der Pflegepraxis und versucht, durch Befragungen ihrer Kolleginnen einen Bewußtseinsprozeß (im 2. Teil) in Gang zu bringen. Das Thema *Pflegeexperten* wird in zwei Beiträgen behandelt. Ein Beruf braucht meisterhafte Fachleute, in unserem Beruf also Pflegeexperten. Von denen, die in den letzten Jahren in der Schweiz ausgebildet wurden, wird erwartet, daß sie andere beraten und fördern können, wie H. Hulskers und I. Niederer ihre Funktion beschreiben. Andrerseits wird erwartet, daß

Pflegeexperten eine Auswirkung auf ihr Praxisfeld haben in bezug auf Pflegequalität und Arbeitsklima. Es gehört zur Professionalisierung, daß *Forschung* betrieben wird, um neue Rollen auf ihre Wirksamkeit zu überprüfen und neues Wissen darüber zu gewinnen. Das zeigt uns M. L. Friedeman in ihrer Studie. Ihre Arbeit wurde aus einem anderen Ansatz heraus angegangen als dem von Benner. Einerseits sollten Instrumente zur Messung von Pflegequalität und Zufriedenheit des Pflegepersonals getestet werden und andrerseits, aufgrund der Systemtheorie, der Rückkoppelungseffekt eines systemischen Prozesses (Wirkung von Pflegeexperten) gemessen werden. Wenn Friedemann (im 2. Teil) zum Schluß kommt, daß die Instrumente zu wenig sensibel sind, um signifikante statistische Unterschiede zwischen Kliniken mit oder ohne Pflegeexperten zu finden, könnten uns die Arbeiten von Benner und Kesseking eine Erklärung dafür liefern. Pflegeexperten haben bestimmt einen qualitativen Einfluß, jedoch sind Auswirkungen ihrer *Meisterwerke* schwierig zu messen.

W. Schnepp behandelt *Theorieentwicklung* als Aufgabe der *Pflegewissenschaft.* Er befaßt sich kritisch mit den bestehenden Pflegetheorien und ihrem Werthintergrund. In der heutigen Zeit, wo sich die Gesundheitssysteme unter finanziellem Druck verändern, sind etliche der bisherigen Pflegemodelle und Assessmentinstrumente nicht mehr anwendbar. Solche, die von der tatsächlichen Lebenswelt der Patienten ausgehen, sind zu bevorzugen und weiterzuentwickeln.

M. Moers befaßt sich ebenfalls mit dem Wandel mit Schwerpunkt ambulante Pflege. Er fordert, daß sich die professionelle Pflege sich veränderten Bedürfnissen der Bevölkerung anpassen und *neue Praxismodelle* (z.B. mit Einbezug der Angehörigen und Nachbarn) sowie *neue Aus-* und *Weiterbildungskonzepte* entwickeln muss für die heutige und zukünftige Generation von Pflegepersonal. A. Pillen macht in ihrem Beitrag darauf aufmerksam, daß die Pflege nur die nötige *Autonomie* haben wird, um ihre Pflegekonzepte auch durchsetzen zu können, wenn sie *Einfluß auf die institutionellen Machtgefüge* gewinnen kann.

Martha Meier

Anmerkungen:
Wesentliche Elemente der Professionalisierung sind, folgt man Martha Meier in ihrem Vorwort der Zeitschrift *Pflege*, auf mehreren Ebenen anzusetzen.

- Die Pflege muß eine *eigene wissenschaftliche Sprache* entwickeln, um ihren unverwechselbaren Gegenstandsbereich zu definieren.
- Die Pflege als eine *Kunst* muß über die Entwicklung formaler Theorien und Klassifikationssysteme hinaus eine eigene Kreativität in der gegenseitigen Befruchtung von Theorie und Praxis entwickeln.
- Es muß ein neues *Pflegeverständnis* entwickelt werden.
- *Pflegeexperten* sind unverzichtbar.
- *Pflegeforschung* trägt dazu bei, Probleme in der Praxis offenzulegen und Lösungsansätze zu formulieren.
- Die Pflegewissenschaft muß Theorien mittlerer Reichweite entwickeln.
- Praxismodelle und Aus- sowie Weiterbildungskonzepte sind unverzichtbar.
- Der *Einfluß auf das institutionelle Machtgefüge* ist eine notwendige Voraussetzung dafür, um Autonomie zur Umsetzung der Pflegekonzepte erreichen zu können.

Die Professionalisierung in der Pflege hat durch die Akademisierung ihren Schwerpunkt verlagert. Pflegeforschung und –wissenschaft werden als zentrale Mittel zur Veränderung ihrer inneren Struktur angesehen; die politische Perspektive zur Durchsetzung dieser Ziele ist zwar noch vorhanden, steht aber nicht mehr im Vordergrund. Zu diskutieren wäre, wie diese nachholende Entwicklung vor dem Hintergrund der gesundheitspolitischen Einschränkungen zu bewerten ist. Möglich ist es auch, einen der von Meier genannten Schwerpunkte der Professionalisierung herauszugreifen und mit Hilfe zusätzlicher Texte vertiefend zu erörtern.

76. Alexander Pröbstl, Jürgen Glaser, Pflegeplanung und Pflegedokumentation – Grundelemente ganzheitlicher Pflege, in: André Büssing (Hg.), Von der funktionalen zur ganzheitlichen Pflege. Reorganisation von Dienstleistungsprozessen im Krankenhaus, Göttingen 1997, S. 245-267

Die Theorien- und Modellbildung in der Pflegewissenschaft in Deutschland steckt im Vergleich zu den angloamerikanischen Vorbildern noch in den Kinderschuhen. Bislang läßt sich keine Pflegetheorie bzw. kein theoretisch begründetes Pflegemodell ausmachen, das wissenschaftlichen Kriterien genügen würde, wie z. B. der Ableitbarkeit und Überprüfbarkeit von Hypothesen. Dieser Umstand kann auch als Ausdruck einer bislang noch wenig fortgeschrittenen Institutionalisierung der Pflegewissenschaft in Deutschland gewertet werden. Obwohl noch kein ausgearbeiteter theoretischer Bezugsrahmen existiert, haben sich in Deutschland die Annahmen zum Pflegeprozeß, wie sie im Regelkreismodell von Fiechter und Meier (1993) beschrieben werden, bereits stark in der Krankenpflegeausbildung niedergeschlagen und finden auch zunehmend Eingang in den beruflichen Pflegealltag. Anerkannte amerikanische Pflegemodelle, die sich in den USA nicht nur in wissenschaftlicher Hinsicht bewährt, sondern sich auch in der dortigen Pflegepraxis breit durchgesetzt haben, könnten theoretische Bezugsrahmen für das deutsche Pflegeprozeßmodell bilden. Denn eine Evaluation dieser unterschiedlichen Pflegemodelle im Hinblick auf die Grundannahmen zum Krankenpflegeprozeß, wie sie in der vorliegenden Arbeit vorgenommen wurde, zeigt, daß zwischen den ansonsten recht unterschiedlichen Pflegemodellen diesbezüglich weit mehr Gemeinsamkeiten als Unterschiede bestehen. In den gemeinsamen Aussagen ähneln die Pflegemodelle auch sehr stark den Vorstellungen im Regelkreismodell von Fiechter und Meier (1993). Dieser Umstand könnte die Kritik an der *Theorielosigkeit* des Regelkreismodells relativieren und zeigt Möglichkeiten auf, dieses Modell theoretisch zu fundieren.

Der praktische Nutzen einer Umsetzung des Pflegeprozeßmodells kann allgemein darin gesehen werden, daß der pflegerische Handlungsbereich definiert und in handlungsleitenden Schritten spezifiziert wird. Zudem wird die Reflexion und Kommunikation über die Pflege gefördert. Zentrale

Bestandteile des Pflegeprozeßgedankens – und darin besteht in den unterschiedlichen Pflegemodellen Übereinstimmung – sind die Planung, die Durchführung und die Evaluation der Pflege.

Ein zentrales Anliegen des Pflegeprozeßmodells ist die Sicherung der Kontinuität einer individuellen, patientenorientierten Pflege. Diese Kontinuität ist durch Rahmenbedingungen der stationären Krankenpflege gefährdet. Allen voran sind Formen der Arbeitsorganisation sowie Arbeitszeitregelungen in der Pflege sowie Kooperationserfordernisse zwischen unterschiedlichen Berufsgruppen bzw. Diensten im Krankenhaus zu nennen. Diese Bedingungen machen den Einsatz von Informations- und Kommunikationssystemen sinnvoll, die derzeit vor allem in Form schriftlicher Pflegedokumentation sowie in Form mündlicher Visiten und Übergaben existieren.

Die gegenwärtige Praxis der Pflegedokumentation setzt einer geplanten Pflege jedoch enge Grenzen (vgl. Höhmann, 1996). Zudem befindet sich die systematische Ermittlung von Pflegeproblemen und Pflegeressourcen sowie das Erarbeiten patientenbezogener, individueller Pflegeziele und -maßnahmen günstigstenfalls in einer Erprobungsphase – von einer erfolgreichen Umsetzung des Pflegeprozesses kann im allgemeinen nicht die Rede sein (vgl. Glaser & Büssing, 1996). In aller Regel muß zu Beginn eines Vorhabens, das sich ganzheitliche Pflege zum Ziel gesetzt hat, eine Veränderung in der Praxis der Pflegedokumentation stattfinden.

Höhmann (1996) sieht in der gegenwärtigen Praxis der Pflegedokumentation auch deshalb keinen erfolgversprechenden Weg, weil wesentliche Entscheidungsgrundlagen für eine individuelle Pflegeplanung unberücksichtigt bleiben. ...

Angesichts der derzeitigen Rahmenbedingungen ist eine Stagnation bei der Umsetzung ganzheitlicher Pflege nicht auszuschließen. Gelingt es nicht, organisatorische Rahmenbedingungen zu verbessern, besteht die Gefahr, daß bei motivierten Pflegenden die Freude am Beruf weiter abnimmt und die Wahrscheinlichkeit für einen Berufsausstieg zunimmt. Pflegedienstleitungen sind nicht selten damit konfrontiert, gerade für diejenigen Pflegekräfte Arbeitszeugnisse zu erstellen, deren Innovationen in den Krankenhaushierarchien versandet sind, die an den organisatorischen Rahmenbedingungen, an der mangelhaften Kooperation mit anderen Leistungsbereichen resignieren oder denen die Bereitschaft, ihre Fachkompetenz einzubringen, verleidet wurde. Die Umsetzung einer ganzheitlichen Pflege kann sich nicht nur auf die pflegerische Praxis auf den Stationen beschränken, sondern erfordert auch bereichsübergreifende strukturelle Veränderungen in den Krankenhaushierarchien. Denn erst durch solche begleitenden Veränderungen haben Ganzheitlichkeit und Patientenorientierung in der stationären Patientenversorgung eine Chance.

Anmerkungen:
Ein Pflegeprozeßmodell, so Pröbstl und Glaser, das auf einem hinreichend begründeten Pflegemodell beruht, ist prinzipiell auch in Deutschland die geeignete Methode, um ganzheitliche, individuelle und damit auch patientenorientierte Pflege in kontrollierbarer und wissenschaftlich nachprüfbarer Weise umzusetzen. Real stehen dieser Umsetzung jedoch wissenschaftliche Defizite und gesellschaftliche Rahmenbedingungen im Wege, die es zu bearbeiten gilt. In einem Vergleich mit der internationalen Entwicklung werden diese Defizite deutlich sichtbar.

77. Ruth A. Brobst, Der Pflegeprozeß in der Praxis, Bern 1997

Warum soll der Pflegeprozeß angewandt werden?
Der Pflegeprozeß ist ein mächtiges Instrument zur Verbesserung der klinischen Pflegepraxis. Er kann z.B. helfen, eine neue, frische Sicht auf die Krankenpflege zu entwickeln, die Zusammenarbeit mit Patienten und Kollegen erfreulicher zu gestalten und die Dokumentation zu verbessern. Mehr noch: Der Pflegeprozess kann Ihre berufliche Identität stärken. (S. 21)

Die berufliche Identität stärken
Der Pflegeprozeß entstand zum Teil als Antwort auf das Bedürfnis vieler Pflegekräfte, ihre Rolle innerhalb des Gesundheitssystems zu definieren. Heute bietet der Pflegeprozeß ein Modell zur Förderung des beruflichen Status der Pflegenden. Er zeigt, wie Wissen und Handlungen organisiert

und zielorientiert angewandt werden. Er benennt ganz klar Bereiche, in denen Pflegekräfte selbständig handeln. Darüber hinaus zeigt er den Beitrag auf, den Pflegende an der Arbeit des Teams erbringen.

Die Entwicklung von Pflegediagnosen trug ferner dazu bei, Krankenpflege als eigenständigen Beruf, mit eigenem Berufswissen, zu etablieren. (S. 22).

Anmerkungen:
Ruth A. Brobst sieht in dem Pflegeprozeß ein geeignetes Mittel, um die *klinische Pflegepraxis* sowie den *beruflichen Status* der Pflegenden im Sinne einer Professionalisierung zu stärken. In ihrem aus dem Amerikanischen übersetzten Handbuch gibt sie praktische Hinweise auf die Umsetzung des Pflegeprozesses, die sich auf die deutschen Verhältnisse nur bedingt übertragen lassen.

78. Ute Schöniger, Angelika Zegelin-Abt, Hat der Pflegeprozeß ausgedient? Wird es Zeit für den Prozeß der Pflege? In: Die Schwester/Der Pfleger, 37. Jg. 4/98, S. 305-309

Erfahrungen mit dem Pflegeprozeß
Seit über 15 Jahren strengt sich die deutsche Pflege an, geplant Pflege im Sinne des Pflegeprozesses in die Praxis umzusetzen. Kaum ein anderes Konzept hat soviel Bemühungen, Umorientierungen, Auseinandersetzungen und bedrucktes Papier produziert. Mancherorts sind mehrere Einführungswellen über die Abteilungen gegangen, an anderer Stelle wird jetzt erst gestartet, oder es gibt die dritte und vierte Revision: alles meist ohne tiefe Spuren zu hinterlassen. Von einer flächendeckenden Integration kann nicht die Rede sein. Allenfalls wird rudimentär nach den Pflegeprozeßschritten dokumentiert, aber weder wirklich geplant noch begründet. ... Es ist Zeit darüber nachzudenken, ob der Pflegeprozeß das richtige Verfahren für eine professionelle Pflege ist. Bildet der Pflegeprozeß wirklich den Prozeß der Pflege ab? Sollten die sich mehrenden kritischen Stimmen zum

Pflegeprozeß nicht endlich ernst genommen und ein konstruktiver Diskurs begonnen werden? ... Ein Berufsstand, der sich auf den Weg der Verwissenschaftlichung begeben hat, tut gut daran, bisherige Grundannahmen zu überprüfen und sie gegebenenfalls zu adaptieren oder zu modifizieren. ... (305)

Die Bedeutung des Pflegeprozesses für die Entwicklung der professionellen Pflege. Die Pflegeprozeßmethode hat den Pflegenden nach langen Jahren der funktional-technisierten Pflege, die sie immer in zerstückelte und entpersonalisierte Einzelaufgaben geführt hat, einen neuen Zugang zum Patienten als Ganzheit ermöglichen wollen.

Die vorgeschriebene Planung der Pflege hat eine veränderte Art der Patientenzuweisung erzwungen und die personalen Beziehungen zum Patienten zum Thema der pflegerischen Diskussionen gemacht. Das Kennenlernen des Pflegeprozesses hat es Pflegenden ermöglicht, ihre Arbeitsinhalte neu zu definieren und zu einem veränderten Pflegeverständnis zu kommen. Es ist unbestreitbar, daß die deutsche Pflege mit dem Pflegeprozeß einen unverzichtbaren Innovationsschub bekommen hat.

Aufbauend auf den Erfahrungen aus diesen Entwicklungen entstanden immer deutlicher werdende Professionalisierungsschritte, die durch den enormen Fortschritt in der Akademisierung, im Aufgabenspektrum und in der gesellschaftlichen Bedeutung von Pflege forciert wurden und werden. Sie haben uns wiederum neue und andere Perspektiven auf das genuin Pflegerische eröffnet. Die Perspektivenverschiebungen lassen uns fragen, ob das Vorgehen im Pflegeprozeß möglicherweise zu linear und fragmentiert ist, ob dieser Regelkreis nicht analog zum medizinischen Arbeitsansatz abläuft und dessen mechanistische und funktionale Form wiederholt, die wir doch immer gerne und massiv kritisieren.

Theoretische Erklärungsansätze
Die heutigen kritischen Rückfragen zum Pflegeprozeß werden unterstützt durch den Blick auf seinen historischen Entstehungszusammenhang. Die Methode des Pflegeprozesses ist in den 60er Jahren im Rahmen der damals vorherrschenden Denktradition der amerikanischen Pflegewissenschaft als problemlösende Methode zur Gestaltung einer geordneten und systemati-

sierten Art der Krankenpflege eingeführt worden (*Yura* und *Walsh* 1978). Der dieser Denktradition zugrundeliegende logische Empirismus betrachtet den Menschen als objektivierbaren Gegenstand, der als die Summe einzelner körperlicher, geistiger und psychischer Teilbereiche verstanden wird. Diesem Verständnis nach können einzelne Komponenten als definier- und meßbare Eigenschaften in aufeinanderfolgenden Schritten beschrieben und behandelt werden.

Der Pflegeprozeß mit seinem fragmentierenden Ablauf und seiner hohen Standardisierung ließ sich sehr gut mit diesem Pflegeverständnis verbinden, denn er schreibt ein zweckrationales Handeln vor. Ein Handeln, das durch objektivierte Wahrnehmung, Festlegung von Zielen, systematischer Planung mit anschließender Umsetzung in vorgeschriebener Schrittfolge bestimmt wird. Die abschließende Kontrolle überprüft, ob „alles nach Plan gelaufen" ist. Das damit mechanisierte Vorgehen erfordert ein logisch-deduktives Denken, das fast zwangsläufig zu einer sachlich-objektiven Beziehung zum „Arbeitsgegenstand" Mensch führt. Diese systembedingte Auswirkung des Pflegeprozesses ist als Paradoxon zu bezeichnen, wurde er doch mit der Hoffnung geschaffen, die Beziehung zum hilfebedürftigen Menschen individuell und umfassend gestalten zu können. Die Pflege folgt mit der Entwicklung des Pflegeprozesses einem zweckrationalen Arbeitshandeln, das in der Industrie entwickelt wurde und dort seine Effektivität bewiesen hat ....

Es bleibt die Frage, ob ein Regelkreis, der dem Ideal gleichmäßig arbeitender Maschinen entnommen wurde, Pflege bestimmen kann. Es wird offensichtlich negiert, daß personenorientierte Pflege mehr ist als das Abarbeiten eines Problem- und Maßnahmenkatalogs....

Interessanterweise fallen Pflegenden im Zusammenhang mit dem Pflegeprozeß sofort diese vier beziehungsweise sechs Schritte ein, sie werden völlig losgelöst von der eigentlichen Pflege und Beziehung zum Patienten benannt. Sie können inhaltlich nicht gefüllt werden; es fällt Pflegenden offenbar schwer, sie gedanklich in eine Praxissituation zu transferieren. Sie brauchen immer wieder Unterstützungsleistungen, die letztlich nur deutlicher zeigen, daß der zu enge Rahmen des Pflegeprozesses gesprengt werden und ein erweitertes Pflegekönnen erworben werden muß. ...

Der Pflegeprozeß ist in seiner Herkunft und von seinem wissenschaftlichen Ansatz her rationaler Natur, er soll jedoch in Situationen angewandt werden, die sich strengen Rationalitätskriterien entziehen. Damit sind alle mit dem Pflegeprozeß verbundenen Probleme vorgezeichnet. Denn der Pflegeprozeß folgt einer Logik der analytischen Zerstückelung von Ganzheiten. Die daraus entstehenden Einzelbestandteile eines komplexen Gebildes versperren den Blick auf den in seiner individuellen Situation nur gesamtheitlich zu erfassenden und zu verstehenden Zustand von Menschen. Mit diesem Vorgehen wird der Mensch fragmentiert ‚erforscht' im Glauben, darüber seine Bedürfnisse aufspüren zu können, meist noch in Kombination mit dem nicht weniger starren Schema der ATL-Kategorien.

Damit wird nicht nur der sattsam bekannte Grundsatz der Systemtheorie verletzt, daß ein System mehr und anders ist als die Summe seiner Teile, sondern auch verkannt, daß Systeme nur in ihrer Ganzheit verstanden werden können.

Professionelle Pflege im holistischen (ganzheitlichen) Sinne ist durch subjektivierendes und situatives Handeln gekennzeichnet, das sich diesem zweckrationalen Handlungsmuster entzieht. Folgt die Pflege wirklich dem Primat der Personenorientierung, dann erfordert die pflegerische Situation subjektive Wahrnehmung und individualisierte Einzellösungen. Diese beruhen auf einem interaktiv-dialogischen Vorgehen im Kontext einer persönlichen Beziehung zum Pflegebedürftigen; einer Beziehung, die erst ein einfühlendes und auch intuitives Verstehen der individuellen Situation ermöglicht. ...

Es drängt sich der Eindruck auf, daß der Pflegeprozeß dazu führt, daß menschliche Phänomene oder Ereignisse mit schematischer Routine betrachtet werden und damit fad, öde oder standardisiert erscheinen, jede Besonderheit verlieren und bloß noch selbstverständlich wirken. Sollte hier einer der Gründe für das lustlose Praktizieren des Pflegeprozesses zu suchen sein? Denn die ‚Kunst' der Pflege ist es, die eigene Gestalt zu belassen, sie als solche zu erkennen und im Kontext mit dem aufgefundenen Bedeutungsgehalt zu beantworten....

Professionelles Pflegehandeln zeichnet sich wie anderes professionelles Handeln dadurch aus, daß es zwei zentrale Komponenten beinhaltet, die im Gegensatz zueinander stehen. ... Die eine Komponente wird im engeren

Sinne von der wissenschaftlichen Kompetenz des Theorieverständnisses und ihrer strikten Anwendung gebildet, die andere Komponente beinhaltet die hermeneutische Kompetenz eines Falles in der spezifischen Sprache des Falles. ... Beinhaltet professionelles Handeln eine Leistung des Ausbalancierens von eigentlich unverträglichen Einzelelementen, dann muß das auch beim professionellen Pflegehandeln deutlich werden. ...

Mit diesen Ausführungen wird unseres Erachtens deutlich, daß hier eine ganz andere Art des Denkens und Verstehens in der Pflege gefordert wird. Ein Denken in Bildern, Assoziationen und Gestalten, daß das Eigene, Besondere in der pflegerischen Situation bestehen läßt und erfaßbar macht. Auf diesen genuin pflegerischen Herangehensweisen sollten Pflegende beharren, und sie sollten sich trauen, ein Problemlösungsverfahren zu hinterfragen, daß ... der inneren Logik professioneller Pflegeverfahren widerspricht.

Anmerkungen:
Die Autorinnen äußern sich in ihrer Analyse kritisch zum Pflegeprozeßmodell, indem sie auf Probleme der Übertragung auf die deutsche Pflegepraxis verweisen und dessen zweckrationale Zielrichtung hinterfragen. Anknüpfend an ein holistisches Modell der professionellen Pflege bemühen sie sich um eine alternative Sichtweise. Erst die Verknüpfung der Elemente eines *genuin pflegerischen Handelns* und der Beherrschung von Problemlösungsstrategien erweist sich für sie als Grundlage einer Professionalisierung in der Pflege. Herausgearbeitet werden können die kritischen Argumente gegen den alleinigen Einsatz des Pflegeprozesses in der Praxis.

79. Ulrike Höhmann, Heidi Weinrich, Gudrun Gätschenberger, Agnes-Karll-Institut für Pflegefoschung, Eschborn: Neues Dokumentationssystem zur vereinfachten Umsetzung des Pflegeprozesses in ambulanter und stationärer Langzeitpflege. Kurzbericht zu einem Forschungsprojekt, in: Pflege 1997, 10, S. 157-163

Zusammenfassende Ergebnisse der Bestandsaufnahme
Das wichtigste Fazit der Bestandsaufnahme der Hemmnisse für die Umsetzung und Dokumentation des Pflegeprozesses ergab, daß die Verschriftlichung der tatsächlich geleisteten Pflege erst unvollständig gelingt. ... Sie konnten nur in wenigen Fällen in ihrer Vollständigkeit und in ihrem handlungsweisenden Informationsgehalt als zufriedenstellend bezeichnet werden. Die konsistente Darstellung des Pflegeprozesses gelang ebenfalls kaum. Gerade der letzte Punkt, so zeigte das Ergebnis des ersten Praxistests, wurde allerdings in erheblichem Maße durch den zum Teil unpraktikablen und unlogischen Aufbau handelsüblicher Dokumentationssysteme begünstigt. (S. 158). ... Als übergeordneter Bedingungsfaktor für die Probleme bei der schriftlichen Umsetzung zeigte sich die erste beginnende Rezeption der im Ausland bereits vorliegenden wissenschaftlichen Erkenntnisse.

Anmerkungen:
Die *Verschriftlichung der tatsächlich geleisteten Pflege* in ihrer konkreten Form der Pflegedokumentation als zentraler Bestandteil des Pflegeprozesses weist in der Praxis eine Vielzahl von Problemen auf. Ein Grund besteht in dem Aufbau der Dokumentationssysteme selbst. Mit den Schülern kann zum einen inhaltlich das Thema Pflegedokumentation mit Hilfe ergänzender Materialien bearbeitet werden. Die eigenen Schwierigkeiten können thematisiert und vor dem Hintergrund der aus den Quellen zu ergänzenden Kritikpunkte bewertet werden. Deutlich werden sollte, dass sich gerade in den Schwierigkeiten der Verschriftlichung ein zentrales strukturelles Problem der Pflege widerspiegelt: sie kann ihren Gegenstandsbereich noch nicht exakt bestimmen.

80. Willy Reimer, Felix Fueller, Der Pflegeprozeß. Theoretischer Hintergrund und Klassifikation. Diagnosen, Interventionen, Ergebnisse mit Vorschlägen für die praktische Arbeit, Ulm 1998

Beschreibung des Pflegeprozesses

Der Pflegeprozess ist eine systematische Methode, die den Patienten und die Pflegenden dabei anleitet, gemeinsam den Bedarf an Pflege zu ermitteln, die Betreuung zu planen und umzusetzen, und die Ergebnisse auszuwerten.(S. 81) ... Das oberste Ziel des Pflegeprozesses ist es, eine optimale Patientenbetreuung anzubieten, die auf wissenschaftlichen Erkenntnissen fußt, die ganzheitlich und kreativ gestaltet ist und dank ihrer Systematik und Struktur auch die wirtschaftlichen Erfordernisse erfüllt.(S. 85)

Vorteile des Pflegeprozesses

Der Pflegeprozess ist ein mächtiges Hilfsmittel zur Verbesserung der Pflegepraxis. Er kann helfen, einen offenen und innovativen Zugang zur Patientenbetreuung zu entwickeln, die Kooperation mit den Patienten und den Mitarbeitern zu fördern, und die Dokumentation zu verbessern. Und – was ebenso wichtig ist – der Pflegeprozeß kann unsere professionelle Identität stärken. (S. 85)

Ziele des Pflegeprozesses

Der Pflegeprozess dient vielen Zielen. Das Hauptanliegen ist es, die Pflegepraxis mit einer systematischen Methode zu versehen: der Pflegeprozeß vereinheitlicht, standardisiert und leitet die Praxis. Die Rollen der Pflege und ihre Funktionen sind definiert. Kommunikation, Kooperation und Koordination werden unter den Teammitgliedern durch den Pflegeprozess verbessert. (S. 86).

Anmerkungen

Im Rückbezug auf Brobst ist für Reimer und Fueller der Pflegeprozeß ein zentrales Mittel, um Pflege zu professionalisieren. Ihr Modell der *Klassifikationen der dynamischen Aktionsfelder* soll dazu beitragen, ganzheitliche Pflege im Rahmen des Pflegeprozesses zu optimieren. Im wesentlichen kreisen ihre Ausführungen allerdings um das Thema *Pflegediagnosen*. Im Vergleich mit Quelle 77 (Brobst) sollte methodisch angemerkt werden, dass übernommene Textstellen aus der Sekundärliteratur in der wissenschaftlichen Darstellung immer mit dem Zitathinweis versehen werden sollten.

81. Ulrike Höhmann, Theoriegeleitete Pflegeplanung und Pflegedokumentation im Zeichen der Pflegeversicherung. Ergebnisse einer empirischen Untersuchung, in: Hochschulforum Pflege 2/98, S. 18-21

Aufnehmen möchte ich dieses scheinbar so abgedroschene Thema der Prozeßdokumentation noch einmal, weil unsere aktuellen Beobachtungen zeigen, daß die Umsetzung des Pflegeprozesses als logisch klare und wenig komplizierte professionelle Handlungssystematik in der Praxis, weiterhin nur in Ansätzen klappt. Die Pflege, so unser Eindruck, thematisiert diesen Zustand mittlerweile kaum noch; wenn, dann beklagt sie ihn moralinsauer, nimmt ihn ansonsten jedoch als strategische Blockade vieler Entwicklungsmöglichkeiten gelassen mit weitgehend stummer Apathie hin. (S. 18).

...

Am Ende des Projekts kamen wir gemeinsam zu dem Schluß, daß es wohl am „professionellsten" wäre, ein leeres Blatt zur Dokumentation zu nehmen. Der Garant für Vollständigkeit sollte eine pflegetheoretische Orientierung „im Kopf" sein, die in der Ausbildung erworben, sicherstellt, daß patientenbezogen gedacht und gehandelt wird. Die Realität sagt uns jedoch, daß wir noch einen langen Weg vor uns haben, bis wir moderne Professionalisierungskonzepte stärker mit Leben füllen können. Viele Praxiseinrichtungen und Pflegestudiengänge bemühen sich gemeinsam, diesen oft mühevollen, aber sehr ereignisreichen Weg zu gehen. (S. 21).

Anmerkungen:
Pflegeplanung und Pflegedokumentation als zentrale Mittel zur Umsetzung der Professionalisierung in der Pflege stoßen in der Praxis immer wieder auf Probleme. Wie läßt sich, so die zentrale Frage, ein *patientenbezogenes theoriegeleitetes Denken* in der Ausbildung so vermitteln, dass es sich in der Dokumentation auch niederschlagen kann?

82. Martin Albert, Krankenpflege auf dem Weg zur Professionalisierung. Eine Untersuchung zum Professionalisierungsverständnis von Pflegemanagementstudierenden, in: PR-Internet Management 1/99, S. 22-31

Vorstellung der Untersuchung

Fragestellung

Die Untersuchung hat sich zum Ziel gesetzt, das subjektive Professionalisierungsverständnis von leitenden Krankenpflegekräften näher in den Focus zu rücken. Die Untersuchung geht von der Annahme aus, daß die Einstellungen, Motivationen und Interessen der einzelnen Berufsinhaber wichtige Hinweise und Erklärungen auf jene Widersprüchlichkeiten geben können, welche den Krankenpflegeberuf auf vielfältige Weise kennzeichnen. In diesem Sinne versucht die Untersuchung die Ambivalenzen des Professionalisierungsprozesses (S. 25) auf der Ebene der Berufsinhaber im Krankenpflegebereich zu erhellen. ...

Interviewfrage 1: Was verstehen Sie unter Professionalisierung in der Krankenpflege?

Interviewfrage 2: Wie selbständig können Sie im Rahmen ihrer beruflichen Tätigkeit entscheiden?

Interviewfrage 3: Welchen Stellenwert hat nach Ihrer Ansicht Ihr jetziger Beruf innerhalb der Krankenpflege?

Interviewfrage 4: Fühlen Sie sich eher als Krankenschwester/Krankenpfleger oder eher als Pflegemanager/in? ...

Schlußfolgerung

Als ein Ergebnis der Untersuchung kann angesehen werden, daß von den interviewten Pflegemanagmentstudierenden eines der klassischen Beschreibungsmerkmale von Professionen – der beruflichen Autonomie – eine herausragende Bedeutung beigemessen wird. Dabei ist jedoch eine differenzierte Betrachtung notwendig. Allgemein wird für die Krankenpflege eine größere Selbstbestimmung eingefordert. Eine Fremdbestimmung von außen, insbesondere von Seiten der Ärzte, wird kritisch betrachtet bzw. abgelehnt. Berufliche Autonomie kann für den Krankenpflegebereich aber nur dann erreicht werden, wenn gleichfalls das Selbstwertgefühl innerhalb des ganzen Berufsbereichs gesteigert wird. Interessant ist, daß trotz dieser Einschätzung der größte Teil der Studierenden den eigenen Handlungsspielraum in der praktischen Arbeit als hoch einschätzt.

Im Zusammenhang mit dem Begriff „Professionalisierung" wurde von den Studierenden relativ wenig auf berufspolitische Merkmale hingewiesen. Ein möglicher Erklärungsansatz könnte dafür sein, daß den Studierenden die praxisbezogenen Berufsaspekte wesentlicher wichtiger sind. Professionalisierungsbestrebungen müssen eine „Nähe" zum subjektiven Berufsalltag aufweisen. In diesem Zusammenhang könnte es untersuchenswert sein, ob mit der professionellen Weiterentwicklung der Berufsinhaber nicht sogar auch eine Distanzierung von berufspolitischen Interessen einhergeht. Zumindest bei akademisierten Pflegemanagern ist zu vermuten, daß ein weiterer beruflicher Aufstieg nicht unbedingt zu einem höheren Engagement für berufspolitische Interessen im Krankenpflegebereich führt.

Ein Großteil der Studierenden schätzt den Stellenwert des eigenen Berufes innerhalb der Krankenpflegebereichs eher in einem mittleren bzw. niedrigen Bereich ein. Dies wird unter anderem auf die hohen Arbeitsbelastungen, die Rollenschwierigkeiten, den geringen Status und das vergleichsweise geringe finanzielle Einkommen zurückgeführt. Besonders bedenklich stimmen die Hinweise der Studierenden, daß es für das Gros der Krankenpflegekräfte immer weniger attraktiv erscheint, eine Leitungsposition anzustreben.

Eine Distanzierung vom Krankenpflegeberuf ist bei den Pflegemanagementstudierenden deutlich zu erkennen. Die berufliche Entwicklung tendiert eindeutig in Richtung Pflegemanager/in und wurde schon weit vor Beginn des Pflegestudiums eingeleitet. Bereits mit der Übernahme einer Leitungsfunktion wurde die ausschließliche Identität des Ursprungsberufs aufgegeben. Eine klare Zuordnung zu einem einzigen Berufsprofil ist seither nicht mehr möglich. Im Grunde genommen entsteht durch den beruflichen Aufstieg eine *neue* berufliche Identität. In diesem Zusammenhang kommt dem Pflegestudium eine wichtige identitätsstiftende Bedeutung zu.

Anmerkungen:

Die Spezialisierung in den Krankenpflegeberufen läßt eine gemeinsame identitätstiftende Grundlage für eine Professionalisierung nicht mehr selbstverständlich erscheinen. Studierende des Pflegemanagements begreifen sich so nicht mehr per se als Pflegende und weisen entsprechend dem berufspolitischen Engagement keinen zentralen Stellenwert mehr zu. Die *berufliche Autonomie* bleibt demgegenüber ein zentrales Merkmal dieser Professionalisierung – das zumindest ist das Ergebnis der vorgestellten empirischen Erhebung. Ist also, so ließe sich fragen, das Ziel der Professionalisierung der Krankenpflege als Beruf nicht längst überholt? Und – welche Alternativen wären denkbar? Die von Albert aufgeworfenen Fragen können in der Lerngruppe in einer entsprechenden Abwandlung der Frage 4 gestellt, statistisch ausgewertet und mit den vorliegenden Ergebnissen verglichen werden. In einer anschließenden Diskussion könnten Fragen des beruflichen Selbstverständnisses angesprochen werden. Methodisch wäre die Aussagekraft dieser Erhebung zu hinterfragen. Es ließe sich eine revidierte Fassung formulieren und eine zweite Erhebung an einer entsprechenden Institution planen und durchführen. Als Einführung in Methodenfragen wäre auf den Aspekt der Ergänzung qualitativer und quantitativer Methoden in der Sozialforschung zu verweisen.[54]

83. Albert Urban Hug, Anette Mattmüller, Dorothée Kipfer, IQP-Qualitätsmanagement in der Langzeitpflege, in PR-Internet 10/99, Pflegemanagement, S. 235-242

Der Pflegeprozeß ist schon lange erfunden und längst in der Praxis umgesetzt – glaubt man. Leider fehlen der Pflege noch heute mehrheitlich die Instrumente, um klar und einfach Tatsachen durch Fakten glaubwürdig darzustellen und messbar zu machen....

[54] Grundlegend im Rahmen der Sozialforschung z.B. Andreas Diekmann, Empirische Sozialfoschung. Grundlagen, Methoden, Anwendungen, Reinbek bei Hamburg 1996; im Rahmen der Pflegeforschung z.B. Karin Wittneben (Hg.), Forschungsansätze für das Berufsfeld Pflege. Beispiele aus Praxis, Management und Ausbildung, Stuttgart, New York 1998.

Ausgangslage/Problemformulierung
Pflege im Wandel der Zeiten
Neue gesetzliche Grundlagen z.B. KVG verlangen Leistungsnachweis und Qualitätsmanagement im Gesundheitswesen. Der Pflegeprozeß als Grundlage der vorgenannten Forderungen ist seit bald 30 Jahren Grundelement in der Ausbildung der Gesundheits- und Krankenpflege. Trotzdem finden sich im Praxisalltag die unterschiedlichsten Auffassungen und Umsetzungsformen. In dem Bestreben nach Professionalisierung und Anerkennung der Pflege als eigenständiges Fachgebiet haben wir uns entschlossen, ein Rahmeninstrument für den gesamten Pflegeprozeß und einen Qualitätsstandard für die Pflegedokumentation zu entwickeln (S. 235).

Anmerkungen:
Professionalisierung verlangt nach Meinung der Autoren eine von außen wahrnehmbare und im Innern meßbare einheitliche Konturierung. Diese ist zur Zeit nicht erkennbar. Das Qualitätsmanagement biete nun einen Weg, um diese Schwierigkeiten zu bewältigen. Effektivität und Effizienz als Garanten einer qualitativ hochwertigen Leistung, fälschlicherweise unter dem Stichwort der *Qualitätssicherung* zusammengefaßt, werden zu einer neuer Zauberformel auf dem Weg in eine zukunftsorientierte Pflege und lösen damit den Pflegeprozeß in seiner Leitfunktion ab.

84. Peter Fehrenbach, EDV im Krankenhaus und im Gesundheitswesen, in: PR-Internet 3/00, Pflegeinformatik, S. 41-54

Dokumentation unter Berücksichtigung des Pflegeprozesses (44)
Der Bedarf an Pflege- und Gesundheitsdaten, Informationen und Wissen, um die Entscheidungsprozesse, die Ausführung der Pflege und die Bestimmung der Ergebnisse zu unterstützen, nimmt ständig zu. Diese Situation legt eine grosse Last auf diejenigen, die die Pflege bereitstellen. Der *International Council of Nurses (ICN)* benennt die Problemfelder für die Pflege in folgenden Entwicklungsbereichen

- Kosteneinsparungen
- Bedarf an Gesundheitspolitik, die auf Pflegedaten basiert
- Die Umstellung auf Computer in der Gesundheitspflege
- Die zunehmende Bedeutung der medizinischen Klassifikation und der Bedarf der Selbstkontrolle der Pflege

Diese Veränderungen werfen ein Schlaglicht auf ein wesentliches Problem des Pflegeberufes. Dieses Problem wird durch Clark klar benannt: „... der Wert der Pflege kann nicht länger als selbstverständlich angesehen werden, sondern muß denen gegenüber demonstriert werden, die nicht das Verständnis haben, das aus der Praxis kommt, die aber die Macht haben, Einflüsse auszuüben und sogar die Wesensart von Pflege durch politische Entscheidungsprozesse und die Zuteilung von Mitteln bestimmen können."

Der Pflegeprozess als Mittel, um über die Pflege des Patienten zu kommunizieren (45)

Der Pflegeprozess besteht aus den folgenden Phasen: Dem Sammeln von Patientendaten, dem kritischen Überdenken und Formulieren der Pflegediagnosen, der Zielsetzung für die Pflege, dem Planen von Pflegeinterventionen (Pflegeplanung), der Durchführung der Pflege und der Auswertung. Das Augenmerk des Pflegeprozesses bewegt sich in Richtung auf das Erreichen von vergleichbaren Behandlungsergebnissen. Für jede Phase sind Richtlinien verfügbar, um die Dokumentation und Kommunikation zu strukturieren, die auf einer vereinheitlichten Terminologie und eindeutigen Interpretation basieren. Unterschiedliche Terminologie- und Klassifizierungssysteme und andere Arten von formalisierterem Pflegewissen existieren und sind sehr wichtig, um sich über die Pflege unabhängig vom Umfeld, Berufsfeldern, Ort und Zeit auszutauschen. ... Solche formalisierten Materialien sind hilfreich, um die Pflege auf eine vereinheitlichte, vergleichbare und unzweideutige Art zu dokumentieren, um Fehlinterpretationen zu verhindern. ...

Quo vadis Gesundheitswesen? (46)

Die Qualität wird über Standards, die Weiterentwicklung von Pflegemodellen und die Akademisierung der Pflege und des medizinischpflegerischtechnischen Dienstes über spezielle Weiterbildungsangebote und Studiengänge sichergestellt werden. Die Professionalisierung der Pflege wird sich mittelfristig mit der Bildung einer Pflegekammer, analog zu den Heilberufskammern, fortsetzen.

Anmerkungen:
Die Problemfelder, denen sich die Pflege in der Zukunft stellen muß und das Zukunftsszenario, das er daraufhin entwirft, sind getragen von den Widersprüchen einer gesellschaftlichen Entwicklung, die einerseits durch Leistungserfassung Qualität unter marktwirtschaftlichen Gesichtspunkten sichtbar und damit finanzierbar machen muß und auf der anderen Seite noch nicht genau weiß, was diese Leistung nun eigentlich ist.

Literaturliste

Geschichte der Krankenpflege

In die Literaturliste aufgenommen wurden auch Quellentexte und Sekundärliteratur zur *Geschichte der Pflege*, die in der Quellensammlung selbst nicht verwendet wurden.

Henriette Arendt (Hg.), Dornenpfade der Barmherzigkeit. Aus Schwester Gerdas Tagebuch, mit einer Einführung von Schwester Agnes Karll, der Vorsitzenden der Berufsorganisation der Krankenpflegerinnen Deutschlands, Stuttgart, Leipzig 1909.

Emilie Albrecht, Aus meinem Kriegstagebuch (Badischer mobiler Lazarett-Trupp, 2. Zug), Heidelberg 1917.

Erika von Babo, Aus dem Kriegstagebuch einer badischen Schwester, Karlsruhe 1918.

Adelheid Bandau, Zwölf Jahre als Diakonisse, Berlin 1881.

Rosa Barth, Aus dem Heldenleben einer Diakonisse, Stuttgart 1915.

Fr. Bartholomä, Die Barmherzigen Schwestern, Augsburg 1838.

Franz Bauer, Geschichte der Krankenpflege, Kulmbach 1965.

Sabine Bartholomeyczik, Krankenpflege und Weiblichkeit, in: Deutsche Krankenpflegezeitschrift 5/1983, S. 253-255.

Susanne Bausinger-Arkomanis, Das Berufsbild der Krankenpflegerin – ein Teil Geschichte der weiblichen Arbeit, in: Zeitschrift für das öffentliche Gesundheitswesen, 50/1988, S. 22-28.

Hermann Beck, Unter dem Roten Kreuz. Bilder aus der Friedensarbeit im Kriege, Leipzig 1896.

Marie Louise Becker, Frau hinter der Front, Berlin 1934.

Hanna Beckmann, Evangelische Frauen in bahnbrechender Liebestätigkeit im 19. Jahrhundert, Berlin 1927.

M. Berg, Lebens- und Arbeitsverhältnisse der deutschen Krankenschwestern, in: Zeitschrift für ärztlichen Fortschritt, 1916, Nr. 18/19 S. 265-267 und Nr. 20, S. 297-299.

Therese Bergmann, Krankenpflege, eine kritische Besinnung, München 1980.

Beschwerdebrief der Vorsteher der Gesellen sämtlicher Osnabrücker Gewerbe an die Krankenhauskommission, 14. Mai 1854, in: Eva Berger, Wer bürgt für die Kosten? Zur Sozialgeschichte des Krankenhauses, 125 Jahre Stadt-Krankenhaus, 180 Jahre Städtische Gesundheitspolitik (Osnabrücker Kulturdenkmäler, Band 4) Bramsche 1991.

Joseph Bernt, Die öffentliche Krankenpflege, Wien 1817.

Bilder und Beiträge aus der Geschichte der deutschen Mutterhäuser vom Roten Kreuz, Düsseldorf 1929.

Theodor Billroth, Chirurgische Briefe aus dem Kriegs-Lazarette in Weissenburg und Mannheim 1870. Ein Beitrag zu den wichtigsten Abschnitten der Kriegschirurgie, mit besonderer Berücksichtigung auf Statistik, Berlin 1872.

Ders., Die Krankenpflege im Hause und im Hospitale. Ein Handbuch für Familien und Krankenpflegerinnen, Wien 1914.

Claudia Bischoff, Frauen in der Krankenpflege. Zur Entwicklung von Frauenrolle und Frauenberufstätigkeit im 19. und 20. Jahrhundert, Frankfurt am Main, New York 1984.

Claudia Bischoff-Wanner, Die historisch-kritische Methode in der Geschichtsforschung der Krankenpflege – dargestellt am Beispiel der Interpretation des Quellentextes ‚Die Frau als Krankenpflegerin', in Karin Wittneben (Hg.), Forschungsansätze für das Berufsfeld Pflege. Beispiele aus Praxis, Management und Ausbildung, Stuttgart 1998, S. 280-298.

Blätter des Deutschen Roten Kreuzes, Rückblick auf die Jahre 1932/33, Jg. 12, Heft 11/12, Nov./Dez. 1933, S. 540-561.

Blätter des Deutschen Roten Kreuzes, Bericht der Reichsfrauenführerin Gertrud Scholtz-Klink, Jg. 15, Heft 6, Juni 1936, S. 268-269.

Blätter des Deutschen Roten Kreuzes, Zur deutschen Frauenarbeit von Gertrud Scholtz-Klink, 13. Jg., Heft 7, Juli 1934, S. 300 f..

Blätter des Deutschen Roten Kreuzes, Die Neuordnung des Schwesternwesens im Deutschen Roten Kreuz, 13. Jg., Heft 12, Dez. 1934, S. 572-574.

Von Boettcher, Die Mitwirkung der Frau in der Verwundeten- und Krankenfürsorge im Kriege, in: Die sanitäre Kriegsrüstung Deutschlands, 14 Vorträge, gehalten in der Ausstellung für Verwundeten- und Krankenfürsorge im Kriege, Berlin 1915, S. 70-79.

Mary Bohny, Nächstenliebe im Weltenbrand, Heidelberg 1934.

Petra Botschafter, Martin Moers, Geschichte der Pflege. Bericht vom 1. Internationalen Kongreß, in: Mabuse, Nr. 81, Dezember 1992, S. 43.

Siegfried Borker, Renate Wiemes, Helga Horn-Stracke, Ordensfrauen und Krankenpflege in der Mitte des 20. Jahrhunderts. Eine historische Forschung, in: Pflege 1999/12, S. 335-340.

H. J. Brandes, ‚Mädchenopfer'. Die Schwesternpflege an Männern. Eine Anklageschrift, Berlin 1902.

Fr. Eberhard Braun, Über Spitaleinrichtungen als Unterricht für Krankenwärter, Heilbronn 1808.

Brekenfeld, Die Bedeutung eines weltanschaulich gefestigten Sanitätspersonals für die Wehrmacht, in: Das Deutsche Rote Kreuz, 2. Jg., März 1938, S. 87-88.

Clemens Brentano, Die barmherzigen Schwestern in Bezug auf Armen- und Krankenpflege. Nebst einem Berichte über das Bürgerhospital in Koblenz und erläuternden Beilagen, Mainz 1856.

Dora Brooke, Kriegserlebnisse der Kaiserswerther Diakonissen in Alexandrien, Kaiserswerth 1916.

Irene Carst, Die Krankenpflege und ihre Erscheinungsformen in geschichtlicher Entwicklung, München 1923.

Charlotte von Caemmerer, Berufskampf der Krankenpflegerin in Krieg und Frieden, München und Leipzig 1915.

Dies., Die Entwicklung der Krankenpflege zum bürgerlichen Beruf, in: Marie Wegner (Hg.), Schriften des Schlesischen Frauenverbandes, Heft IV, S. 28-36.

Dies., Berufskampf der Krankenpflegerin in Krieg und Frieden, München 1915.

Dies., Berufsberatung in Krankenpflege und –fürsorge, Leipzig 1918.

Marie Cauer, Zur Reform der Krankenpflege, in: Die Frauenbewegung 7 (1901), S. 145-147 und 154-156.

Dies., Wesen und Wirken der Privatpflegerin, in: Deutsche Krankenpflegezeitung, Nr. ¾ 1904, S. 52-57.

Dies., Der Beruf der Krankenpflegerin in Deutschland. Gedanken über eine notwendige Reform, in: Dies., Weibliche Krankenpflege, auch ein bürgerlicher Beruf, Leipzig 1906, S., 9-20.

Dies., Die Muße im Leben der Krankenpflegerin, in: Dies., Weibliche Krankenpflege auch ein bürgerlicher Beruf, Leipzig 1906, S. 21-33.

Dies., Weibliche Krankenpflege – auch ein bürgerlicher Beruf, Leipzig 1906.

Dies., Vom Werte der Berechtigung freiberuflicher Krankenpflege – Vortrag, gehalten am Schwesternsonntag der Berufsorganisation der Krankenpflegerinnen Deutschlands in Berlin- Wilmersdorf am 25.10.1936, Berlin 1936.

Dies., Leitfaden für die Berufserziehung in Krankenpflegeschulen, Stuttgart 1947.

Barbara Dätwyler, Ursula Lädrach, Professionalisierung der Krankenpflege (gewidmet den Müttern, Schwestern und Töchtern, zugedacht auch den Männern), Basel 1987.

Georg Dethardingen, Der unterwiesene Krancken-Wärter. In 14 Capiteln bestehend Darinnen dessen so bey den Krancken umbgehet Gebühr und Ampte abgebildet und fürgestellet wird, Kiel 1679.

Deutscher Krankenpflegekalender 1915, Berlin 1915.

Johann Friedrich Dieffenbach, Anleitung zur Krankenwartung, Berlin 1832.

Diskussion um die Neuordnung der Ausbildung in den Pflegeberufen, in: Deutsche Krankenpflegezeitschrift 6/1982, Beilage Dokumentation Aus- und Fortbildung, S. 1-14.

D. Disselhoff, Nora Hartwich, Wegbereiter christlicher Krankenpflege, Berlin 1939.

Johanna-Ruth Dobschiner, Zum Leben erwählt, Neuhausen, Stuttgart 1996.

Lavinia L. Dock, Geschichte der Krankenpflege. Von Urzeiten bis jetzt mit besonderer Berücksichtigung der Arbeit in den letzten dreißig Jahren, übersetzt von Agnes Karll, Band 3, Berlin 1913, Kapitel 5, Die freien Schwestern Deutschlands, S. 416-484.

Jutta Dornheim, Ulrike Greb, Theoretische Ansätze zur Diskussion über die Beteiligung von Krankenpflegepersonal an den Patientenmorden im Nationalsozialismus, in:

Ortrun Niethammer (Hg.), Frauen und Nationalsozialismus. Historische und kulturgeschichtliche Positionen, Osnabrück 1996, S. 10-23.

Josefine Dütz-Josum, Aus meiner Arbeit in der bulgarischen Flüchtlingsfürsorge, in: Werden und Wirken, a.a.O., S. 188-196.

Eveline Eggert, Detlef Jansen, Gedanken zur Beteiligung von NS-Krankenpflegepersonal an Euthanasieaktionen, in: Deutsche Krankenpflegezeitschrift 9/1991, S. 656-659.

Bernhard Eichholz, Krankenpflegegesetz mit Ausbildungs- und Prüfungsordnung, Stuttgart, Berlin, Köln 1967.

J. Th. Eller, Nützliche und auserlesene Medicinische und Chirurgische Anmerckungen etc., Berlin 1730.

Ruth Elster, Stellung der Schwester im derzeitigen Gesundheitswesen, in: Ärztliche Praxis, Nr. XIII vom 4. Februar 1961, S. 292-297.

Engel, Das Gesetz zur Ordnung der Krankenpflege und die Krankenpflegeverordnung nebst Ausführungsbestimmungen, Berlin 1936.

Thora Esche 1850-1920. Das Leben einer dänischen Frau im Dienste an ihrer gefährdeten Schwester, übersetzt und bearbeitet von Jenny Schnell, Kaiserswerth 1927.

Ferdinand Euler, Die weibliche Diakonie der Gegenwart und ihre Arbeit an der Lösung der Frauenfrage, Stuttgart 1987 (Zeitfragen des christlichen Volkslebens, Band XXII, Heft 7), S. 309-352.

Die Einkehr, Almanach für die Diakonisse, Berlin 1936, (Eckart-Kreis, 33).

Peter Fehrenbach, EDV im Krankenhaus und im Gesundheitswesen, in: PR-Internet 3/00, Pflegeinformatik, S. 41-54

Gerda Feldner, Die Krankenpflegerin, Neu Finkenburg 1928 (Sammlung belehrender Unterhaltungsschriften, Sonderreihe).

Julius Fessler, Taschenbuch der Krankenpflege (gewidmet Clementine von Wallmenich, Bayrisches Rotes Kreuz), München 1902.

Michael Fischer, Die deutsche Krankenpflege in der Neuzeit, Freiburg 1924.

L. Fischer, Fr. Gross, G. Venzmer, Hand- und Lehrbuch der Krankenpflege, Band 1. Grundlagen, Stuttgart 1940.

Fischer-Dückelmann, Die Frau als Hausärztin, München, Wien 1920.

Richard Flachs, Die soziale Stellung der Krankenpflegerinnen, in: Die Krankenpflege, 1. Jg., Berlin 1901/02, S. 188-190.

Georg Fliedner, Die Diakonissenanstalt zu Kaiserswerth, Kaiserswerth 1937.

Annemarie Fraenkel, Die Berufsorganisation der Krankenschwester, Phil. Diss., Universität Heidelberg, Heidelberg 1922.

Walter Francke, Frauen-Berufe. Die Krankenpflegerin. Forderungen, Leistungen, Aussichten in diesem Berufe, Leipzig 1899.

Frida Frei, Der Beruf der Krankenpflege und die darin auftretenden Gegensätze, in: Schwäbischer Frauenverein (Hg.), Der Frauenberuf, Stuttgart 1902.

Emil Fritz (Hg.), Die Krankenpflege in Gesetz und Recht. Eine Sammlung zum praktischen Gebrauch für Schwestern und Krankenpfleger (Mit Durchführungsbestimmungen und Erläuterungen), Berlin und Osterwiek am Harz 1939.

Ders., Problematik der Krankenpflege und ihrer Berufsverbände, Hannover 1964.

Käthe Gaebel, Die Frau in der Krankenpflege, Mannheim, Berlin, Leipzig 1923 (Schriften des Berufskundlichen Ausschusses der Reichsarbeitsverwaltung, Heft 2).

Marie Gallison, geb. Reuter, Aus meinem Leben in zwei Welten. Erinnerungen aus bewegter Zeit in Deutschland und Amerika, Kaiserswerth 1928 (2. Auflage).

Ulrike Garbe, Frauenschicksale, Stuttgart 1919.

Carl Emil Gedicke, Handbuch der Krankenwartung (Nachwort Manfred Stürzbecher), (Berlin 1854), Lindau 1979.

Elisabeth Gerter, Schwester Lisa, Zürich 1979 (Nachdruck 1934).

Ed. Freiherr von der Goltz, Der Dienst der Frau in der christlichen Kirche. Geschichtlicher Überblick mit einer Sammlung von Urkunden, Potsdam 1905.

Jenny Gould, Women's Military Services in First World War Britain, in: Margaret Randolph Higonnet u.a. (Hg.), Behind the Lines. Gender and the Two World Wars, New Haven, London 1987, S. 114-125.

Hendrik Graf, ‚Betrifft: Überführung von Kranken.' Kranken- und Irrenpflege in der Zeit des Nationalsozialismus, in: Deutsche Krankenpflegezeitschrift 5/1983, S. 2-14.

F. Grueneisen, Das Deutsche Rote Kreuz in Vergangenheit und Gegenwart, Potsdam-Babelsberg 1939.

Herbert Grundhewer, Die Kriegskrankenpflege und das Bild der Krankenschwester im 19. und frühen 20. Jahrhundert, in: Johanna Bleker, Heinz-Peter Schmiedebach (Hg.), Medizin und Krieg. Vom Dilemma der Heilberufe 1865 bis 1985, Frankfurt am Main 1987, S. 135-152.

Ders., Von der freiwilligen Kriegskrankenpflege bis zur Einbindung des Roten Kreuzes in das Heeressanitätswesen, in: Johanna Bleker, Heinz-Peter Schmiedebach (Hg.), Medizin und Krieg, a.a.O., s. 29-43.

E. Gurlt, Zur Geschichte der Internationalen und Freiwilligen Krankenpflege im Kriege (Unter dem Roten Kreuz im Weltkriege. Das Buch der freiwilligen Krankenpflege), Leipzig 1873.

Karl Gutzkow, Die Diakonissin, Frankfurt am Main 1855.

Dorothy C. Hall, Ein Positionspapier zur Krankenpflege, in: Deutsche Krankenpflegezeitschrift 9/1981, Beilage, S. 1-4.

Heinrich Haeser, Geschichte der christlichen Krankenpflege und Pflegerschaften, Bad Reichenhall 1966 (Unveränd. Nachdruck der Ausgabe, Berlin 1857).

Martin Hahn, Die Arbeits- und Gesundheitsverhältnisse der deutschen Krankenpflegerinnen, in: Zeitschrift für Krankenpflege, 1914, Nr. 4.

Else Hasse, So diente sie dem Leben. Ein Frauenbuch, Innsbruck, Wien, München 1930.

Gerhard Hauke, Die Dachauer Krankenpflege für Nichtbürger und Joseph Deible als Anreger einer Krankenversicherung im Jahre 1823, in: Amperlaad 27 (4) 1991, S. 190-203.

Hermann Hecker, Die Überarbeitung der Kranken-Pflegerin, Straßburg 1912.

Wilhelm Helferich, Geschichtliche Entwicklung der Fürsorge für im Felde verwundete und erkrankte Krieger mit besonderer Berücksichtigung der freiwilligen Hilfstätigkeit und der Organisation der freiwilligen Krankenpflege von heute, Münster 1909.

Virginia Henderson, Grundregeln der Krankenpflege, Genf 1969.

Martin Hennig, Quellenbuch zur Geschichte der Inneren Mission, Hamburg 1912.

Dorothea Hirschfeld, Die Frauen in der Armen- und Wohlfahrtspflege Deutschlands (Bericht aus Anlass des Internationalen Kongresses für Armenpflege und Wohlthätigkeit), Kopenhagen 1909.

Fritz Hoch (Hg.), Vom Dienst der Frau in der Kirche der Gegenwart. Vorträge und Berichte von der Züricher Tagung der internationalen Föderation ‚Diakonia', Zürich 1949.

Suse von Hoerner-Heintze, Mädels im Kriegsdienst: Ein Stück Leben, München 1935.

Albrecht Hoffa, Anleitung für Krankenpfleger. Gemeinverständliche Darstellung der Krankenpflege und Verbandlehre, Würzburg 1894.

Nellie Hoffmann, 200 Jahre Krankenpflegeschule Mannheim, in: Deutsche Krankenpflegezeitschrift 5/1983, S. 256-259.

Wilhelm Hohn, Barmherzige Schwestern vom Heiligen Karl Borromäus (1652-1900). Bilder aus der Geschichte der katholischen Caritas, Trier 1900.

Eva-Cornelia Hummel, Krankenpflege im Umbruch (1876-1914). Ein Beitrag zum Problem der Berufsfindung ‚Krankenpflege'. (Freiburger Forschungen zur Medizingeschichte, Neue Folge, Band 14), Freiburg 1986.

Hundert Jahre Alice-Schwesternschaft vom Roten Kreuz Darmstadt, Darmstadt 1967.

Paul Jacobsohn, Die vornehme Kunst, Kranke zu pflegen. Nach dem englischen Text von George A. Hawkins-Ambler, Berlin 1897.

Ders., Männliche und weibliche Krankenpflege, in: Die Krankenpflege, 1. Jg. 1901/02, S. 948-955.

Liliane Juchli, Krankenpflege. Praxis und Theorie der Gesundheitsförderung und Pflege Kranker, Stuttgart, New York 1983.

Dies., Krankenpflege – ein Berufsbild im Wandel, in: Deutsche Krankenpflegezeitschrift 5/1983, S. 245-249.

Justiz- und NS-Verbrechen. Sammlung deutscher Strafurteile wegen nationalsozialistischer Tötungsverbrechen, Band XX. Die vom 12.04. 1964 bis zum 03.04.1965 ergangenen Strafurteile, bearbeitet von Irene Sagel- Grade, H.H. Fuchs, C.F. Rüter, Amsterdam 1979.

W. Kaiser, W. Piechocki, Krankenschwester und Krankenpfleger des 18. Jahrhunderts am Beispiel der halleschen Kliniken, in: Heilberufe 24/1972, S. 53-57.

Arno Kalinich, Horst-Peter Wolff, Georg Streiter (1884-1945), in: Beiträge zur Pflegegeschichte in Deutschland, Band 1, Qualzow, 1996, S. 19-38.

Agnes Karll, Geschichte der fünf ersten Jahre unseres Verbandes, Berlin 1908.

Liselotte Katscher, Krankenpflege und *Drittes Reich*. Der Weg der Schwesternschaft des Evangelischen Diakonievereins 1933-1939, Reutlingen 1990.

Dies., Krankenpflege und Zweiter Weltkrieg. Der Weg der Schwesternschaft des Evangelischen Diakonievereins, Reutlingen 1992.

Dies., Krankenpflege und das Jahr 1945. Der Zusammenbruch und seine Folgen am Beispiel der Schwesternschaft des Evangelischen Diakonievereins, Reutlingen 1993.

Dies., Krankenpflege 1945-1965. Einige ihrer damaligen Probleme, dargestellt an der überverbandlichen Zusammenarbeit jener Zeit insbesondere der Arbeitsgemeinschaft Deutscher Schwesternverbände ADS. In Erinnerung an Hanna Erckel, Oberin im Vorstand der EvDV von 1947-1967, Reutlingen 1997.

Anna Katterfeld, Engel von Sibirien. Aus dem Leben Elsa Brandströms, Wuppertal 1940.

Rudolf Kirchner, Die berufsmäßige Ausbildung zur Krankenpflege auch außerhalb der kirchlichen Organisationen, Berlin 1869.

Körting, Unterrichtsbuch für die weibliche freiwillige Krankenpflege. Im Auftrag des Zentralkomitees des Preußischen Landesvereins vom Roten Kreuz, Berlin 1913.

Krankenpflegegesetz mit Ausbildungs- und Prüfungsordnungen, Kommentar von Wolf Eichholz und Rudolf Bernhardt, Köln, Stuttgart 1975.

Krankenpflegelehrbuch, neu bearbeitet und herausgegeben im Auftrag des Reichs- und Preußischen Ministeriums des Innern vom Reichsausschuß für Volksgesundheitsdienst Berlin, Leipzig 1937.

Krankenpflegelehrbuch, im Auftrage des Königlich Preußischen Ministeriums für geistliche Unterrichts- und Medizinalangelegenheiten, herausgegeben von der Medizinalabteilung des Ministeriums, Berlin 1910.

Kriegsjahrbuch des Bundes Deutscher Frauenvereine, Leipzig und Berlin 1915.

Franz Christian Karl Krügelstein, Handbuch der allgemeinen Krankenpflege, Erfurt 1807.

Anna-Paula Kruse, Die Krankenpflegeausbildung seit der Mitte des 19. Jahrhunderts, Stuttgart, Berlin, Köln, Mainz 1987.

Dies., Der phänomenologisch-deskriptive Zugang in der Pflegegeschichtsschreibung – dargestellt an Beispielen der Geschichte der Krankenpflegeausbildung, in: Karin Wittneben (Hg.), Forschungsansätze für das Berufsfeld Pflege, a.a.O., S. 255-278.

Georg Küster, Die Krankenpflege in Vergangenheit und Gegenwart. Rede, gehalten bei der Übernahme des Rektorats der Universität Marburg, Marburg 1895.

Hermann Kurtenbach u.a., Krankenpflegegesetz mit Ausbildungs- und Prüfungsverordnung für die Berufe in der Krankenpflege, Köln, Stuttgart, Berlin, Mainz 1987.

Die soziale Lage der Krankenpflegerin-, Haus- und Wöchnerinnenpflege. Samariterkurse (Schriften des Schlesischen Frauenverbandes, 4), Breslau 1911.

Eva-Maria Langner, Sinn und Auftrag der Fortbildung in der Krankenpflege. Jahresarbeit aus der Werner-Schule vom Deutschen Roten Kreuz, Göttingen, Studienjahr 1978/79, in: Deutsche Krankenpflegezeitschrift 8/1981, Beilage, S. 1-11.

Unterm Lazaruskreuz, Mitteilungen der Berufsorganisation der Krankenpflegerinnen Deutschlands, Band 1-8 (1906-1913).

Therese S. Lees, Handbuch für Krankenpflegerinnen. Auf Wunsch I.M. der Kaiserin Augusta in deutscher Sprache herausgegeben von Dr. Paul Schiep, Berlin 1874.

Das neue Lehrbuch der Krankenpflege, Stuttgart, Berlin 1983.

F. Leithold, Erinnerungen aus meinem Diakonissenleben (bearbeitet von Luise Freifrau von Kettellodt), Leipzig 1988.

Paul Levy, Ernste und heitere Erinnerungen eines Krankenpflegers, 1930.

Liebe, Jacobsohn, Meyer, Handbuch der Krankenversorgung und Krankenpflege, 3 Bände, Berlin 1899-1903.

Wilhelm Löhe, Im Dienste der Kirche. Quellen und Urkunden zum Verständnis Neuendettelsauer Art und Geschichte, gesammelt von Pfarrer J. Götz, Neuendettelsau 1925.

Eva Lückes, Die Krankenschwester und ihre Pflichten, Berlin, Leipzig 1906.

Ullinca Maes, Die Schwestern in den Krankenanstalten Deutschlands (Volkswirtschaftliche Studien, hg. Von E. Eberling, Heft 6), Berlin 1922.

Franz Anton Mai, Unterricht für Krankenwärter zum Gebrauche öffentlicher Vorlesungen, Mannheim 1784.

Christoph Jacob Mellin, Unterricht für Personen, welche die Kranken warten, Wien 1709 (Nachdruck in Frankfurt am Main 1796).

Martin Mendelsohn, Die Krankenpflege als Feld weiblicher Erwerbstätigkeit gegenüber den religiösen Genossenschaften, in: Die Krankenpflege, 2. Jg., 1901/02, S. 849-864.

Ders., Die Aufgaben der Krankenpflege. Ein Wort der Einführung, in: Zeitschrift für Krankenpflege, Nr. 4, 1884, S. 123-128.

Gottlieb Merkel, Weibliche Krankenpflege, in: Die Krankenpflege, 1901/02, S. 660-666.

Ders., Über die allgemeinen Eigenschaften des Krankenpflegers, In: Zeitschrift für Krankenpflege, 22. Jg., 1900, S. 633-636.

Martina Metzger, Andrea Zielke-Nadkarni, Von der Heilerin zur Pflegekraft. Geschichte der Pflege, Stuttgart 1998.

Maria Mischo-Kelling, Karin Wittneben, Pflegebildung und Pflegetheorien, München, Wien, Baltimore 1995.

Ute Möller, Ulrike Hesselbarth, Die geschichtliche Entwicklung der Krankenpflege. Hintergründe, Analysen Perspektiven, Hagen 1994.

Johann Naumann, Der Schwesternberuf und seine Wandlungen in der Gegenwart, Leipzig 1917.

H. Niese, Einige Worte über Geschichte, Bedeutung und Aufgaben der Krankenpflege im modernen Staate, o.O. 1890.

Florence Nightingale, Rathgeber für Gesundheits- und Krankenpflege, Leipzig 1878

NS-Reichsbund deutscher Schwestern, Schriftenreihe der nationalsozialistischen Volkswohlfahrt, Berlin 1943.

Mary Adelaide Nutting, Geschichte der Krankenpflege, Berlin 1910.

Oberinnenvereinigung im Deutschen Roten Kreuz (Hg.), Der Ruf der Stunde. Schwestern unter dem Roten Kreuz, Stuttgart 1963.

Jacob Oetheus, Gründlicher Bericht, Lehr- und Instruction vom rechten und nützlichen Brauch der Arzney, den Gesunden, Krancken und Krankenpflegern, 3 Bände, Dillingen 1574.

Ilona Ostner, Almut Krutwa-Schott, Krankenpflege – ein Frauenberuf? Bericht über eine empirische Untersuchung (Forschungsberichte aus dem Sonderforschungsbereich 101, München), Frankfurt am Main 1981.

Patientenorientierte Krankenversorgung. Vorschläge zu deren Verbesserung durch Organisationsänderungen an Krankenhausstationen. Von der Arbeitsgruppe *Frühes Wecken*. Erstellt im Auftrag des Senators für Gesundheit und Umweltschutz, Berlin, in: Deutsche Krankenpflegezeitschrift 7/1981, Beilage, S. 1-11.

Johann Gottfried Pfähler, Die vollkommene Krankenpflegerin oder Unterricht wie kranke Personen zu pflegen und abzuwarten sind, Straßburg 1787.

Elfriede von Pflukg-Hartung, Frontschwestern. Ein deutsches Ehrenbuch, Berlin 1936.

Maria Pinding (Hg.), Krankenpflege in unserer Gesellschaft. Aspekte aus Praxis und Forschung, Stuttgart 1972.

Agnes Prüfer, Vom Liebesdienst zur Profession? Krankenpflege als weiblicher Beruf 1898-1933, Hagen 1997.

Fritz Rathmann, Die berufliche und freiwillige Krankenpflege der Frau, Leipzig 1914.

Friedrich Wilhelm Ravoth, Handbuch für die Heilgehülfen, hauptsächlich für die des Königlich Preußischen Staates, Berlin 1861.

Charlotte Reichel, Der Dienstvertrag der Krankenpflegerinnen unter Berücksichtigung der sozialen Lage, Jena 1910.

Hubert Reinartz, Die Caritasschwester in unserer Zeit, Freiburg 1937.

Graf Adalbert von der Recke-Vollmerstein, Die Diakonissin oder Leben und Wirken der Dienerinnen der Kirche für Liebe, Erziehung und Krankenpflege, 1835.

Richard Reme, Amalie Sieveking. Eine Vorkämpferin der christlichen Frauenbewegung. Mit biographischer Einleitung nach ihren eigenen Schriften, Hamburg 1911.

Rettung und Hilfe, Zeitschrift des Deutschen Roten Kreuzes für die Arbeit der Männervereine und Sanitätskolonnen, Berlin, 3. Jg. Nr. 2, 15.1.1934, Satzung des Deutschen Roten Kreuzes, S. 28-34.

Richtlinien und Beschlüsse des Rates der Europäischen Gemeinschaften, in: Deutsche Krankenpflegezeitschrift, Beilage, Dokumentation Aus- und Fortbildung Berufspolitik, S. 1-9.

Magdalene Rübenstahl, *Wilde Schwestern*. Krankenpflegereform um 1900, Frankfurt am Main 1997.

Wilma Rüdiger, Frauen im Dienst der Menschlichkeit. Erlebtes im *Deutschen Roten Kreuz* von 1914 bis Friedland, München 1962.

Horst Rüller (Hg.), 3000 Jahre Pflege. Von den ersten Schritten zum Pflegeprozeß. Ein Lehrbuch für den berufskundlichen Unterricht, Band 1, Brake-Unterweser 1995 (1. Auflage 1992).

Ders., Pflege gestern und heute. Handbuch für Unterrichtsvorbereitung und Studium. Ein Lehrbuch für den berufskundlichen Unterricht, Band 2, Brake/Unterweser 1994.

Ferdinand Runge, Die Krankenpflege als Feld weiblicher Erwerbstätigkeit gegenüber den religiösen Genossenschaften, Berlin 1870.

Paul Rupprecht, Die Krankenpflege im Frieden und im Kriege. Zum Gebrauch für Jedermann insbesondere für Pflegerinnen, Pfleger und Ärzte, Leipzig 1905 (1. Aufl. 1870).

Elfriede Schade-Bartkowiak, Sag mir, wo die Blumen sind ... Unter der Schwesternhaube. Kriegserinnerungen einer DRK-Schwester im II. Weltkrieg an der Ostfront, Hamburg 1989.

Theodor Schäfer, Artikel Felddiakonie, in: Realenzyklopädie für protestantische Theologie und Kirche, 1898, S. 792-794.

Ders., Die weibliche Diakonie in ihrem ganzen Umfang dargestellt, Band 1: Die Geschichte der weiblichen Diakonie, Hamburg 1879; Band 2: Die Arbeit der weiblichen Diakonie, Hamburg 1880.

Ders., Unsere Schwester, Potsdam 1903.

Hans-Peter Schaper, Krankenwartung und Krankenpflege. Tendenzen der Verberuflichung in der ersten Hälfte des 19. Jahrhunderts, Opladen 1987.

Hermann Schauer, Frauen entdecken ihren Auftrag. Weibliche Diakonie im Wandel eines Jahrhunderts, Göttingen 1962.

Jutta Schmidt, Beruf: Schwester. Mutterhausdiakonie im 19. Jahrhundert (Geschichte und Geschlechter, Band 24), Frankfurt am Main, New York 1998.

Sigrid Schmidt-Meinecken, Clementine von Wallmenich. Leben und Vermächtnis einer bedeutenden Frau, hg. Von der Schwesternschaft vom Bayrischen Roten Kreuz e.V., München 1981.

Matthäus Schneiderwirth, Das erzieherische Moment in der karitativen Tätigkeit der Schwestern, in: Werden und Wirken, a.a.O. 1930, S. 38-45.

Bernd Schnieders, Krankenpflege – Ein Berufsbild im Wandel. Eine qualitative Studie über den beruflichen Alltag in der Krankenpflege und dessen Veränderungsmöglichkeiten, Frankfurt am Main 1994.

Scholz-Klink, Zur deutschen Frauenarbeit, in: Blätter des Deutschen Roten Kreuzes, 13. Jg., Heft 7, Juli 1934, S. 300 f..

Günter Schubert, Pfleger unter dem Nationalsozialismus, 1. Teil, in: Die Schwester/Der Pfleger, 7/1986, S. 569-573; 2. Teil, ebenda, 8/1986, S. 642-644.

Regina Schulte, Die Schwester des kranken Kriegers. Krankenpflege im Ersten Weltkrieg als Forschungsproblem, in: BIOS, Zeitschrift für Biographieforschung und oral history, Heft 1/1994, 7. Jg., S. 83-100.

Johann Baltasar Schupp, Die Krankenwärterin, Lübeck 1661.

Elisabeth Seidl, Ilsemarie Walter, Rückblick für die Zukunft. Beiträge zur historischen Pflegeforschung (Pflegewissenschaft heute, Band 5), Wien, München, Bern 1998.

Eduard Seidler, Geschichte der Medizin und der Krankenpflege, Stuttgart, Köln, Berlin 1993.

Ders., Zur historischen Entwicklung der modernen Krankenpflege, in: Maria Pinding, Krankenpflege in unserer Gesellschaft, Stuttgart 1972.

Horst Seithe, Frauke Hagemann, Das Deutsche Rote Kreuz im Dritten Reich (1933-1939). Mit einem Abriß seiner Geschichte in der Weimarer Republik, Frankfurt am Main 1993.

Lucy Ridgely Seymer, Geschichte der Krankenpflege, Stuttgart 1936.

P. von Sick, Die Stuttgarter Diakonissen im Kriegsjahr 1870/71, Stuttgart 1904.

Gudrun Silberzahn-Jandt, „... eine treue, tüchtige und gewissenhafte Person". Biographische Anmerkungen über eine Gemeindeschwester aus Württemberg, in: Hermann Heidrich (Hg.), Frauenwelten: Arbeit, Leben, Politik und Perspektiven auf dem Land, Bad Windsheim 1999, S. 147-158.

Marie Simon, Meine Erfahrungen auf dem Gebiete der freiwilligen Krankenpflege im Deutsch-Französischen Kriege 1870-1871. Briefe und Tagebuchblätter, Leipzig 1872.

Dies., Die Krankenpflege. Theoretische und praktische Anweisungen, Leipzig 1876.

Amelie Sohr, Frauenarbeit in der Armen- und Krankenpflege. Daheim und im Auslande. Zum Besten der Ferien- Colonien, Berlin 1882.

Johannes Stangenberger, Unter dem Deckmantel der Barmherzigkeit. Die Schwesternpflege in den Krankenhäusern, Berlin 1901.

Hilde Steppe, Die Entwicklung der freiberuflichen Krankenpflege in Deutschland, in: Die Schwester/Der Pfleger, 12/1986, S. 951-953.

Dies., Pflegewissenschaft und Geschichte, in: Elisabeth Seidl, Betrifft: Pflegewissenschaft. Beiträge zum Selbstverständnis einer neuen Wissenschaftsdisziplin (Pflegewissenschaft heute, Band 1), Wien, München, Bern 1993, S. 158-170.

Dies., Caritas oder öffentliche Ordnung? – Zur historischen Entwicklung der Pflege, in: Doris Schaeffer u.a. (Hg.), Public Health und Pflege, a.a.O., S. 43-51.

Dies., Krankenpflege im Nationalsozialismus, Frankfurt am Main 1996.

Dies., , ... dem Kranken zum Troste und dem Judenthum zur Ehre ...'. Zur Geschichte der jüdischen Krankenpflege in Deutschland, Frankfurt am Main 1997.

Anna Sticker, Friederike Fliedner und die Anfänge der Frauendiakonie. Ein Quellenbuch, Neukirchen 1963.

Dies., Von der Berufung zum Beruf. Anfänge einer organisierten Krankenpflege, in: Der Pfleger 2/1987, S. 554-560.

Dies. (Hg.), Die Entstehung der neuzeitlichen Krankenpflege. Deutsche Quellenstücke aus der ersten Hälfte des 19. Jahrhunderts, Stuttgart 1960.

Dies., Agnes Karll. Die Reformerin der deutschen Krankenpflege, Wuppertal 1977.

Dies., Patientenorientierte Krankenpflege – eine Tradition? In: Deutsche Krankenpflegezeitschrift 5/1983, S. 250-253.

Stiefkinder der Sozialpolitik. Bilder aus dem Berufsleben der Krankenpflege, München 1910.

Johann Storch, Die wohl-unterrichtete Krancken-Wärterin, bestehend in einer kurtzen, mit Obrigkeitlichen Consens vor die hiesige ordentlich bestellte Krancken-Wärterinnen abgefaßten, nachgehends aber etwas weitläufiger erläuterten, und vor alle, welche derer Krancken pflegen, brauchbar gemachten Instruction, Gotha 1746.

Elisabeth Storp, Die soziale Stellung der Krankenpflegerinnen, Dresden 1901, in: Deutsche Krankenpflegezeitschrift 4/1901, S. 231-233.

Georg Streiter, Die wirtschaftliche und soziale Lage der beruflichen Krankenpflege in Deutschland, Jena 1924 (4. Auflage).

Ders., Die Krankenpflege – kein Durchgangs- sondern Lebensberuf, Berlin 1913.

Ders., Das Geschlechterproblem in der Krankenpflege, in: Kultur und Fortschritt, Neue Folge der Sammlung sozialer Fortschritt, Gautzsch bei Leipzig 1911.

Taschenbuch für Krankenpflegerinnen, hg. Von der Pflegerinnen-Anstalt in Weimar, 4. Jahrgang, Weimar 1882.

Taschenbuch für Krankenpflegeschulen, für Ärzte und für die Familie, hg. Von R. Eberle, Weimar 1914, 7. Auflage.

Fritz Toeplitz, Licht und Schatten im Schwestern-Beruf, Breslau, o. J.

Alexandrine Gräfin Uxküll-Gyllenband, Aus meinem Schwesternleben, Stuttgart 1896.

Christina Vanja, Aufwärterinnen, Narrenmägde und Siechenmütter – Frauen in der Krankenpflege der Frühen Neuzeit, in: Medizin, Gesellschaft und Geschichte 11, 1992, S. 9-24.

Verband der Schwesternschaften vom Deutschen Roten Kreuz e.V., Hundert Jahre Verband der Schwesternschaften vom Deutschen Roten Kreuz e.V., 1882-1982, Bonn 1982.

Rudolf Virchow, Über die Erziehung des Weibes für seinen Beruf, Berlin 1865.

Ders., Die berufsmäßige Ausbildung zur Krankenpflege auch außerhalb der bestehen kirchlichen Organisationen, in: Die Berliner Frauen-Vereins-Conferenz am 5. und 6. November 1869, S. 84-104.

Clemens Droste zu Vischering, Über die Genossenschaften der Barmherzigen Schwestern, insbesondere über die Einrichtung einer derselben und deren Leistungen in Münster, Münster 1833.

Emil Wacker, Der Diakonissenberuf nach seiner Vergangenheit und Gegenwart, Gütersloh 1899.

Ders., Aus dem Diakonissenleben. Erinnerungen, Gütersloh 1908.

Clementine von Wallmenich, Die Pflegeverbände im Vergleich zur freien Krankenpflege, Berlin 1902.

Dies., Die Krankenpflege von Männern durch Frauen, München 1902.

Magdalene von Walsleben, Die deutsche Schwester in Sibirien, Berlin 1919.

Mathilde Weber, Warum fehlt es an Diakonissinnen und Pflegerinnen, Berlin 1894.

Dies., Der Diakonissen- und Pflegerinberuf. Ein wichtiger Teil der Frauenfrage, Berlin 1893.

Resi Weglein, Als Krankenschwester im KZ Theresienstadt. Erinnerungen einer Ulmer Jüdin. Herausgegeben und mit einer Zeit- und Lebensbeschreibung versehen von Silvester Lechner und Alfred Moos (NS-Zeit in der Region Ulm, Neu Ulm, Band 2), Stuttgart 1990.

Agathon Wernich, Lehrbuch zur Ausbildung von Gehülfen (geprüften Heildienern). Mit Berücksichtigung der Wundpflege, Berlin 1887.

Pauline Fürstin zu Wied, geb. Prinzessin von Württemberg. Vom Leben gelernt, Ludwigsburg 1958 (2. erw. Auflage).

Erna Wittich, Die Krankenpflegerin, in: Werden und Wirken, hg. von der Oberinnnen-Vereinigung vom Roten Kreuz, Berlin 1930, S. 21-37.

Karin Wittneben, Von der Narkosepflegerin zur Anästhesieschwester. Spurensuche über ein der bisher unbekannten Wegbereiterinnen: Sophie Blohm. Eine Pilotstudie, in: Hochschulforum Pflege 2/1997, S. 11-15.

Horst-Peter Wolff, Die Berufs- und Ausbildungswege in der ehemaligen Deutschen Demokratischen Republik von 1949 bis 1989, in: Pflege, 7/1994, Heft 2, S. 137-152.

Ders., Zur Migration des Berliner Hufeland-Hospitals, in: Zeitschrift für ärztliche Fortbildung 88/1994, S. 715-719.

Ders., Erna von Abendroth (1887-1959) und die ‚Städtische Schwesternschaft Dresden', in: Beiträge zur Pflegegeschichte in Deutschland, Teil I, Heft 5, Qualzow 1996, S. 1-19.

Ders., Zwischen Barbierchirurg und Krankenpfleger: Zum historischen Beruf des Heilgehilfen, in: Beiträge zur Pflegegeschichte in Deutschland, Teil I, Heft 5, Qualzow 1996, S. 38-47. Ders., Der Einfluß Michael Gehrings (1918-1969) auf die Krankenpflegeausbildung in der DDR, in: Pflege 1997, S. 171-177.

Ders., Der Gewerkschafter Emil Fritz (1895-1984), in: Beiträge zur Pflegegeschichte in Deutschland, Teil IV, Heft 8, Qualzow 1997, S. 1-13.

Ders., Biographisches Lexikon zur Pflegegeschichte ‚Who is who in nursing history', Berlin, Wiesbaden 1997.

Ders., Jutta Wolff, Geschichte der Krankenpflege, Basel, Eberswalde 1994.

Ders., Jutta Wolff, Krankenpflege im Berufsbild der Subchirurgen zwischen 1750 und 1850, in: Pflege 1999/12, S. 347-351.

Dies., Zur Pflegegeschichte der Stadt Magdeburg von den Anfängen bis etwa zum Jahre 1960, in: Beiträge zur Pflegegeschichte in Deutschland, Teil II, Qualzow 1996, S.

Cäcilie Wolff, Mehr Sonne. Eine Geschichte vom Schwesternelend, Schwerin 1912 (2. Auflage).

I. von Zehmen, Unsere Krankenpflegerinnen. Ein Wort zur Verständigung und Werbung, o.O. 1909.

Friedrich Zimmer, Ein Frauendienstjahr in der Krankenpflege, Berlin-Zehlendorf 1909.

Ders., Der evangelische Diakonieverein. Verein zur Sicherstellung von Dienstleistungen der evangelischen Diakonie, eingetragene Genossenschaft mit beschränkter Haftpflicht, seine Aufgaben und seine Arbeit, Herborn 1895.

Ders., Frauenrat und Frauendienst. Der Evangelische Diakonieverein und seine Zweiganstalten, Berlin-Zehlendorf 1901.

Ders., Ein Freiwilligenjahr für Frauen in der Krankenpflege. Erfahrungen und Urteile von Schwestern des Evangelischen Diakonievereins, Zehlendorf 1907.

Anna von Zimmermann, Was heißt Schwester sein? Beiträge zur ethischen Berufserziehung, Berlin 1916 (3. Auflage).

Dies., Pflichten und Rechte der Oberin, Berlin 1913.

Professionalisierung

Hilde-Dore Abermeth, 10. Deutscher Krankenhaustag 1979. Krankenpflege heute – Entwicklungen und Möglichkeiten, in: Deutsche Krankenpflegezeitschrift 7/1979, S. 366-371.

Martin Albert, Krankenpflege auf dem Weg zur Professionalisierung. Eine Untersuchung zum Professionalisierungsverständnis von Pflegemanagementstudiengängen, in: PR-Internet 1/99, S. 22-31.

Jos Arets u.a., Professionelle Pflege. Theoretische und praktische Grundlagen, Band 1, Bocholt 1996.

Sabine Bartholomeyczik, Die Bedeutung der Pflegeforschung für die Krankenpflege, in: Deutsche Krankenpflegezeitschrift 5/1992, S. 322-327.

Claudia Bischoff, Petra Botschafter, Krankenpflege und Hochschule – kein Widerspruch!, in: Deutsche Krankenpflegezeitschrift 1/1984, S. 21-24.

Dies., Frauen in der Krankenpflege: Zur Entwicklung von Frauenrolle und Frauenberufstätigkeit im 19. und 20. Jahrhundert, Frankfurt am Main/ New York 1984.

Heinrich Bollinger, Die Akademisierung der Pflege. Eine Zwischenbilanz, 2. Teil, in: Die Schwester/Der Pfleger 5/99, S. 416-419.

Bundesausschuß der Länderarbeitsgemeinschaften der Lehrerinnen und Lehrer für Pflegeberufe (Hg.), Bildung und Pflege, Stuttgart/New York 1997.

Jutta Busch, ‚Was der Patient sagt ....' Die Reflexion der Krankenpflege in Autobiographien von Patienten, Baunatal 1996.

Barbara Dätwyler, Ursula Lädrach, Professionalisierung der Krankenpflege. Materialien zur Entstehung und Entwicklung der freien Berufskrankenpflege in der Schweiz, Basel 1987.

Ruth Elster, Stellung der Schwester im Gesundheitswesen, in: Ärztliche Praxis, S. 292-297.

Emil Fritz, Problematik der Krankenpflege und ihrer Berufsverbände, Hannover 1964.

Stefan Görres, Pflegewissenschaft: Herausforderung für die Forschung – Innovation für die Praxis, in: Stefan Görres, Dagmar Koch-Zadi, Hanneke van Maanen, Mechthild Schöller-Steindt (Hg.), Pflegewissenschaft in der Bundesrepublik Deutschland, Bremen 1996, S. 62 ff..

Antje Grauhan, Das Selbstverständnis im Krankenpflegeberuf. Tradition und Wandel, in: Die Schwester/Der Pfleger, 20. Jg., 5/81, S. 320-325.

Ulrike Greb, Das Metaparadigma der Krankenpflege. Erste Annäherung und Ergebnisse aus der Seminararbeit, Teil I und II, in: Mabuse 109/110, 1997.

Karin Haug, Professionalisierungsstrategien, Durchsetzungspotentiale und Arbeitsteilung. Eine Untersuchung bei deutschen und englischen Pflegekräften, Veröffentlichungsreihe der Arbeitsgruppe Public Health, Wissenschaftszentrum Berlin für Sozialforschung, Berlin 1995.

Andreas Heller, Doris Schaeffer, Elisabeth Seidl (Hg.), Akademisierung von Pflege und Public Health (Pflegewissenschaft heute, Band 3), Wien, München, Bern 1995.

Ute Herbst, Bedeutung der Schwesternschaften im Professionalisierungsprozeß. Professionelle Pflege – eine Herausforderung für Schwesternschaften, in: Pflegezeitschrift 3/1995, S. 153-156.

Eva-Cornelia Hummel, Krankenpflege im Umbruch (1876-1914). Ein Beitrag zum Problem der Berufsfindung ‚Krankenpflege' (Freiburger Forschungen zur Medizingeschichte, Neue Folge, Band 14), Freiburg im Breisgau 1986.

Gerda Kaufmann, Empfehlungen der WHO zur Ausbildung lehrender und leitender Pflegepersonen, in: Deutsche Krankenpflegezeitschrift 1/1984, S. 4.

Stefan Görres, Dagmar Koch-Zadi, Hanneke van Maanen, Mechthild Schöller-Steindt (Hg.), Pflegewissenschaft in der Bundesrepublik Deutschland, Bremen 1996.

Anna-Paula Kruse, Das Selbstverständnis des Pflegeberufes – was kann die Ausbildung dazu beitragen?, in: Deutsche Krankenpflegezeitschrift 5/1980, S. 268-272.

Ingeborg Löser, Pflege studieren. Der Akademisierungsprozeß in den Pflegeberufen am Beispiel hessischer Pflegestudiengänge, Frankfurt am Main 1995.

Hanneke van Maanen, Pflegewissenschaft im Rahmen der Berufsentwicklung und Professionalisierung in Europa, in: Stefan Görres u.a. (Hg.), Pflegewissenschaft in der Bundesrepublik Deutschland, a.a.O., S. 77-94.

Maria Mischo-Kelling, Karin Wittneben, Pflegebildung und Pflegetheorien, München, Wien, Baltimore 1995.

Tilman Netz, Qualitative Verfahren bei der Planung und Gestaltung von Lehreinheiten im Fachbereich Pflege, in: Pflege 1991/12, S. 52-57.

Doris Schaeffer, Martin Moers, Rolf Rosenbrock (Hg.), Public Health und Pflege, Berlin 1994.

Dies., Martin Moers, Afaf Meleis (Hg.), Pflegetheorien. Beispiele aus den USA, Bern, Göttingen, Toronto, Seattle 1997.

Bernd Schnieders, Krankenpflege – ein Berufsbild im Wandel. Eine qualitative Studie über den beruflichen Alltag in der Krankenpflege und dessen Veränderungsmöglichkeiten, Frankfurt am Main 1994.

Ilona Ostner, Mitmenschlichkeit als Beruf, in: Deutsche Krankenpflegezeitschrift 11/1980, S. 669-675.

Dies., Almut Krutwa-Schott, Krankenpflege – ein Frauenberuf? Bericht über eine empirische Untersuchung (Forschungsberichte aus dem Sonderforschungsbereich 101, Sozialwissenschaftliche Berufs- und Arbeitskräfteforschung der Universität München), Frankfurt am Main, New York 1981.

Emmi Reinke, Krankenhausorientierte Krankenpflege, in: Deutsche Krankenpflegezeitschrift 12/1979, S. 642-643.

Ruth Schröck, Zur Akademisierung der Pflege, in: Deutsche Krankenpflegezeitschrift 5/1992, S. 320-322.

Margot Sieger, Entwicklung des Berufes, Differenzierung des Berufes, in: Pflege Aktuell 3/99, S. 154 ff..

Walter M. Sprondel, ‚Emanzipation' und ‚Professionalisierung' des Pflegeberufs – Soziologische Analyse einer beruflichen Selbstdeutung, in: Maria Pinding, Krankenpflege in unserer Gesellschaft. Aspekte aus Praxis und Forschung, Stuttgart 1972, S. 17-26.

Christiane Streim-Breyer, Kinderkrankenpflege zwischen Professionalisierung und weiblicher Sozialisation, in: Deutsche Krankenpflegezeitschrift 5/1999, S. 345-350.

Heidemarie Weber, Pflege auf dem Professionalisierungsweg. Die Rolle der Pflegenden zwischen Bildungsanspruch und Praxisalltag, in: PR-Internet, Pflegemanagement, 2/00, S. 37-45.

Petra Weber, Peter Stratmeyer, Reformstrategie im Krankenhaus. Strukturverbesserungen durch den Einsatz von Pflegeexperten, in: Pflegezeitschrift 3/1995, S. 157-162.

Frank Weidner, Professionelle Pflegepraxis und Gesundheitsförderung. Eine empirische Untersuchung über Voraussetzungen und Perspektiven des beruflichen Handelns in der Krankenpflege, Frankfurt am Main 1995.

Ders., Professionelle Pflegepraxis – ausgewählte Ergebnisse einer Untersuchung auf der Grundlage eines handlungsorientierten Professionalisierungsverständnisses, in: Pflege, 8/1995, S. 49-58.

Der Pflegeprozeß

P. Aggleton, H. Chalmer, Pflegemodelle und Pflegeprozeß, in: Deutsche Krankenpflege-Zeitschrift 5/1989, Beilage.

J. Areb, F. Obex u.a., Professionelle Pflege 1. Theoretische und praktische Grundlagen, Bocholt 1996.

Maria Arnold u.a., Erfahrungen über die Einführung der Pflegeplanung auf zehn Pflegegruppen unterschiedlicher Fachbereiche, in: Deutsche Krankenpflegezeitschrift, 5/1985, S. 308-312.

Sabine Bartholomeyczik, Pflegestandards kritisch betrachtet, in: Die Schwester/Der Pfleger 10/1995, S. 888 ff..

Dies., Elke Müller, Pflegeforschung verstehen, Wien, Baltimore 1997.

Rüdiger Bauer, Eine dialektische Betrachtung der psychotherapeutischen Wirksamkeit pflegerischer Interventionen, Teil II: Verknüpfung von pflegerischen Interventionen und unspezifischen Wirkfaktoren in der Psychotherapie, in: Pflege 1991/2, S. 5-10.

Detlef Bauernfeind, Hans Zoethout, Einführung der Pflegevisite in der Anästhesie, in: Die Schwester/Der Pfleger, 4/1999, S. 326-329.

Adelheid Bechtler, Elke Köhler, Einführung in die Pflegedokumentation. Ein Weg zur patientenorientierten Pflege, in: Deutsche Krankenpflegezeitschrift, 5/1987, S. 285-288.

Jürgen Beschorner, Michael Koch, Karl Michael Lehn, Die Einführung einer EDV-gestützten Pflegedokumentation in einem Altenheim, in: Pflegezeitschrift 1/1996, S.10-14.

Christel Bienstein, Pflegestandards. Eine Hilfe zur Qualitätssicherung, Teil 1, in: Pflege aktuell, 1/1995, S. 25-26.

Ruth A. Brobst, Der Pflegeprozeß in der Praxis, Bern, Göttingen 1997.

Ute Braun, Die Entwicklung von Pflegestandards in der professionellen Pflege, 1994.

Monika Brechbühler, Pflegediagnosen zwischen Wissenschaft, Management und Praxis – Kongressbericht. Sinn und Unsinn von Pflegediagnosen, in: Krankenpflege 4/1999, S. 10-15.

Reinhard Brodehl, Die Pflegevisite als Voraussetzung für die Einführung des Pflegeprozesses, in: Deutsche Krankenpflegezeitschrift 8/1990.

R.A.J. Buck, K.D. Vitt (Hg.), Pflege vor neuen Aufgaben. Arbeitsplatz Krankenhaus, Stuttgart 1996.

Dorothee Buckley-Viertel, Bedarfseinschätzung als Grundlage des Pflegeprozesses, in: Pflegezeitschrift 2/1995, S. 87-88.

Andre Büsching, Neue Entwicklungen in der Krankenpflege. Reorganisation von der funktionalen zur ganzheitlichen Pflege, in: Ders. (Hg.), Von der funktionalen zur ganzheitlichen Pflege. Reorganisation von Dienstleistungsprozessen im Krankenhaus, Göttingen 1997.

Undine De Cambio-Störzel u.a. (Hg.), Pflegeausbildung im Krankenhaus. Eine empirische Studie, Bern, Göttingen, Toronto, Seattle 1998.

Collier, Mccash, Bartram, Arbeitsbuch Pflegediagnosen, Wiesbaden 1998.

U. Damm-Stünnitz, Pflegemodelle – eine kurze Einführung, in: R.A.J. Buck, K.D. Vitt, Pflege vor neuen Aufgaben. Arbeitsplatz Krankenhaus, Stuttgart, New York 1996, S. 72 ff..

M. Deuringer, Die Notwendigkeit neuer Dokumentationsformen, in: Die Schwester/Der Pfleger 3/1983, S. 166-168.

Dies., Informations- und Dokumentationssysteme im Krankenhaus und anderen sozialen Einrichtungen, in: Deutsche Krankenpflegezeitschrift, 5/1985, S. 313-315.

Brigitte Dilchert, Pflegeplanung – Organisatorische Voraussetzungen in der Pflegeeinheit, in: Die Schwester/Der Pfleger, 12/1986, S. 965.

Marilynn E. Doenges, Mary Frances Moorhouse, Pflegediagnosen und Maßnahmen, Bern, Göttingen, Toronto, Seattle 1997.

Burkhard Elsner, Arbeitsorganisation. Der Pflegeprozeß erfüllt die Hoffnungen in Deutschland nicht, in: Die Schwester/Der Pfleger 2/1995, S. 91-98.

George Evers, Bedeutung für die Praxis und die Professionalisierung der Pflege, in: Ulrike Höhmann (Hg.), Pflegediagnosen, Irrweg oder effektives Instrument professioneller Pflegepraxis? Eschborn 1995, S.

N. F. Exschaquet, L. A. Paillard, Der Pflegeprozeß. Eine Herausforderung für den Beruf. Bericht einer nationalen Studie über den Pflegeprozeß, Bern 1986.

Verena Fiechter, Martha Meier, Pflegeplanung. Eine Anleitung für die Praxis, Basel 1981.

Elke Freyenhagen, Standardpflegepläne und ihre Bedeutung, in: Die Schwester/Der Pfleger, 4/1989, S. 262.

Heiner Friesacher, Pflegediagnosen und International Classification for Nursing Practise (ICNP). Eine Analyse von Klassifikationssystemen in der Pflege, in: Mabuse, April/Mai 1998, S. 33-37.

Ruth Galler, Der Patient wird aktiv an der Pflege beteiligt, in: Pflegezeitschrift 7/1997, S. 457-459.

J. Glaser, A. Büssing, Ganzheitliche Pflege: Präzisierung und Umsetzungschancen, in: Pflege 9/1996, S. 221-232.

Marjory Gordon, Handbuch Pflegediagnosen. Einschließlich aller von der Nordamerikanischen Pflegediagonsenvereinigung (NANDA) anerkannten Pflegediagnosen, Wiesbaden 1994.

Sabine Goedeckemeyer, Erfahrungen bei der Einführung von Pflegeplanung auf Station, in: Die Schwester/Der Pfleger, 7/1981, S. 524/525.

Hendrik Graf, Worin liegen die Chancen für die Krankenpflege in der Zukunft, in: Die Schwester/Der Pfleger, 7/1987, S. 568-571.

Antje Grauhan, Pflegequalität und Pflegeplanung, in: Deutsche Krankenpflegezeitschrift, 5/1985, S. 288.

Mathilde Hackmann, Interviews in der historischen Pflegeforschung, in: Pflege 12/1999, S. 28-33.

Heering, Heering, Müller, Bode, Pflegevisite und Partizipation, Wiesbaden 1997.

Maria Heuvelmann, Ein umfassender Entwicklungsprozeß im Pflegedienst ist in Gang gekommen, in: Pflegezeitschrift 2/1998, S. 125-129.

Dies., Die Bedeutung des Pflegeleitbildes für Veränderungen im Krankenhaus, in: Pflegezeitschrift 2/1998, S. 125-129.

Ulrike Höhmann, Pflegediagnosen – Herausforderung oder Irrweg? Aufforderung zur Konzeptklärung, in: Dies. (Hg.), Pflegediagnosen, a.a.O., S. 13 ff..

Dies., Pflegediagnosen. Irrweg oder effektives Instrument professioneller Pflegepraxis? Eschborn 1995.

Dies., Das Elend mit der Pflegeprozeßdokumentation oder wann springt der Hamster endlich aus dem Laufrad?, in: Pflege aktuell 1/1996, S. 8-11.

Dies., Heidi Weinrich, Gudrun Gätschenberger, Neues Dokumentationssystem zur vereinfachten patientenbezogenen Umsetzung des Pflegeprozesses in ambulanter und stationärer Langzeitpflege, in: Pflege 10/1997, S. 157-163.

Silvia Käppeli (Hg.), Pflegekonzepte. Gesundheits-, entwicklungs- und krankheitsbezogene Erfahrungen, Bern 1996.

Irmgard Kappelmüller, Der Pflegeprozeß. Eine geeignete Methode für die Pflegearbeit, 1993.

Edith. Kellnhauser, Theorie und Praxis der Pflegevisite, in: Die Schwester/Der Pfleger 34/19 , S. 590-591.

Dies., Primary Nursing und Feminismus, in: Die Schwester/Der Pfleger, 8/1998, S. 639-641.

Kieser, Organisationstheorie, Stuttgart 1993.

Monika Krohwinkel, Der Pflegeprozeß am Beispiel von Apoplexiekranken (Schriftenreihe des Bundesministeriums für Gesundheit, Band 16), Baden-Baden 1993.

Dies., Fördernde Prozeßpflege – Konzepte, Verfahren und Erkenntnisse, in: Jürgen Osterbrink (Hg.), Erster internationaler Pflegetheoriekongreß Nürnberg, Bern 1998, S. 134-154.

Kruijswijk, Jansen, Mostert, Pflegeprozeß. Die Pflegemodell von Orem und King im Überblick, Wiesbaden 1997.

Kurtenbach, Golombek, Siebers, Krankenpflegegesetz, Kommentar, Köln 1987.

Andrea Leitzug, Auswertungsmöglichkeiten elektronischer Pflegedokumentation und –planung. Projektarbeit im Rahmen des Modul II der Weiterbildung zur Leitung einer Station oder Einheit, in: PR-Internet, Pflegeinformatik, 2/00, S. 21-29.

E. Lingenberg, Dokumentationssysteme und Pflegedokumentation, in: Die Schwester/Der Pfleger, 3/1983, S. 166-168.

Hanneke van Maanen, Pflegewissenschaft im Rahmen der Berufsentwicklung und Professionalisierung in Europa, in: Stefan Görres u.a. (Hg.), Pflegewissenschaft in der Bundesrepublik Deutschland, a.a.O., S. 77-96.

Martha Meier, Der Pflegeprozeß – Was bringt er?, in Deutsche Krankenpflegezeitschrift, 5/1985, S. 295-298.

Martin Möhler, Beziehungen zwischen Patienten, Pflegepersonal und Ärzten bei der Visite, I. Teil, in: Die Schwester/Der Pfleger, 2/1999, S. 140-143.

Marie-Luise Müller, Pflegedokumentation und ihre Bedeutung, in: Die Schwester/Der Pfleger, 4/1989, S. 267-270.

Ulla Müller-Daubig, Der Krankenpflegeprozeß. Methode der geplanten individuellen und ganzheitlichen Pflege. Leitfaden für das Krankenpflegepersonal, Basel 1990.

Needham, I., Ansichten und Meinungen zum Pflegeprozeß: Eine hermeneutische Untersuchung von Aussagen in Fachzeitschriftenartikeln, in: Pflege 2/1990, S. 59-67.

St. Oehmen, Ganzheitlich fördernde Prozeßpflege in der ambulanten Pflegesituation – eine empirische Einzelfallstudie, in: Pflege 10/1997, S. 157-163.

Dorothea E. Orem, Strukturkonzepte der Pflegepraxis. Professionelle Verfahren in den Gesundheitsdiensten, Berlin, Wiesbaden 1997, S. 290-316.

Pflegevisite und Pflegekonferenz: wesentliche Instrumente der Pflegeplanung. Eine Weiterentwicklung der Pflegevisite hat überzeugende Ergebnisse bei der Verbesserung der Betreuung von demenzkranken Menschen erzielt, in: Pflegenachrichten aus dem Norden, 3/1998, S. 8-14.

Alexander Pröbstl, Jürgen Glaser, Pflegeplanung und Pflegedokumentation – Grundelemente ganzheitlicher Pflege, in: A. Büssing, Von der funktionalen zur ganzheitlichen Pflege, a.a.O., S. 245-267.

Eduard Rath, Uwe Biesenthal, Pflegeplanung und Pflegedokumentation, in: Pflegezeitschrift, 12/1994, S. 2-13.

Willy Reimer, Felix Fueller, Der Pflegeprozeß. Theoretischer Hintergrund und Klassifikation, Diagnosen, Interventionen, Ergebnisse mit Vorschlägen für die praktische Arbeit, Ulm 1998.

Nancy Roper, Pflegeprinzipien im Pflegeprozeß, Bern 1997.

Petra Schmidbauer, Kritische Betrachtung der Übergabe am Bett, in: Pflegezeitschrift, 5/1996, Beilage.

Anette Schaber, Der Pflegeprozeß als Instrument der Qualitätsmessung im Krankenhaus. Ein Handlungsmodell für die Innerbetriebliche Fortbildung, in: Pflegezeitschrift, 12/1994, Beilage.

Dirk Schäfer, Schöne neue Pflegewelt? Einige Gedanken zu Anspruch und Wirklichkeit in der Pflege, in: Die Schwester/Der Pfleger, 2/1999, S. 130-133.

Doris Schiemann, Sicherung des Qualitätsniveaus pflegerischer Arbeit durch Pflegestandards, in: Die Schwester/Der Pfleger, 5/1990, S. 12-19.

Hans-Joachim Schlettig, Qualitätsmanagement aus der Perspektive der Bezugspflege. In: A. Büssing, Von der funktionalen zur ganzheitlichen Pflege, a.a.O., S. 223-241.

Petra Schmidbauer, Kritische Betrachtung der Übergabe am Bett, in: Pflegezeitschrift, 5/1996, Beilage.

J. Schomburg, Arbeiten mit dem Pflegeprozeß, in: Die Schwester/Der Pfleger, 3/1983, S. 176-180.

Ute Schöniger, Angelika Zegelin-Abt, Hat der Pflegeprozeß ausgedient? Wird es Zeit für den Prozeß der Pflege? In: Die Schwester/Der Pfleger, 4/1998, S. 305-309.

Jeanette Schulz, Umsetzung des Pflegeprozesses. Einführung auf einer internistischen Station in Orientierung am Pflegeleitbild der Städtischen Klinik Leipzig West, in: Pflegezeitschrift 3/1999, Beilage.

Manfred Semrau, Zur Tragfähigkeit der Hypothese von der systemischen Rationalisierung in der Krankenpflege, in: Die Schwester/Der Pfleger, 1/1990, S. 3.Gillian D. Snowley, Pflegestandards und Pflegeprozeß: Grundlagen pflegerischer Qualitätssicherung, Berlin, Wiesbaden 1994.

Margarethe Soder, Welche Auswirkungen und Bedeutung hat die Höhere Fachausbildung in Krankenpflege, Stufe 1, auf die weitere berufliche Entwicklung und Arbeitszufriedenheit der Absolventinnen?, in: Pflege 12/1999, S. 43-51.

Hilde Steppe, Auswirkungen auf Pflegekonzepte. Implikationen für die Praxis, in: Ulrike Höhmann (Hg.), Pflegediagnosen, a.a.O., S. 53 ff..

Dies., Pflegetheorien und ihre Bedeutung für die Praxis, in: Die Schwester/Der Pfleger, 4/1989, S. 201.

Adelheid von Stösser, Pflegestandards. Erneuerung der Pflege durch Veränderung der Standards, Berlin, Heidelberg, New York 1994.

Michael Störmer, Pflegeplanung am Beispiel einer immobilen Patientin, in: Die Schwester/Der Pfleger, 12/1986, S. 965-968.

Peter Stratmeyer, Ein historischer Irrtum der Pflege? Plädoyer für einen kritisch-distanzierten Umgang mit dem Pflegeprozeß, in: Mabuse, 1997, S. 34-38.

Gisela Sträter, Hillswiet Torp, Pflegeplanung. Vielfalt der Aufgaben in der Krankenpflege, in: Die Schwester/Der Pfleger, 7/1981, S. 524-525.

Monika Streubelt, Pflegeplanung, eine Chance für die Weiterentwicklung der Krankenpflegegrundlagen, in: Die Schwester/Der Pfleger, 12/1986, S. 960-962.

Jan von Trott, Dokumentation und Information mit Hilfe moderner Informationssysteme, in: Die Schwester/Der Pfleger, 3/1983, S. 181-184.

Achim Uhl, Die individuelle Situation des Patienten muß berücksichtigt werden, in: Pflegezeitschrift 8/1998, S. 582-585.

Cornelia Wöretshofer, Die Entwicklung von Standards in der Krankenpflege, I. Folge: Definition und Qualitätsdimension, in: Die Schwester/Der Pfleger, 7/1987, S. 600-602.

H. Yura, M.B. Walsh, The Nursing Process, New York 1973.

Peter Zeus, EDV in der Krankenpflege. Möglichkeiten des Einsatzes moderner Technologien im stationären Bereich und in der Krankenpflegeschule, 2. Folge: EDV im Krankenpflegeprozeß, in: Die Schwester/Der Pfleger, 5/1990, S. 384-389.

Shirley M. Ziegler, Theoriegeleitete Pflegepraxis, Wiesbaden 1997.

Ilsedore Zopfy, Information und Dokumentation in der Pflege, in: Die Schwester/Der Pfleger, 7/1984, S. 523-524.